U0866340

Min S. Park / Philipp Taussky / Felipe C. Albuquerque / Cameron G. McDougall

项目资助：国家重点研发计划专项，2016YFC1300700

**Flow Diversion of Cerebral Aneurysms**

# 颅内动脉瘤的血流导向介入治疗

主　编　〔美〕 敏·S. 帕克
菲利普·陶斯基
费利佩·C. 阿尔布克尔克
卡梅隆·G. 麦克杜格尔

主　审　刘建民

主　译　陈陆馗

副主译　黄清海

天津出版传媒集团
天津科技翻译出版有限公司

著作权合同登记号:图字:02-2019-116

图书在版编目(CIP)数据

颅内动脉瘤的血流导向介入治疗/(美)敏·S.帕克(Min S. Park)等主编;陈陆馗主译. —天津:天津科技翻译出版有限公司,2021.9

书名原文: Flow Diversion of Cerebral Aneurysms

ISBN 978-7-5433-4127-2

Ⅰ. 颅… Ⅱ. ①敏… ②陈… Ⅲ. ①颅内肿瘤-动脉瘤-介入性治疗 Ⅳ. ①R739.41

中国版本图书馆 CIP 数据核字(2021)第 130236 号

Copyright © 2018 of the original English language edition by Thieme Medical Publishers, Inc., New York, USA
Original title:
Flow Diversion of Cerebral Aneurysms by
Min S. Park / Philipp Taussky / Felipe C. Albuquerque / Cameron G. McDougall

中文简体字版权属天津科技翻译出版有限公司。

授权单位:Thieme Medical Publishers, Inc.
出　　版:天津科技翻译出版有限公司
出 版 人:刘子媛
地　　址:天津市南开区白堤路 244 号
邮政编码:300192
电　　话:(022)87894896
传　　真:(022)87895650
网　　址:www.tsttpc.com
印　　刷:天津海顺印业包装有限公司分公司
发　　行:全国新华书店
版本记录:889mm×1194mm　16 开本　12 印张　220 千字
2021 年 9 月第 1 版　2021 年 9 月第 1 次印刷
定价:138.00 元

(如发现印装问题,可与出版社调换)

# 主译简介

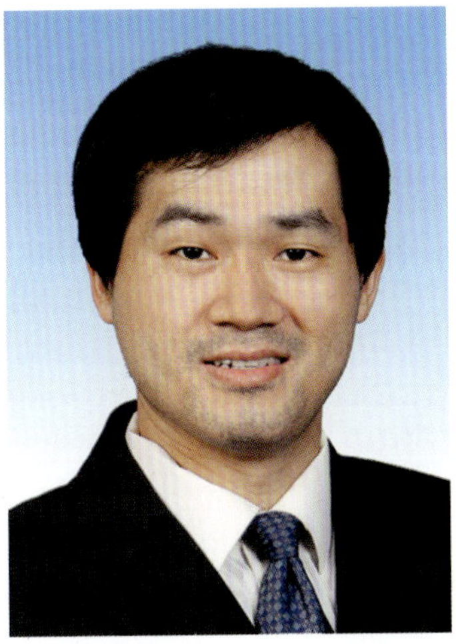

**陈陆馗** 现任南方医科大学中西医结合医院（南方医科大学第四附属医院）党委委员，神经医学中心主任兼神经外科主任，主任医师、教授、医学博士、双博士后(临床医学及生物医学工程)、博士生导师、博士后导师。羊城好医生，岭南名医。原东南大学附属中大医院神经外科主任，东南大学功能神经外科研究所所长、脑血管病中心主任。美国神经外科医师协会(AANS)国际会员，曾获AANS最佳国际摘要奖。亚洲神经外科医师协会(ACNS)教育委员会执行委员、日本旭川红十字医院客座教授、国际神经修复学会中国委员会副主任委员、中国老年医学学会神经医学分会常务委员、中国神经科学学会神经外科学基础与临床分会等诸多国家二级分会委员、广东省医学教育协会脑血管病专业委员会主任委员。入选全国神经外科专家学术影响力排名百强榜。2021年中国神经修复学年会大会主席。

擅长颅内动脉瘤、脑血管畸形、烟雾病、颅底肿瘤、脑干肿瘤、脊髓髓内肿瘤等的外科治疗。研究领域涉及脑血管病和恶性胶质瘤。获得国家自然科学基金等项目资助10余项。申请国家专利10项，已授权专利5项。荣获省市级科技进步奖5项。2016年度王忠诚中国神经外科青年医师奖获得者。发表SCI论文50篇，累计影响因子超过180。主译《颅内动脉瘤手术：基本原则与技巧》。主编及参编专著3部。*Stroke* 等诸多SCI期刊的特邀审稿专家。

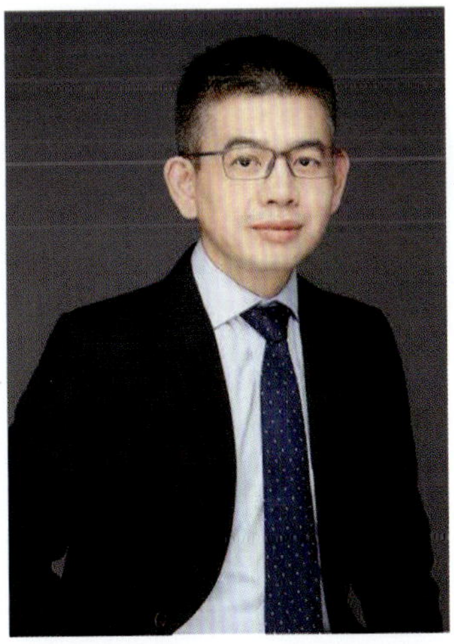

**黄清海** 海军军医大学长海医院神经外科、脑血管病中心教授，主任医师、博士生导师。中国医师协会介入医师分会全国委员、中华医学会神经外科分会神经介入组副组长、上海市医学会脑卒中分会副主任委员、中国卒中学会神经介入青年委员会副主任委员、上海医师协会神经外科学医师分会委员兼秘书、中国神经科学学会神经外科学基础与临床分会委员。《中国脑血管病杂志》副主编。

主要从事脑血管病的基础与临床研究，擅长脑血管病的微创外科治疗；重点研究方向包括脑动脉瘤的病因学与微创治疗、急性缺血性卒中的血管再通及脑供血动脉狭窄的外科治疗等多个领域。主持国家重点研发计划、国家自然基金、上海市课题及院校课题共13项。近5年获得6项国家发明专利，10项实用新型专利。获省部级成果一等奖3项。以第一或通讯作者发表文章总计104篇，其中SCI论文66篇，影响因子累计175，主编及参编专著7部。

# 译者名单

**主　审**　刘建民

**主　译**　陈陆馗

**副主译**　黄清海

**秘　书**　袁淮涛

**译　者**　（按姓氏汉语拼音排序）

| | | | | |
|---|---|---|---|---|
| 陈　川 | 陈　猛 | 陈光忠 | 陈锦华 | 陈陆馗 |
| 冯　嘉 | 冯政哲 | 黄清海 | 黎洪展 | 林　煜 |
| 刘建民 | 龙　军 | 路智文 | 孟锦园 | 石志勇 |
| 王培明 | 王以舟 | 文　军 | 文婉玲 | 吴　狄 |
| 薛盖茨 | 姚土超 | 袁淮涛 | 张　炘 | 张国忠 |
| 张建锋 | 赵开军 | 诸德源 | 朱时杰 | 朱文锐 |

# 主编简介


**Min S. Park, MD**
Director of the Endovascular Neurosurgery Fellowship and Associate Residency Program
Director
Department of Neurosurgery
University of Utah Health
Salt Lake City, Utah

**Philipp Taussky, MD**
Section Chief of Neurovascular Surgery
Associate Professor
Chief Value Officer
Department of Neurosurgery
University of Utah Health
Salt Lake City, Utah

**Felipe C. Albuquerque, MD**
Director of the Endovascular Neurosurgery Fellowship and Associate Residency Program
Director
Department of Neurosurgery
Barrow Neurological Institute
St. Joseph's Hospital and Medical Center
Phoenix, Arizona

**Cameron G. McDougall, MD, FRCSC**
Medical Director
Cerebrovascular Neurosurgery
Swedish Neuroscience Institute
Seattle, Washington

# 编者名单

**Peter Abraham, BA**
Medical Student and Pre-Doctoral Clinical Researcher
Department of Neurosurgery
University of California, San Diego
San Diego, California

**Amin Nima Aghaebrahim, MD**
Interventional Neurologist
Department of Neurology
Baptist Health
Jacksonville, Florida

**Pedro Aguilar-Salinas, MD**
Research Associate
Lyerly Neurosurgery
Baptist Health
Jacksonville, Florida

**Felipe C. Albuquerque, MD**
Director of the Endovascular Neurosurgery Fellowship and Associate Residency Program
Director
Department of Neurosurgery
Barrow Neurological Institute
St. Joseph's Hospital and Medical Center
Phoenix, Arizona

**Yaaqov Amsalem, MD**
Director
Interventional Neuroradiology Unit
Rambam Health Care Center
Haifa, Israel

**Adam S. Arthur, MD, MPH, FAANS, FACS, FAHA**
Professor
Department of Neurosurgery
University of Tennessee Health Sciences Center and Semmes-Murphey Clinic
Memphis, Tennessee

**Brandon Burnsed, MD**
Cerebrovascular Fellow
Department of Neurosurgery
Semmes Murphy Clinic
University of Tennessee Health Science Center
Memphis, Tennessee

**Or Cohen-Inbar, MD, PhD**
Attending Physician and Neurosurgeon
Department of Neurological Surgery
University of Virginia
Charlottesville, Virginia
Department of Neurological Surgery
Rambam Health Care Center
Haifa, Israel

**R. Webster Crowley, MD**
Assistant Professor
Department of Neurosurgery and Radiology
Rush University Medical Center
Chicago, Illinois

**Jason M. Davies, MD, PhD**
Assistant Professor
Department of Neurosurgery
Jacobs School of Medicine and Biomedical Sciences
University at Buffalo, State University of New York
Department of Neurosurgery
Gates Vascular Institute/Kaleida Health System
Buffalo, New York

**Andrew F. Ducruet, MD**
Endovascular Neurosurgeon
Department of Neurosurgery
Barrow Neurological Institute
St. Joseph's Hospital and Medical Center
Phoenix, Arizona

**David Fiorella, MD, PhD**
Professor
Departments of Neurosurgery and Radiology
SUNY Stony Brook University Medical Center
Stony Brook, New York

**Paul M. Foreman, MD**
Resident
Department of Neurosurgery
University of Alabama at Birmingham
Birmingham, Alabama

**W. Christopher Fox, MD**
Associate Professor
Department of Neurosurgery
University of Florida
Gainesville, Florida

**David Frakes, BSEE, MSME, MSEE, PhD BioE**
Associate Professor
Department of Biological and Health Systems Engineering
Arizona State University
Tempe, Arizona

**Douglas Gonsales, MD**
Fellow
Department of Neurosurgery
Baptist Medical Center
Jacksonville, Florida

**L. Fernando Gonzalez, MD**
Assistant Professor
Department of Neurosurgery
Duke University
Durham, North Carolina

**Bradley A. Gross, MD**
Assistant Professor
Department of Neurological Surgery
University of Pittsburgh
Pittsburgh, Pennsylvania

**Ricardo A. Hanel, MD, PHD**
Neurosurgeon
Lyerly Neurosurgery
Baptist Health
Jacksonville, Florida

**Mark R. Harrigan, MD**
Professor
Department of Neurosurgery
University of Alabama at Birmingham
Birmingham, Alabama

**Ryan Hebert, MD**
Assistant Professor
Department of Neurosurgery
Yale University School of Medicine
New Haven, Connecticut

**Pascal Jabbour, MD**
Associate Professor
Department of Neurosurgery
Director
Division of Neurovascular Surgery and Endovascular Neurosurgery
Thomas Jefferson University Hospital
Philadelphia, Pennsylvania

**M. Yashar S. Kalani, MD, PhD**
Assistant Professor
Departments of Neurosurgery and Radiology
University of Utah School of Medicine
Salt Lake City, Utah

**Alexander Khalessi, MD, FAANS**
Director of Neurovascular Surgery
Acting Clinical Chief of Neurosurgery
Associate Professor of Surgery and Neurosciences
University of California, San Diego
San Diego, California

**Louis J. Kim, MD**
Professor
Department of Neurological Surgery
University of Washington School of Medicine
Seattle, Washington

**Michael J. Lang, MD**
Resident
Department of Neurosurgery
Thomas Jefferson University Hospital
Philadelphia, Pennsylvania

**Avra Laarakker, MS**
Ruth and Bruce Rappaport Faculty of Medicine
Technion-Israel Institute of Technology
Haifa, Israel

**Elad I. Levy, MD, MBA, FACS, FAHA**
Professor
Departments of Neurosurgery and Radiology
Jacobs School of Medicine and Biomedical Sciences
University at Buffalo, State University of New York
Department of Neurosurgery
Gates Vascular Institute/Kaleida Health System
Toshiba Stroke and Vascular Research Center
University at Buffalo, State University of New York
Buffalo, New York

**Baruch B. Lieber, PhD**
Professor
Department of Neurological Surgery
Cerebrovascular Center
State University of New York at Stony Brook
Stony Brook, New York

**Marcus Mazur, MD**
Resident
Department of Neurosurgery
Clinical Neurosciences Center
University of Utah
Salt Lake City, Utah

**Cameron G. McDougall, MD, FRCSC**
Medical Director
Cerebrovascular Neurosurgery
Swedish Neuroscience Institute
Seattle, Washington

**Lynn B. McGrath Jr., MD**
Resident
Department of Neurological Surgery
University of Washington
Seattle, Washington

**Scott McNally, MD**
Assistant Professor
Department of Neuroradiology
University of Utah Hospitals and Clinics
Salt Lake City, Utah

**Bartley Mitchell, MD, PhD**
Medical Director
Department of Endovascular Surgery
Moody Brain and Spine Institute
Methodist Dallas Medical Center
Dallas, Texas

**Karam Moon, MD**
Resident
Department of Neurosurgery
Barrow Neurological Institute
St. Joseph's Hospital and Medical Center
Phoenix, Arizona

**Christopher J. Moran, MD**
Professor
Department of Radiology
Division of Diagnostic Radiology
Neuroradiology Section
Department of Neurological Surgery
Washington University School of Medicine
St. Louis, Missouri

**Priya Nair, PhD**
Postdoctoral Research Assistant
Image Processing Applications Laboratory
Arizona State University
Tempe, Arizona

**John D. Nerva, MD**
Resident
Department of Neurological Surgery
University of Washington
Seattle, Washington

**Christopher Nickele, MD**
Assistant Professor
Department of Neurosurgery
Semmes Murphy Clinic
University of Tennessee Health Science Center
Memphis, Tennessee

**J. Scott Pannell, MD**
Assistant Professor
Department of Neurosurgery
University of California, San Diego
San Diego, California

**Min S. Park, MD**
Director of the Endovascular Neurosurgery Fellowship and Associate Residency Program
Director
Department of Neurosurgery
University of Utah Health
Salt Lake City, Utah

**Shervin Rahimpour, MD**
Resident
Department of Neurosurgery
Duke University
Durham, North Carolina

**John Reavy-Cantwell, MD**
Reynolds Associate Professor
Department of Neurosurgery
Director
Department of Endovascular/Interventional Neurosurgery
Virginia Commonwealth University
Richmond, Virginia

**Dennis J. Rivet II, MD, FACS**
Associate Professor
Department of Neurosurgery
Virginia Commonwealth University
Richmond, Virginia

**Robert H. Rosenwasser, MD, MBA, FACS, FAHA**
The Jewell Osterholm Professor and Chairman
Department of Neurological Surgery
President/CEO Vickie and Jack Farber Institute for Neuroscience
Jefferson Hospital for Neuroscience
Thomas Jefferson University
Philadelphia, Pennsylvania

**Eric Sauvageau, MD**
Neurosurgeon
Lyerly Neurosurgery
Baptist Health
Jacksonville, Florida

**Philip G. R. Schmalz, MD**
Resident
Department of Neurosurgery
University of Alabama at Birmingham
Birmingham, Alabama

**Robert M. Starke, MD, MSc**
Assistant Professor
Department of Neurosurgery and Radiology
University of Miami
Miami, Florida

**Jeffrey A. Steinberg, MD**
Resident
Department of Neurosurgery
University of California at San Diego
San Diego, California

**William R. Stetler Jr., MD**
Assistant Professor
Department of Neurosurgery
University of Alabama at Birmingham
Birmingham, Alabama

**Michael F. Stiefel, MD, PhD, FAANS**
Director, Capital Institute for Neurosciences
Director, Stroke & Cerebrovascular Center
Chief, Division of Neurosurgery
Capital Health System
Trenton, New Jersey

**Philipp Taussky, MD**
Section Chief of Neurovascular Surgery
Associate Professor
Chief Value Officer
Department of Neurosurgery
University of Utah Health
Salt Lake City, Utah

**Stavrapola I. Tjoumakaris, MD**
Associate Professor of Neurosurgery
Associate Residency Program Director
Fellowship Director of Endovascular Surgery & Cerebrovascular Neurosurgery
Director of Neurosurgery Clerkship
Thomas Jefferson University Hospital
Philadelphia, Pennsylvania

**Edison P. Valle-Giler, MD**
Vascular Neurosurgeon
Ochsner Healthcare System
New Orleans, Louisiana

**Ajay K. Wakhloo, MD, PhD, FAHA**
Professor
Departments of Radiology, Neurology, and Neurosurgery
University of Massachusetts Medical School
Division Neuroimaging and Intervention
New England Center for Stroke Research.
Worcester, Massachusetts

**Arthur Wang, MD**
Resident
Department of Neurosurgery
New York Medical College, Westchester Medical Center
Westchester, New York

# 中文版前言

本书由 Min S. Park、Philipp Taussky、Felipe C. Albuquerque、Cameron G. McDougall 四位国际著名神经介入专家主编。2008 年，我作为高级访问学者，参观了巴洛神经外科研究所的神经介入室，观摩了 Felipe C. Albuquerque 和 Cameron G. McDougall 两位教授的 Pipeline 临床试验，感到十分震撼。10 年之后，当我第一次翻阅本书时，就被其阐述的内容所深深吸引，遂萌生了翻译这本书的想法。

20 世纪 90 年代，临床医生通过实验观察发现血流导向装置能够改变动脉瘤的血流，因此血流导向装置应运而生。自 2005 年 12 月，血流导向装置应用于第一位患者以来，多个医疗设备制造商逐步研发出多种血流导向装置。其中，Pipeline 栓塞装置是第一个商业化的血流导向装置，2008 年 6 月便获得 CE 标志许可，2011 年获得美国食品药品监督物管理局(FDA)批准后进入美国市场，在全球范围内受到了广泛关注。

当前，国内外神经介入新技术、新设备、新材料进展迅猛，颅内动脉瘤的血管内治疗技术日臻成熟。如果说神经介入辅助装置(微导管、球囊、支架)和技术的研发是颅内动脉瘤治疗技术量变的积累，那么血流导向装置的出现则是颅内动脉瘤治疗技术质变的飞跃。血流导向装置的应用实现了动脉瘤介入治疗从“瘤内栓塞”到“血管重建”理念的转变，是颅内动脉瘤治疗方式的真正意义上的飞跃。临床实践证明，血流导向装置干扰了从载瘤动脉进入动脉瘤的血流，使动脉瘤囊内的血液出现阻滞和淤积，导致动脉瘤内血栓形成，从而进一步促使其完全闭塞。动脉瘤血栓机化后，瘤体显著缩小，解除了占位效应。而且，血流导向装置可以成为供血管内皮细胞攀爬生长的“脚手架”，植入物被血管内皮细胞覆盖后，可将动脉瘤与载瘤动脉“完全隔绝”，最大限度降低动脉瘤的破裂风险及再通复发风险。植入物表面内皮化后，将在动脉瘤颈部形成永久的生物性封闭。

血流导向装置的应用前景非常广阔，但在临床实践过程中，也需要解决一些问题，如适应证、围术期抗血小板聚集药物的使用、术后复查时间的间隔和频率等。在我国，使用血流导向装置的神经介入医生日渐增加，但系统阐述血流导向装置的参考书却寥寥无几。与黄清海教授商议后，我们决定翻译此书。在翻译过程中，我们坚持忠于原著，反复推敲语言，力求做到信、达、雅。经过近一年的努力，原著的中文版终于得以出版，希望它能为从事神经介入工作的同道们提供参考。

参加本书翻译的人员都是从事脑血管病或神经血管介入工作的经验丰富的临床医生。本书内容涉及血流导向装置的发展史、产品设计、说明性案例、适应证、操作细节、术前和术后随访，以及当前和未来的研究及发展趋势。而且章节设计合理，条理清晰，图文并茂，为读者提供了很好的阅读体验。

虽然我们在翻译时尽心尽力，力求精准，但错误或纰漏仍在所难免，欢迎读者批评指正。

2021 年 5 月 1 日于广州

# 序　言

随着新技术、新理念和新设备的发展，血管内、外科及神经放射学领域正在飞速发展和进步。然而，血流导向装置的出现代表了颅内动脉瘤治疗的真正方式转变。在血流导向装置出现之前，对于颅内动脉瘤的血管内治疗最主要表现为“瘤内栓塞”，即利用弹簧圈进行栓塞。此外，其他材料，如液体栓塞剂也被使用过。神经介入领域的进展主要集中在辅助装置和技术（如球囊、微导管、支架）的开发，以实现宽颈或其他复杂动脉瘤的瘤内栓塞。

然而，血流导向装置的应用实现了动脉瘤介入治疗从“瘤内栓塞”到“血管重建”的理念转变。载瘤动脉被重塑成自然的、正常的血管。简化计算的血流动力学研究和动物研究表明，血流导向装置扰乱了进入动脉瘤的异常血流，进而导致动脉瘤内血流淤滞、血栓形成，并最终使动脉瘤完全闭塞。从我们积累的经验来看，血流导向装置的治疗结果是令人满意的，未来发展是非常有前景的。然而，与任何创新一样，问题和挑战依然存在。

当血流导向装置治疗后仍有动脉瘤残留时，你会怎么做?血流导向装置的密网设计限制了动脉瘤再治疗时的策略选择；动脉瘤瘤颈处血流导向装置的致密覆盖使得通过瘤颈网孔填入弹簧圈进行瘤内栓塞的方法变得不可行。这种动脉瘤残留的情况很常见，但是有很少的证据支持某种特定的治疗策略。可能的治疗选择包括将双联抗血小板治疗改为单一抗血小板治疗（通常停止使用氯吡格雷，继续服用阿司匹林）、继续放置其他的血流导向装置或进行开放手术。

血流导向装置的最佳放置数量仍然存在争议。我们在最初治疗时是应该只放置一个支架，还是使用多个支架直到造影证实有明显的瘤内造影剂滞留为止？就我的临床实践经验而言，我已经从最初使用多个支架变成现在尽可能只放置一个支架，以便后续可能利用多个支架进行进一步重建。

迟发的支架内狭窄或者闭塞的比例似乎低于最初的经验，但仍然是一个值得关注的问题。此外，支架内狭窄背后的病理生理机制尚不完全清楚。

影像学复查的间隔、频率和方式在不同中心的临床实践中是不同的。应该在血流导向装置放置6个月后进行影像学复查？还是12个月或是3个月后进行复查？应该使用DSA、CTA还是MRA?

虽然最初的动物研究证实了被血流导向装置覆盖的分支血管能够保持通畅，但在临床经验和文献报道中，有多个病例显示在影像学随访过程中发生分支血管闭塞。在某些情况下（如眼动脉），分支闭塞可能是无症状的，但当支架覆盖其他血管时（如后交通动脉或脉络膜前动脉），分支闭塞可能导致神经功能缺损。

双联抗血小板的治疗策略也存在挑战，特别是在蛛网膜下隙出血或存在抗血小板禁忌证的情况时。此外，动脉瘤性蛛网膜下隙出血后血流导向装置的使用，也受到动脉瘤延迟闭塞的限制。当使用一种支架不能立即对出血点进行栓塞时，急性再出血的风险是一个重大问题。因此，我在急性蛛网膜下隙出血病例中会谨慎使用血流导向装置。

这同时也提出了合适的血小板抑制水平的问题。虽然我们认为双抗血小板治疗是必要的，但尚未得到明确证实。此外，对于需要治疗多长时间这一问题，我的做法是，在放置血流导向装置后双联抗血小板治疗持续6个月，之后单独终身服用阿司匹林。然而，必须承认的是，这种治疗策略并没有被高水平的证据所证实。

对于那些使用血小板抑制试验来帮助指导双抗血小板治疗的医生，已经有文献支持P2Y12反应单元(PRU)的特定目标范围。然而，我们当然没有前瞻性随机试验的数据来支持这些做法。但是，如果阿司匹林和氯吡格雷(最常用的双联抗血小板组合)不能达到治疗性PRU呢？在这种情况下的治疗策略差异很大，包括增加氯吡格雷的剂量或改用其他药物，如普拉格雷或替格瑞洛，同样的，我们对正确的策略依然没有达成共识。

在撰写本书之时，Pipeline栓塞装置(PED，Medtronic)是目前美国唯一获得美国食品药品监督管理局(FDA)批准的血流导向装置，并且仅被批准用于特定部位的大型动脉瘤。因此，符合适应证的使用受到很大限制。血流导向装置在超适应证位置(如后循环)的应用越来越多。虽然早期这一位置的治疗经验显示了令人无法容忍的较高的并发症发生率和较差的结果，但我们看到，随着经验的增加，致残率和致死率有所改善。因此，我们希望将来能够扩大血流导向装置使用的指征。

以目前的发展而言，血流导向装置对于分叉部动脉瘤的治疗效果并不理想，而分叉部动脉瘤仍然是最常见的颅内动脉瘤之一。虽然已经有成功治疗大脑中动脉分叉部动脉瘤的报道，但是我对于治疗这一位置的动脉瘤时覆盖大脑中动脉的分支仍感不安。

血流导向装置的费用也是一个重要的问题。通过对费用的对比分析表明，对于较大的动脉瘤，血流导向装置比早期的弹簧圈栓塞更具有成本效益；而对于较小的动脉瘤，弹簧圈栓塞则更符合成本效益。我们经常需要大量的装置来应对各种大小、形状和位置的动脉瘤。对于一些中心来说，保持大量的库存在经济上是不合适的。

血流导向装置的可操作性和易用性仍然需要继续改善。第二代装置无疑是一个值得欢迎的进步，但更大型号的装置仍然较为坚硬，通过较为曲折的解剖结构时极具挑战性。此外，从前端导丝开始放置血流导向装置，操作仍然非常烦琐。

谨此向本书主编Min S. Park，Philipp Taussky，Felipe C. Albuquerque和Cameron G. McDougall，以及本书编者表示祝贺，因为他们编写了这本深入而全面的著作，介绍了目前关于血流导向装置的知识和对这一装置的理解。这一课题对我们所有的从业者都是及时且有价值的。就像我们领域的任何革新一样，我对这一装置给未来带来的改变感到兴奋。

Brian L. Hoh博士

詹姆斯和布里吉特·马里诺家族教授兼副主席，

佛罗里达大学脑血管病外科和莉莉安·威尔斯神经外科主任，

佛罗里达州盖恩斯维尔

# 前 言

神经介入技术的从业者幸运地在一个快速发展而令人兴奋的时代工作。从可解脱球囊到GDC弹簧圈，再到最近出现的血流导向装置，我们这些在这一领域实践的人在职业生涯中可以经历多种治疗方式的转变。尽管血流导向装置最近才开始使用，但它已经很快成为我们从业者所接受和需要的装置，这也赋予了本书存在的意义。

在美国，虽然血流导向装置最初只被FDA批准用于治疗一小部分颅内动脉瘤，但最近的经验已经证实了它在治疗更广泛的动脉瘤中的安全性和有效性。然而，这些装置的设计使其与其他非编织支架的释放技术有很大的不同。同样的，我们所看见的、亲身经历或者在其他情况下遇到的并发症，也可能是这些装置所独有的。

我们试图编写一本涵盖血流导向装置所有相关事项的书籍，以便为初次学习血流导向装置放置的神经介入医生，以及经验丰富的医生提供参考。本书设有具体章节专门介绍早期历史和设计、说明性案例、最常见装置的详细释放说明、术前和术后管理，以及当前和未来的研究、发展领域。我们充分利用了来自相关领域专家和行业领导者的综合经验和知识，以便为读者提供当前可获得的最佳信息。我们希望您将此视为一项有价值的工作，并在本书中找到一些信息，帮助您为患者提供更好、更安全的治疗。

Min S.Park

Philipp Taussky

Felipe C. Albuquerque

Cameron G. McDougall

# 目录

第 1 章

# 血流导向的起源：历史回顾

*Ajay K. Wakhloo, Babuch B. Lieber*

**摘要**

本章回顾了血流导向装置(FD)自诞生至临床应用的历史。这项技术在问世前,经历了20多年的体内和体外血流动力学和工程学探索。在治疗复杂和难治性动脉瘤的早期临床试验成功后,多家医疗设备厂商已经生产出了FD,目前正处于临床评估和批准阶段。实验研究表明,装置的设计影响着FD上内皮化所需的时间和位置,而循环血中的CD34+内皮祖细胞参与植入物的内皮化过程。在脑动脉瘤治疗方式中,FD是一种治疗理念的革新,能够对病变血管进行重塑,并将动脉瘤隔绝在血液循环之外。

**关键词**:动脉瘤-载瘤动脉血流动力学;脑动脉瘤;计算流体动力学(CFD);血管内皮生长;血管内治疗(EVT);网丝覆盖率;孔隙密度;激光诱导荧光(LIF);支架-血流导向装置;进行粒子成像测速(PIV)

## 1.1 简介

既往近30年,颅内动脉瘤(IA)的血管内治疗(EVT)经验已经证明:对于破裂和未破裂的颅内动脉瘤,栓塞治疗优于标准的外科治疗[1-3]。因此,在全球范围内,EVT正在逐步取代外科手术治疗。然而,EVT治疗后动脉瘤完全闭塞率很大程度上依赖于动脉瘤的形态和位置、所使用的弹簧圈,以及操作者的经验和技能[2-5]。对于大型、巨大型动脉瘤,宽颈动脉瘤,梭形动脉瘤和血疱样动脉瘤,以及节段性动脉疾病相关的动脉瘤,目前在治疗上仍较为棘手,这是因为动脉瘤到载瘤动脉的弹簧圈突出的风险极高。而在部分填塞的动脉瘤中,20%~80%的病例由于瘤内弹簧圈压缩或向血栓移位,动脉瘤再生长和(或)再通,仍然是巨大挑战[4-7]。既往计算流体动力学(CFD)研究表明,载瘤动脉和动脉瘤流体动力之间复杂的相互作用可对弹簧圈产生巨大的压力[8,9]。因此,弹簧圈填塞密度越高、通透性越低,越可促进动脉瘤内血栓形成,动脉瘤闭塞越安全、越持久。

1995年,辅助栓塞技术(如球囊辅助EVT和颅内支架)引入临床,使得巨大型和宽颈动脉瘤的栓塞治疗成为可能,并相对于单纯弹簧圈栓塞降低了复发率[7,10-17]。然而,对这一类型的IA再通后的再次治疗,仍然是一个挑战[18-20]。另外,还有一些动脉瘤既不适合EVT,也不适合进行外科手术。

为了处理动脉瘤栓塞早期遇到的挑战,研究人员对IA提出一种新的治疗模式,其后来被称为“血流导向”。本章对血流导向装置(FD)从开始形成到成熟发展为临床产品的历史进行回顾。为了在人体最具挑战性的系统——脑血管系统中引入一种可靠和安全的技术,这段研发过程持续了近20年。

## 1.2 活体观察

当20世纪70年代的可脱卸乳胶和硅胶球囊及20世纪80年代的早期可解脱弹簧圈失败后，一些研究人员开始设计出其他解决方案来处理现有的挑战。最初，Fedor Serbinenko[21]在1974年引入可解脱球囊，在治疗颅内动脉瘤时，可以保护载瘤动脉。他的成功和丰富的经验吸引了介入神经放射学家Gerard Debrun前来参观，并将Serbinenko医生的技术带到法国巴黎[22-25]。此后，欧洲的其他医学中心也紧随其后。

20世纪70年代末，加州大学洛杉矶分校（UCLA）的Grant Hieshima研发了硅胶球囊。后来，他的第一个同事兼助手Randy Higashida在加州大学旧金山分校发表了他们使用可解脱球囊成功治疗IA的大样本文章[25-28]。Moret等对该技术进行了改进，优化球囊在动脉瘤内的位置，从而使闭塞更稳定[29,30]。不幸的是，球囊破裂或移位导致的载瘤动脉闭塞可引发缺血事件，或因为球囊在动脉瘤内移动形成球囊活瓣，造成动脉瘤内造影剂外渗，甚至动脉瘤破裂的事件时有发生。

此后10余年，开始了动脉瘤血管内治疗的第二次革命。20世纪80年代末，UCLA的Fernando Vinuela邀请意大利的Guido Gugliemli来加州工作。两人与后来加入的Ivan Sepetka一道，研发出了电解脱式弹簧圈系统，并将其从实验室应用至临床。然而，他们的工作依赖于生物工程师Erik Engelson设计的可应用于脑血管系统的微导管和尖端可塑型的微导丝。1986年，Alex Berenstein和纽约大学的In Sup Choi首次报道了成功使用Tracker微导管的病例[31]。

首个Guglielimi弹簧圈原型诞生后，选择性的治疗开始了。1990年，在UCLA，这种新技术被用于治疗第一例破裂的垂体上动脉瘤患者。在其经验基础上，美国食品药品监督管理局（FDA）在1995年首次批准可脱卸Guglielmi弹簧圈（GDC）可以商业销售。

与此同时，在1989年，受科室主任Martin Schumacher的聘任，Ajay Wakhloo作为高年资主治医师加入德国Freiburg大学神经放射科。在那里，Wakhloo认识了体循环介入医生IR及德国卡尔斯鲁厄的发明家Hans Peter Strecker（使用编织钽支架治疗周围动脉系统动脉闭塞性疾病）。Schumacher鼓励Wakhloo和他的研究团队进一步研发脑血管系统的支架技术。波士顿科技公司（Watertown，MA）当时生产的钽支架是一种管状编织支架[32,33]。据报道，钽支架血管内膜增生和再狭窄发生较常见，因而被镍钛合金取代（图1.1）。

1990年，Wakhloo引进支架辅助EVT技术，结合弹簧圈和球囊治疗IA。他的早期观察结果于1992年在瑞典斯德哥尔摩的欧洲神经放射学会第18次会议上被发表（图1.2）[36]。进一步的实验研究选用了犬类作为动物模型，实验分别使用裸露和覆盖静脉移植物的钽和镍钛合金支架闭塞颈动脉侧壁动脉瘤和动静脉瘘。为了评估这项技术的可行性，Joost de Vries采用Varsos等描述的办法，在犬类颈总动脉利用静脉缝制侧壁动脉瘤[37]。在两周后，经股动脉在颈总动脉植入球囊扩张钽支架和自膨式镍钛支架以覆盖动脉瘤。这类支架可提供一个支托，随后将Tracker微型导管输送到位并穿过支架，用于释放可推动的弹簧圈。由于缺乏精密

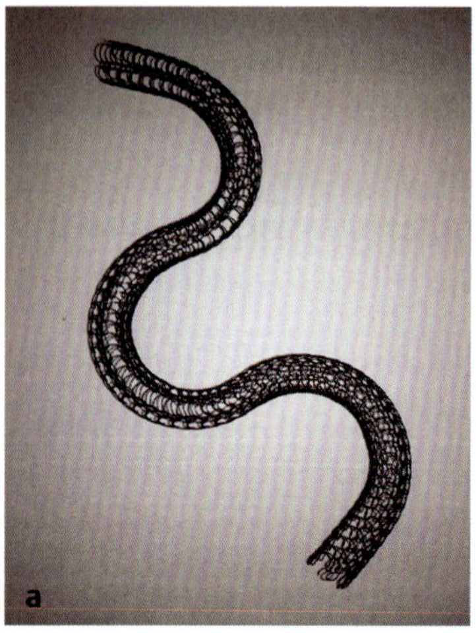
a
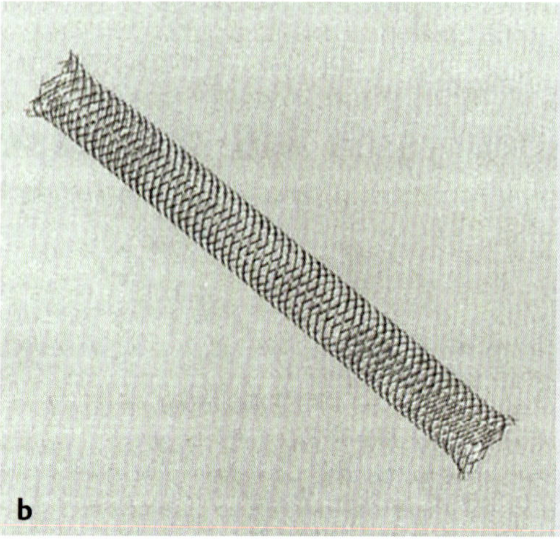
b

图1.1 （a）完全膨胀后的直径5mm的自膨式镍钛合金Strecker支架（Boston Scientific Corporation，Watertown，MA）。（b）1992年的钴合金Wallstent支架（Schneider，Minneapolis，MN，经Geremia许可）。编织丝直径为100μm。

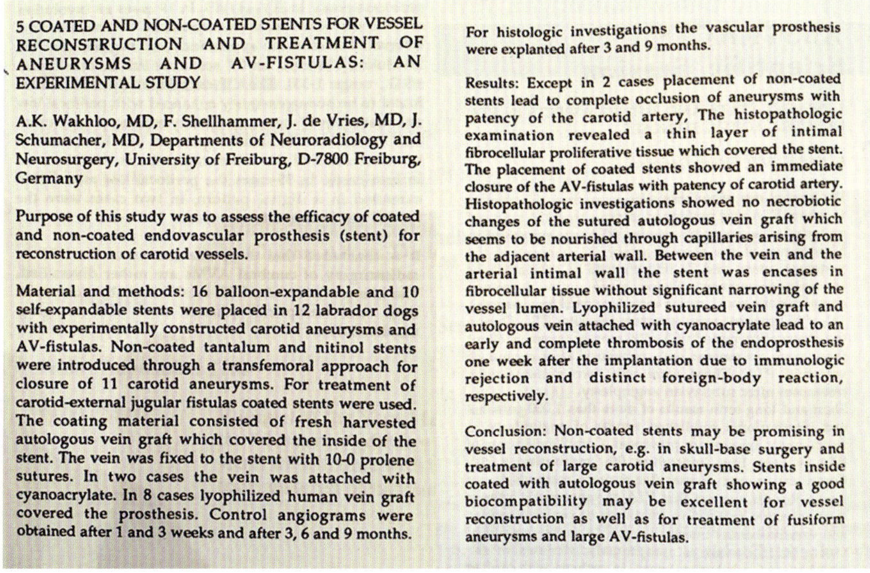
5 COATED AND NON-COATED STENTS FOR VESSEL RECONSTRUCTION AND TREATMENT OF ANEURYSMS AND AV-FISTULAS: AN EXPERIMENTAL STUDY

A.K. Wakhloo, MD, F. Shellhammer, J. de Vries, MD, J. Schumacher, MD, Departments of Neuroradiology and Neurosurgery, University of Freiburg, D-7800 Freiburg, Germany

Purpose of this study was to assess the efficacy of coated and non-coated endovascular prosthesis (stent) for reconstruction of carotid vessels.

Material and methods: 16 balloon-expandable and 10 self-expandable stents were placed in 12 labrador dogs with experimentally constructed carotid aneurysms and AV-fistulas. Non-coated tantalum and nitinol stents were introduced through a transfemoral approach for closure of 11 carotid aneurysms. For treatment of carotid-external jugular fistulas coated stents were used. The coating material consisted of fresh harvested autologous vein graft which covered the inside of the stent. The vein was fixed to the stent with 10-0 prolene sutures. In two cases the vein was attached with cyanoacrylate. In 8 cases lyophilized human vein graft covered the prosthesis. Control angiograms were obtained after 1 and 3 weeks and after 3, 6 and 9 months.

For histologic investigations the vascular prosthesis were explanted after 3 and 9 months.

Results: Except in 2 cases placement of non-coated stents lead to complete occlusion of aneurysms with patency of the carotid artery. The histopathologic examination revealed a thin layer of intimal fibrocellular proliferative tissue which covered the stent. The placement of coated stents showed an immediate closure of the AV-fistulas with patency of carotid artery. Histopathologic investigations showed no necrobiotic changes of the sutured autologous vein graft which seems to be nourished through capillaries arising from the adjacent arterial wall. Between the vein and the arterial intimal wall the stent was encases in fibrocellular tissue without significant narrowing of the vessel lumen. Lyophilized sutureed vein graft and autologous vein attached with cyanoacrylate lead to an early and complete thrombosis of the endoprosthesis one week after the implantation due to immunologic rejection and distinct foreign-body reaction, respectively.

Conclusion: Non-coated stents may be promising in vessel reconstruction, e.g. in skull-base surgery and treatment of large carotid aneurysms. Stents inside coated with autologous vein graft showing a good biocompatibility may be excellent for vessel reconstruction as well as for treatment of fusiform aneurysms and large AV-fistulas.

**图1.2** 首次公开发表的关于裸支架治疗犬类颈动脉侧壁动脉瘤模型的报道。

的输送系统，支架安装在外周经皮动脉（PTA）球囊（Schneider，Lausanne，Switzerland）进行释放。支架锚定和释放采用的是一种尼龙线编织技术。

在颈动脉放置球囊扩张式钽支架（压力为3~4个大气压），多数情况下，放置支架后，即刻进行血管造影，可见动脉瘤不显影（图1.3）。9个月后，随访的血管造影显示完整而稳定的动脉瘤闭塞。随着时间的推移，在组织学标本上，支架被一层“薄层内膜纤维细胞增殖组织”覆盖[36]。大体标本也可见动脉瘤瘢痕形成和收缩（图1.3）。然而，在猪的侧壁动脉瘤模型中，Turjman等报道了使用编织支架之后动脉瘤闭塞不完全及载瘤动脉完全闭塞的情况[38]。因此，在1994年，Turjman等提出了弹簧圈和编织支架联合使用的办法[39]。

1994年，基于对犬类动脉瘤模型9个月的随访，Wakhloo等提出支架孔数目（较大的孔隙数量=更小的孔隙）可决定动脉瘤完全闭塞率，进而成为血流导向的基础理论[34]。与编织的Strecker钽支架（直径为5mm，数量为34.7/cm$^2$）相比，镍钛支架（直径为5mm，数量为62.4/cm$^2$）的孔隙数量较大，支架上内膜聚集较少，但随访时发现，其也可增加动脉瘤闭塞率。高帧率DSA以4~6帧/秒速率研究发现，动脉瘤内血栓的形成机制可能使支架诱导局部血流发生改变。DSA还表明，载瘤动脉内放置支架后，造影剂转而流向动脉远端，减少了进入动脉瘤内的血流，并且由于循环时间增加导致造影剂消失延迟 [34]。这些现象被描述为“血液导向”（blood diversion）或“通道效应”（channeling effect）（图1.4）。

为了预防颈动脉血栓形成，研究对象在围术期间接受了肝素治疗，在观察期间接受了阿司匹林（80mg/d）治疗。除了孔隙密度外，支架合金材料的选择也是减轻支架内膜增生的重要因素[34]。1994年，Geremia等发表了他们在犬类颈动脉侧壁动脉瘤模型中使用自膨式Wallstent支架（Schneider，Minneapolis，MN）的大量经验（图1.1）[35]。这种钴合金Wallstent支架原本为治疗外周动脉闭塞性疾病，可预置在7F输送系统上。与Turjman等不同，研究人员发现，在支架植入2个月后，血管造影显示动脉瘤闭塞率较高，而且没有任何支架内狭窄[35]。苏木素-伊红染色显示动脉瘤囊内存在致密的纤维组织（图1.4）。在支架植入后，不仅动脉瘤显影延迟，还可观察到动脉瘤内造影剂逐渐混匀的现象。1984年，Perktold等计算出了动脉瘤内的涡流模式[40]；1987年，Steiger等在动脉瘤模型中观察到血流涡流[41]，Graves等则在犬类模型侧壁动脉瘤中观察到了支架植入可打乱血流涡流[42]。在这个研究中，尽管未进行抗凝治疗，颈动脉仍然较为通畅，原因可能与犬类凝血系统中高度活跃的纤溶状态有关。

除了最初的缺乏精密的血管神经支架输送系统外，临床应用支架治疗IA的另一个主要挑战是保护主要穿支血管或侧支血管，这些分支血管通常与动脉瘤密切相关。随后，在犬类模型中，使用椎动脉（VA）的细小肌支等分支血管来研究穿支被支架覆盖后的转归[43]。幸

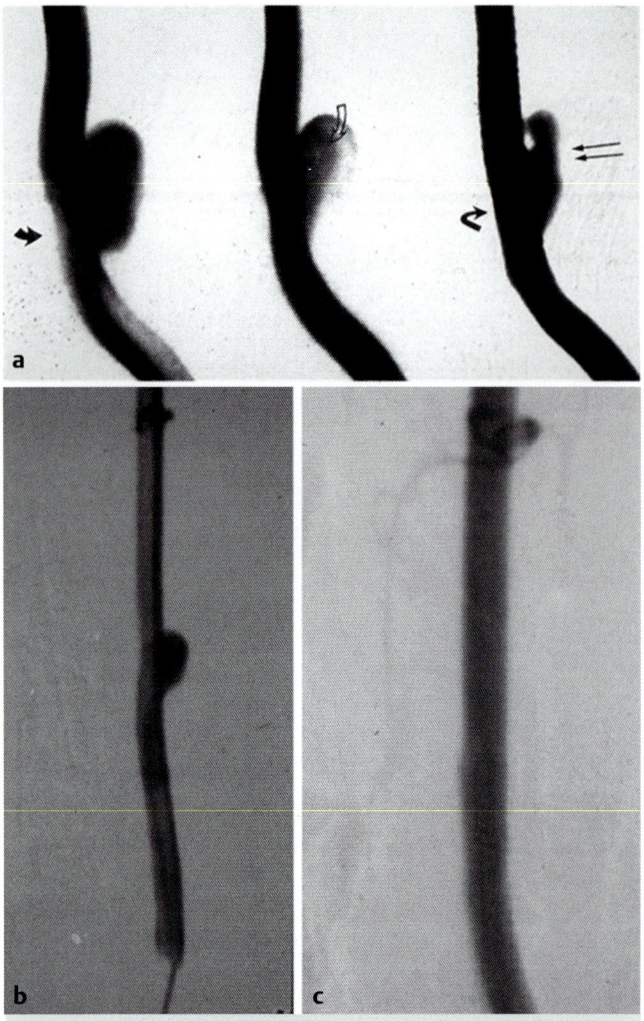


**图1.3** 编织状镍钛合金支架置于犬类静脉壁动脉瘤模型。(a)颈总动脉(CCA)血管造影显示宽颈动脉瘤,以及周围瘢痕组织导致的CCA狭窄(箭头所示)。动脉瘤内可见典型的血流模式(空箭头所示)。动脉瘤颈部放置支架后(曲线箭头所示),血管造影显示动脉瘤不完全充盈、流入模式改变和造影剂延迟流出(双箭头所示);由于支架的径向作用力,可见狭窄改善。(b)支架植入前的CCA造影。(c)支架植入后6个月,随访血管造影显示动脉瘤不显影。(待续)

运的是,支架放置9个月后进行随访,血管造影未见任何穿支血管闭塞。近10年来,Kallmes和Sadasivan等分别使用了兔的腰动脉和椎动脉作为穿支血管和侧支血管模型,对具有高金属覆盖率的成熟FD进行临床前评估(图1.5)[44,45]。即使在几个FD重叠的情况下,结果均未见任何分支血管闭塞。

## 1.3 血流导向原理:基于体外和体内实验的发现

受到这些早期未成体系但极具说服力的发现激励,Walhloo和Lieber进一步推动腔内血流重建发展,并将其称为“血流导向装置”(图1.6)[45-47]。与普通支架在动脉粥样闭塞性疾病经皮导管血管成形术(PTA)中作用不同,FD的理想目标是:实现稳定的动脉瘤闭塞,修复病变段血管。在20世纪90年代中期和21世纪初,进行了一系列的临床前研究。为了确定FD组成的最佳材料,不断优化装置设计以确保装置与血管的一致性和完整的血管壁附着贴壁性,并解决装置在曲折的血管神经系统中的输送问题。此外,还针对血流导向作用最优化和装置的长期生物力学稳定性进行了研究。

CFD、半定量激光诱导荧光(LIF),以及后来的定量粒子成像测速术(PIV)可用于FD的进一步改进和优化,确保动脉瘤闭塞,同时可保护穿支血管(图1.7至图1.9)[48-50]。FD的血流导向作用主要受两个主要参数的影响:①孔隙率;②植入支架的孔隙密度或金属密度(图1.10)。体内和体外血流动力学研究表明,为了最大限度地减少动脉瘤内血流,同时保持穿支血管和侧支血管通畅,需要对孔隙率(无金属面积/总面积)和孔隙密度(单位面积上的孔隙数)进行精密的优化[46,51]。

血流导向装置在动脉瘤颈部产生阻力,从而降低流体循环动力和每个脉冲循环周期内由载瘤动脉流至动脉瘤的血流峰值和平均动能。此外,还可以把血流由层流改变为湍流[53,54]。FD放置后的模型计算显示,尽管动脉瘤颈部的剪切力降低,而动脉瘤囊内压力却没有增加(图1.7)[49]。

2009年的实验研究表明,在兔弹力酶诱导动脉瘤模型中放置血流动力优化的FD,可促进动脉瘤内血栓瘢痕形成,最后在动脉瘤颈部形成新生内皮[46]。Kallmes等报道了Pipeline栓塞装置(PED)的类似发现[44]。重要的是,Sadasivan发现,为了保证每个循环周期FD对降低载瘤动脉和动脉瘤之间的动能的持续效果,还需要考虑到较大动脉内血流量的相应增加[45]。因此,

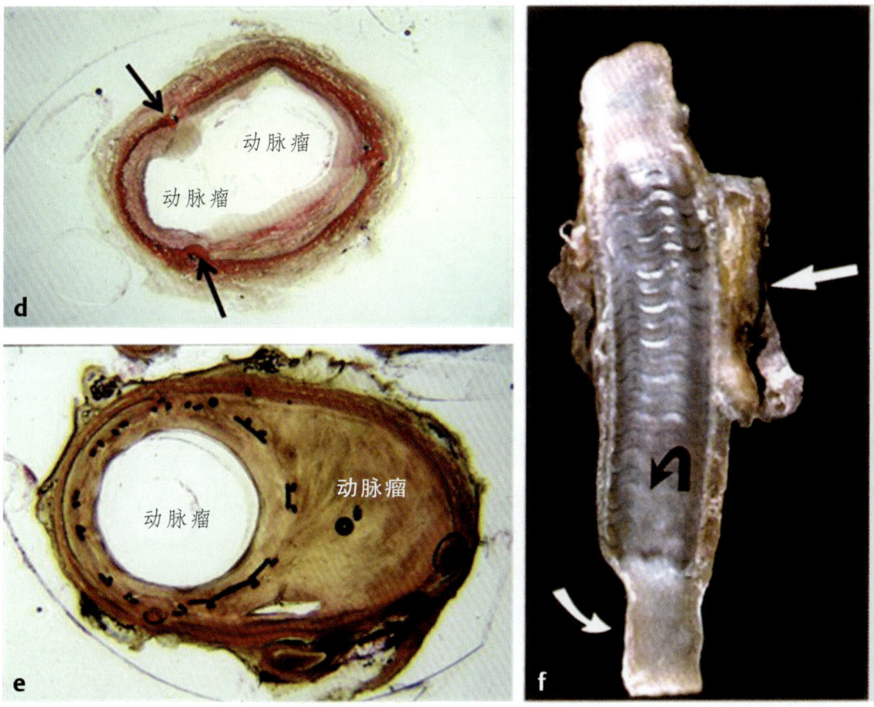


**图1.3（续）**（d）未放置支架的静脉侧壁动脉瘤横截面。注意动脉和静脉之间的缝合线（箭头所示）。（e）在支架放置6个月后，动脉瘤的横截面显示动脉瘤内完全血栓形成、动脉环形重塑以及支架被不同厚度的内皮覆盖。（f）纵向剖面显示植入物的内皮覆盖（弯曲箭头所示）、瘢痕和动脉瘤（箭头所示）体积缩小（经Wakhloo[34]等许可）。

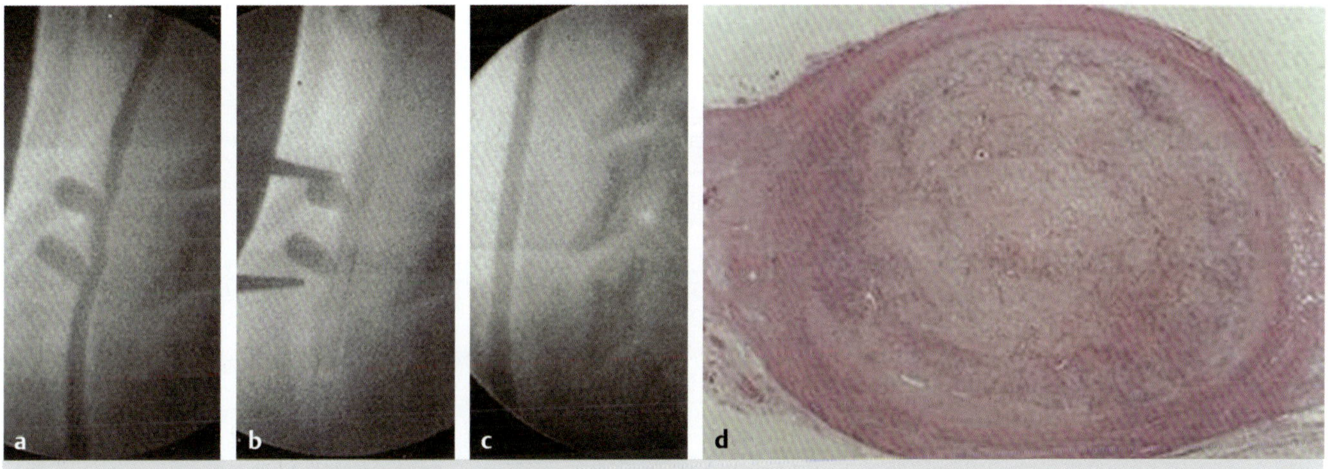


**图1.4**　犬静脉侧壁动脉瘤术后2周的颈总动脉造影。（a）两个动脉瘤彼此相邻，颈总动脉通畅。（b）两个动脉瘤放置Wallstent支架，造影剂延迟显影。（c）支架放置8周后，两个动脉瘤均消失，颈动脉通畅。（d）通过动脉瘤顶部的载瘤动脉横截面显示动脉瘤囊内致密纤维组织（苏木素和伊红染色；经Geremia等许可[35]）。

在各种直径的载瘤动脉中，为了维持网孔密度相对稳定，必须增加导丝的数目。

此外，Raymond等指出，植入物的编织角设计必须能够承受较大程度的变形，以保持动脉瘤颈部固定的网孔密度，也就是说，将血流导向装置“疝”至动脉瘤中的程度降至最小，以免影响装置的形态及血流导向作用[55]。这就消除了在血管急转弯处，孔径或金属覆盖率不均匀的风险。重叠多个FD也可以缓冲高冲击血流，以降低动脉瘤破裂风险。

兔弹力酶诱导的动脉瘤模型研究表明，装置植入后3周内动脉瘤囊内逐渐形成血栓并机化，而FD作为骨架供内皮爬附生长（图1.11）[46,55]。早期的血栓形成能使动脉瘤与循环血液分离，同时让植入物周围的载瘤动脉发生重塑。在动物模型中，椎动脉或腰动脉用

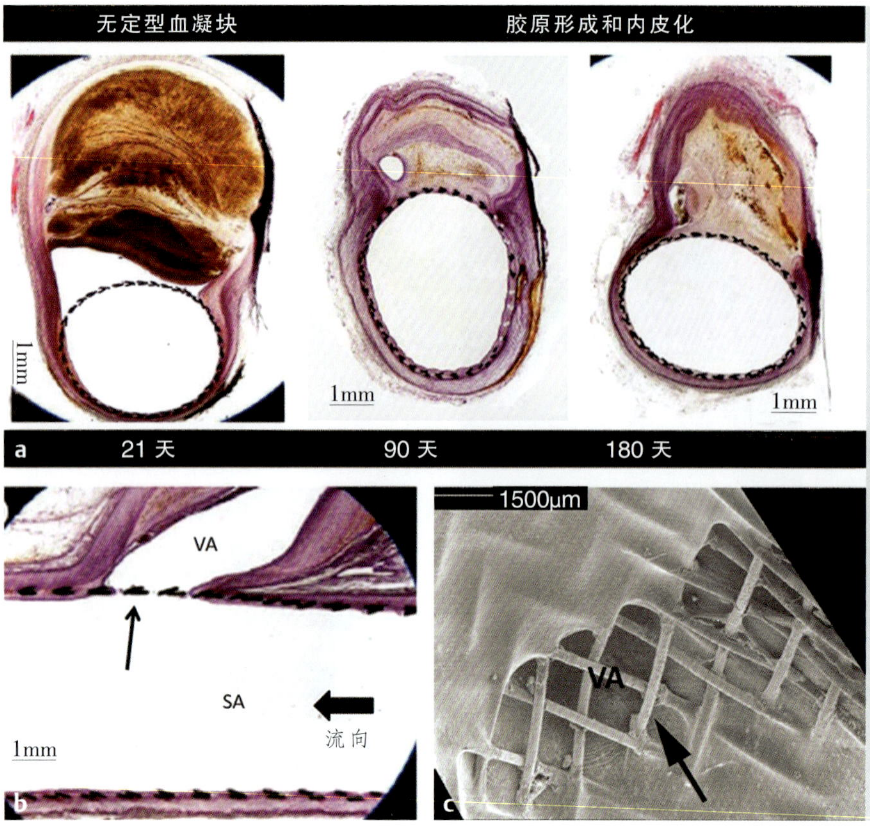


图1.5 用血流导向装置(FD)治疗兔弹力酶动脉瘤模型在不同时间点的组织学切片。(a)最初在动脉瘤内发现无定型血凝块。从动脉瘤周边向颈部,胶原纤维逐渐替代血栓,在FD表面内皮化。(b)由FD(箭头所示)覆盖的椎动脉(VA)通畅,并为侧支血管提供血流(SA,锁骨下动脉)。(c)SEM显示VA开口处(箭头所示)通畅,无内皮覆盖(经Lieber和Sadaivan[46]许可)。

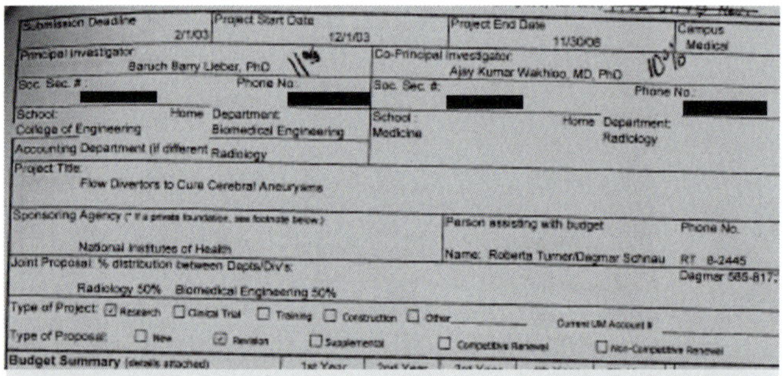
Submission Deadline 2/1/03
Project Start Date 12/1/03
Project End Date 11/30/08
Campus Medical
Principal Investigator Baruch Barry Lieber, PhD
Co-Principal Investigator Ajay Kumar Wakhloo, MD, PhD
Soc. Sec. #: [redacted] Phone No. [redacted]
Soc. Sec. #: [redacted] Phone No. [redacted]
School: College of Engineering
Home Department: Biomedical Engineering
School: Medicine
Home Department: Radiology
Accounting Department (if different) Radiology
Project Title: Flow Divertors to Cure Cerebral Aneurysms
Sponsoring Agency (* If a private foundation, see footnote below) National Institutes of Health
Person assisting with budget Name: Roberta Turner/Dagmar Schnau
Phone No. RT 8-2445 Dagmar 585-817
Joint Proposal: % distribution between Depts/Div's: Radiology 50% Biomedical Engineering 50%
Type of Project: ☑ Research ☐ Clinical Trial ☐ Training ☐ Construction ☐ Other
Current UM Account #
Type of Proposal: ☐ New ☑ Revision ☐ Supplemental ☐ Competitive Renewal ☐ Non-Competitive Renewal
Budget Summary (details attached) 1st Year 2nd Year 3rd Year

图1.6 美国国家卫生研究院(NIH)关于“FD治疗动脉瘤”的项目和“血流导向装置”这个专业术语的命名(2003)。

于模拟颅内侧支动脉,当被支架覆盖后,其仍然保持通畅(图1.12)[44-56]。

最近发表的一项关于兔动脉瘤模型的研究提示,血流导向支架的设计可影响内皮形成所需的时间以及位置。研究人员报道,循环系统的CD34+内皮祖细胞参与了支架的内皮化过程[57]。近年来,在实验模型中对FD进行了额外的修饰,包括低网孔数的PTFE补片做成的微型支架和镍钛涂层高网丝覆盖率的FD。这些修饰通常需要一个“载体支架”作为基础。由于可能存在支架不完全贴合血管壁的情况,这个合成系统的内漏可能是潜在的风险。

## 1.4 血流导向装置的临床应用

在这项研究的推动下,早期尝试使用冠状动脉支架与弹簧圈联合治疗IA[60-64]。然而,由于缺乏精密的可通过颅内血管的支架输送系统,以及缺乏专门的神经血管支架,SMART Therapeutics公司生产首个用于治疗颅内疾病的激光雕刻支架(San Leandro, CA)(图1.13)花了10年的时间[65]。

根据以往的实验研究成果,许多公司开始研发和生产用于临床的FD。如前所述,由于脑血管复杂而曲折,支架在脑血管病中的使用大大受限于当时的技术条件[44,66]。然而,随着制作工艺、导管涂层材料、激光蚀刻和切割技术以及细丝编织技术的进步,使得向颅内血管输送材料更加容易。Pipeline栓塞装置(PED)是第一个商业化的FD,在2008年6月获得CE标志许可,并在2011年4月6日获得美国食品药品监督管理局(FDA)批准后进入美国市场[67]。2000年,Chestnut医疗公司

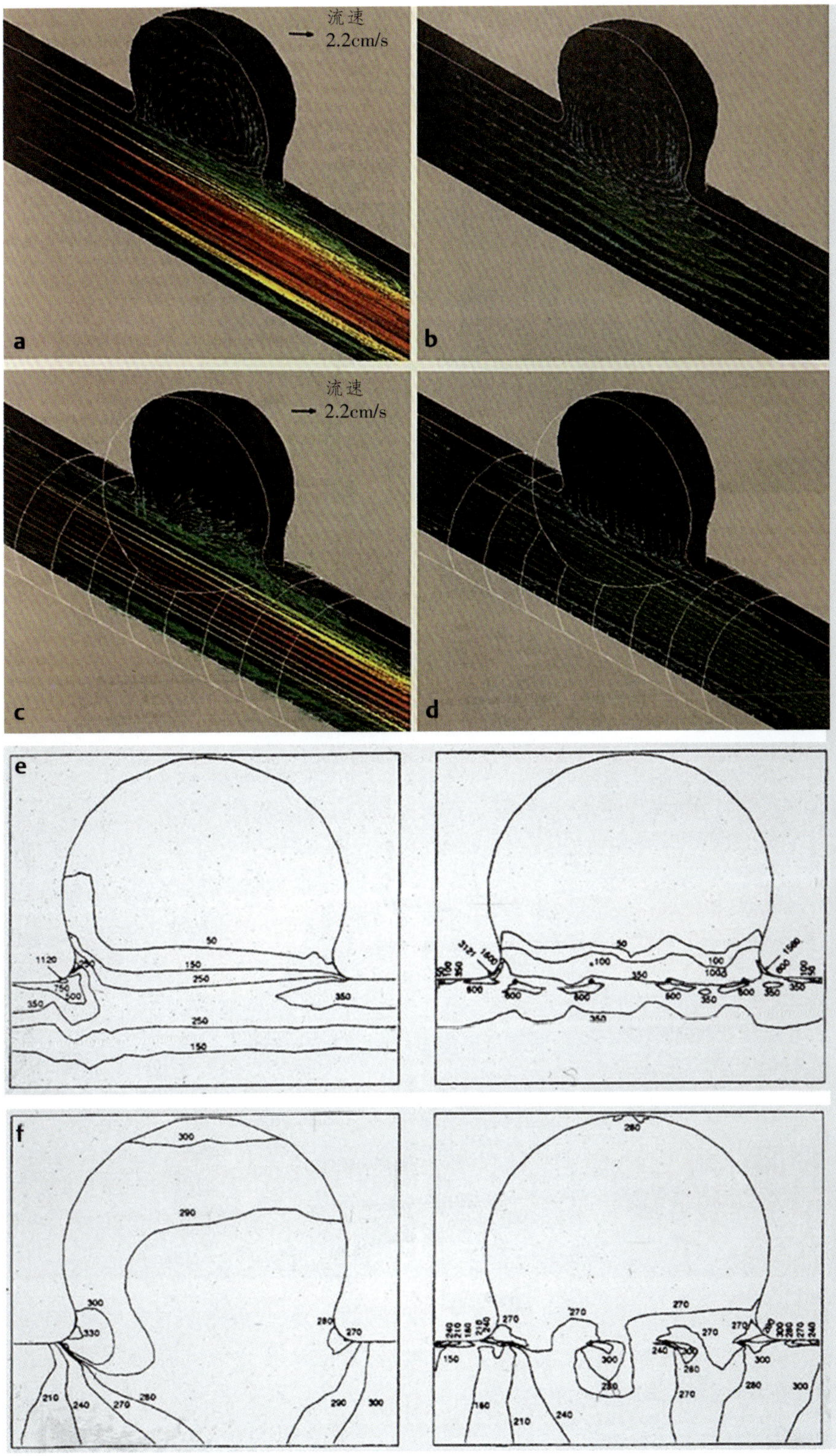


图1.7　在支架和无支架直管伴侧壁动脉瘤模型中的计算流体动力学(CFD)模拟图。在动脉搏动条件下，支架和无支架动脉瘤模型的最大流速(a和c)和最小流速(b和d)。(e)非支架(左)和支架(右)侧壁动脉瘤模型的血流速度峰值，动脉瘤颈部的剪切力和(f)压力分布(经Aenis等许可[49])。

由Aaron L Berez(Alligator神经介入医生)组建。不久，Berez加入Smart Therapeutics公司(San Leandro，CA)。这是一家由神经介入医生Arani Bose创办的创业公司，后来被Boston科技公司(Natick，MA)收购。

2003年下半年，Peter Kim Nelson加入Berez和Quang Tran生物医学公司。经过几次反复实验和改良，Alec Piplani(Smart Therapeutics公司首席工程师)和Quang公司开发了一种32根丝的编织支架，后来被

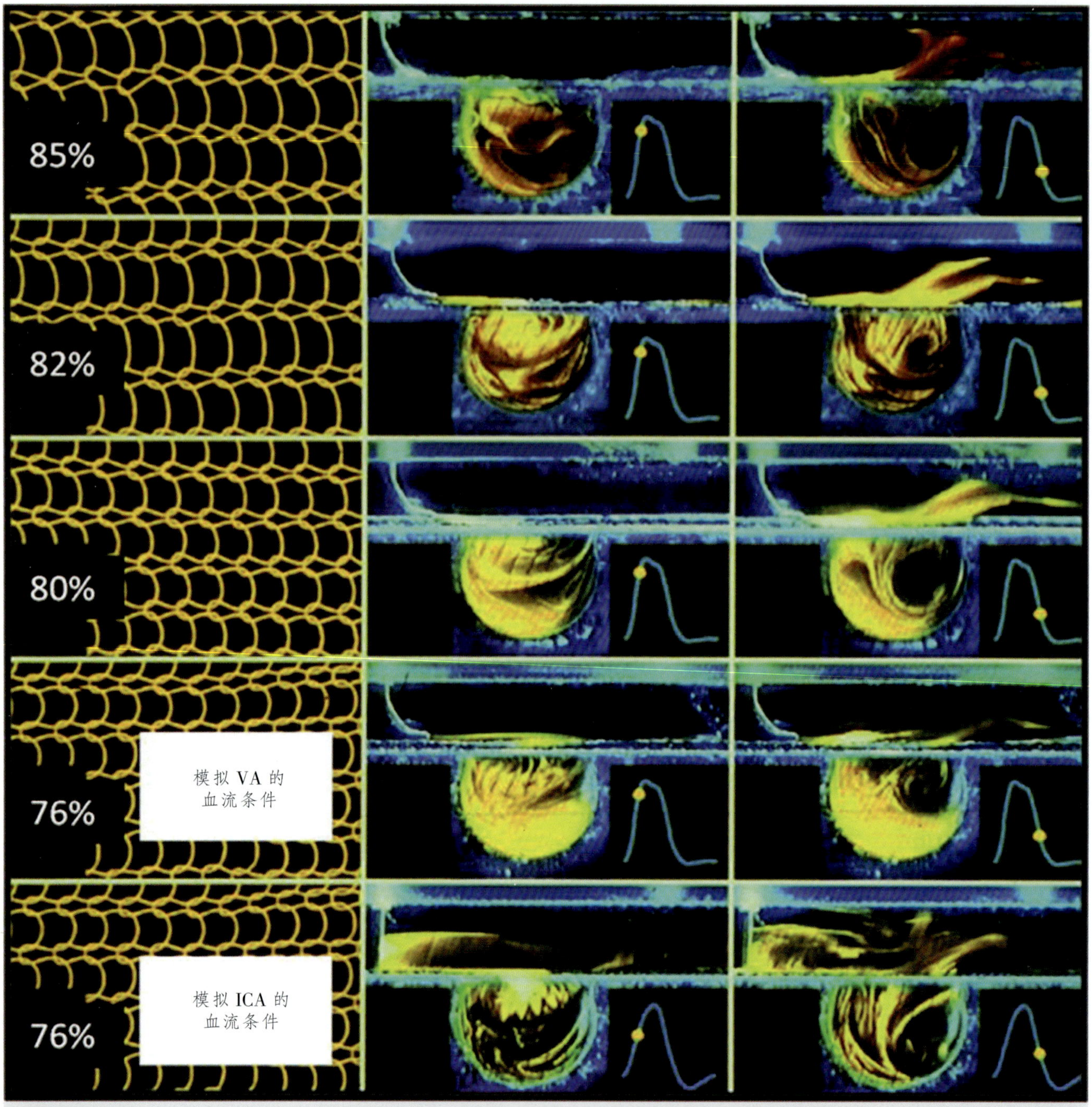


**图1.8** 简化侧壁动脉瘤模型中的激光诱导荧光(LIF)研究。在整个动脉瘤内放置编织镍钛合金支架具有不同的孔隙率(非金属与金属面积之比为76%~85%,左侧)。血流状态类似于椎动脉(VA,上面4排)和颈内动脉(ICA,第5排)。在收缩期(中间)和舒张期(右侧),支架孔隙率降低(从上到下)导致动脉瘤内激光染料累积增加。然而,与VA流动条件相比,在相同的支架孔隙率(76%,第5排)情况下,ICA动脉瘤内血流恢复,表明支架在较高流速环境中有效性较低(经Lieber等许可[50])。

修改完善为48根丝的编织支架[56]。2005年12月,首次将该装置应用于第一个患者。在2007年,支架和输送系统都得到进一步改进。Marksman微导管也是专门为PED输送而研发的,并初步应用于临床。2009年6月2日,EV3公司(Plymouth,MN)公布了收购Chestnut医疗技术公司最终协议。

2005年4月,Surpass医疗公司由Ygael Grad, Barry B. Lieber和Ajay K. Wakhloo建立,总部位于以色列的

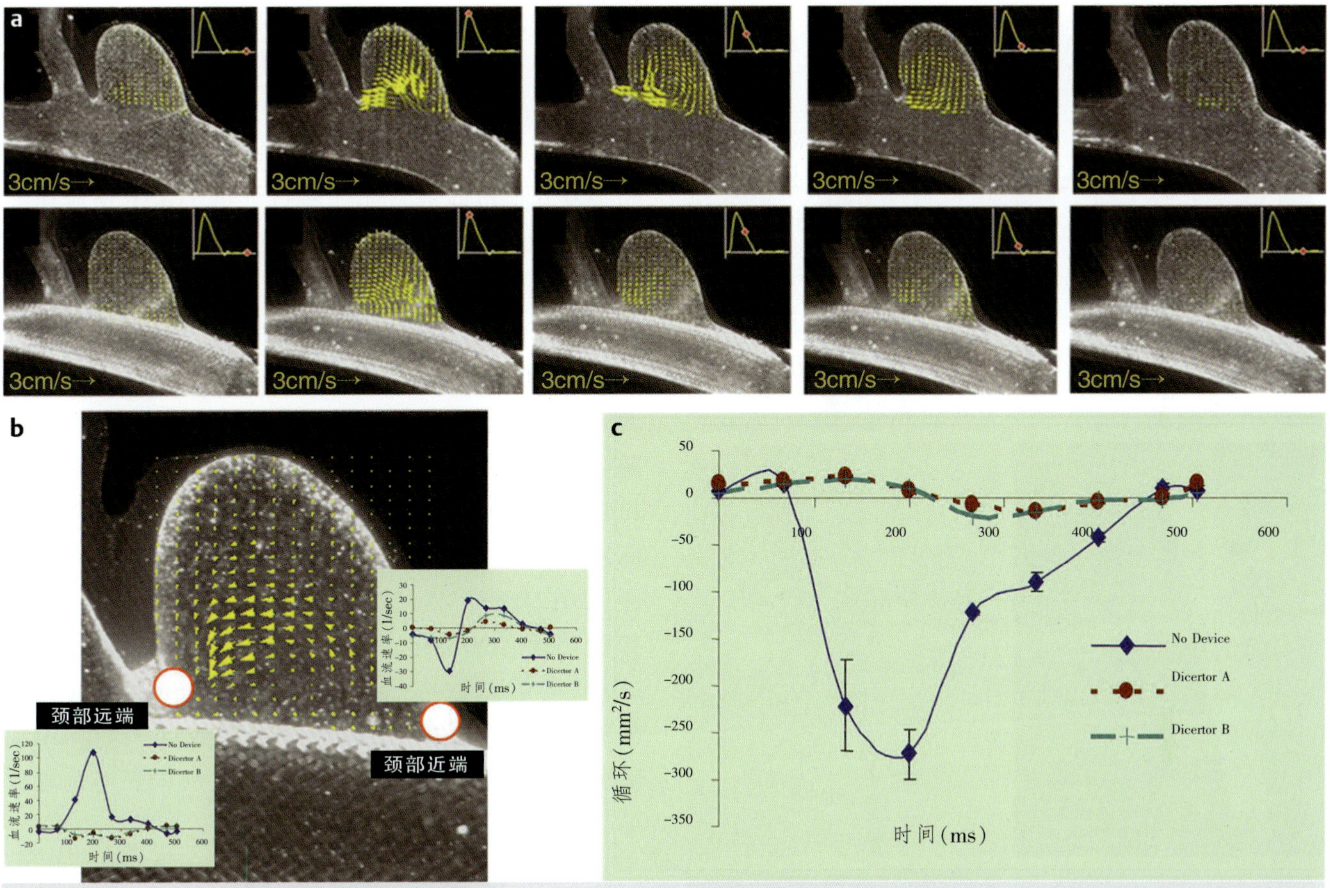


**图1.9** 兔弹性动脉动脉瘤硅胶复合体模型的粒子成像测速(PIV)。(a)上面显示动脉瘤的血流方向和大小,在整个脉冲周期之前(上面)和放置血流导向装置后(下面),注意血流量大小和血流模式变化。(b)在放置两个不同的血流导向装置(FD)前后的脉冲周期中,动脉瘤颈部远端和近端的剪切速率变化。(c)放置两种不同的FD前后的动脉瘤内循环时间变化(经Lieber等许可[52])。

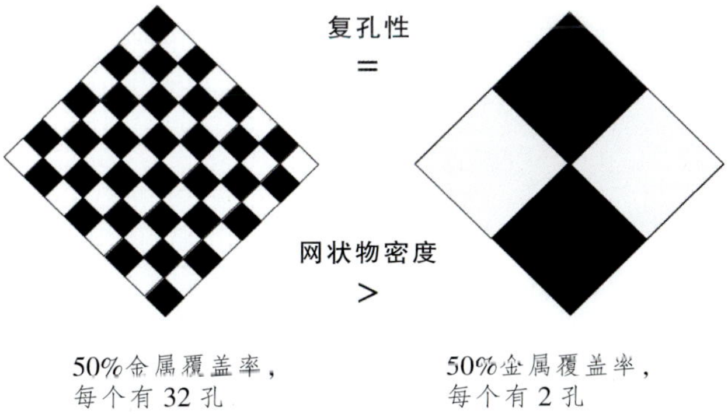


**图1.10** 图解显示两种情况下金属覆盖率相同(50%的黑白比),但孔隙密度不同(×16,左边与右边;经Lieber和Sadadasivan许可[46])。

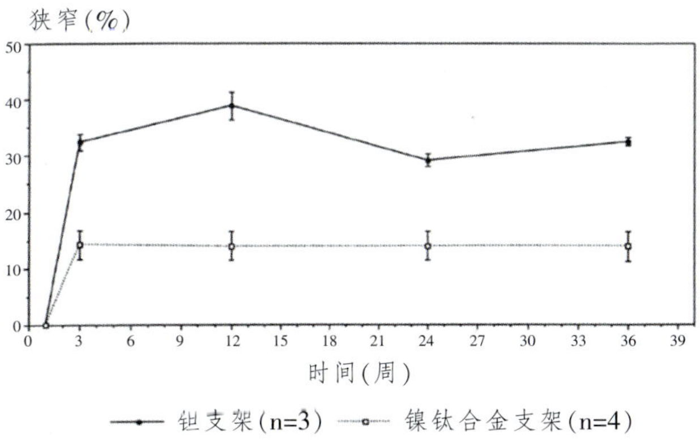


**图1.11** 犬颈动脉狭窄模型的血管造影随访。与镍钛合金自膨式支架相比,钽支架在3个月时血管内膜增厚和狭窄程度更高,但在6个月随访时,血管造影有所改善。在第3周血管出现最大狭窄,但之后没有任何进展(经Wakhloo等许可[34])。

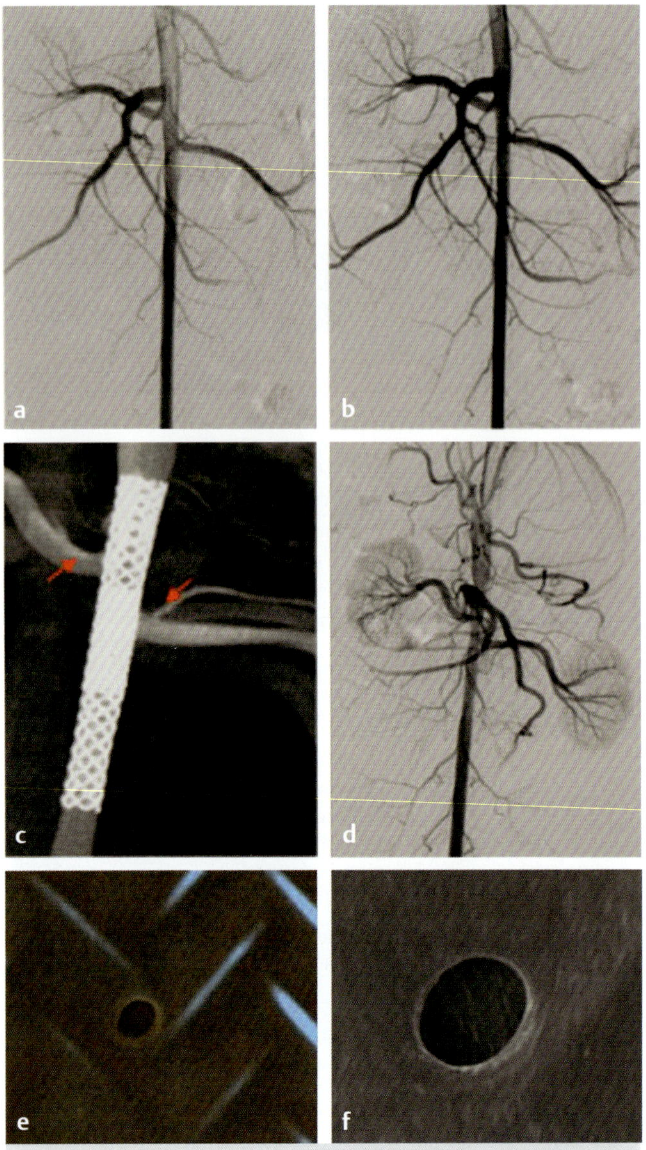

图1.12 (a,b)在兔主动脉中放置两个血流导向装置(FD),每个由72根铬钴编织丝组成。(c)CT显示肾动脉和腰动脉均被FD覆盖。(d)3个月的随访血管造影显示腰动脉和肾动脉通畅,无任何血流停滞。(e,f)由FD覆盖腰动脉的SEM。

特拉维夫,研发部门位于佛罗里达州的米拉马尔市。该公司的重点是开发下一代的FD技术,即基于导丝传送系统的钴铬金属材质编织网管状支架。Surpass神经内植入物(NEG)系统的设计适用对象为:因位置、形态或其他危险因素而无法行外科手术干预或标准EVT治疗的大型或巨大宽颈动脉瘤或梭形动脉瘤。研究发现,以NEG命名的支架系列为了适应局部血流状况,其设计直径为2.5~5.3mm,钴铬编织丝数量为48~96根。2009年,海德堡大学完成了该类支架的首例患者应用。手术中发现,该类支架植入动脉瘤后可按预期持续、稳定的改变血流方向[68,69]。2010年,在临床前和临床诊断中,Surpass血流导向装置在欧盟获得CE标志,这些结果显示出总体产品的安全性和有效性。2012年,Stryker(Kalamazoo,MI)收购Surpass医疗有限公司。2016年,一项关键设备临床试验豁免(IDE)的临床研究——SCENT研究(Surpass颅内动脉瘤栓塞系统关键试验治疗大型或巨大型宽颈动脉瘤)在美国完成。但截至成稿时,尚未获得美国食品药品监督管理局(FDA)的批准。

基于PITA及PUFS研究中PED进行的复杂性、安全性和有效性试验,神经血管领域的其他医疗设备制造商开始研发自己的FD[67,70]。Silk血流导向装置(Balt Extrusion,Montmorency,France)由48根镍-钛丝(镍钛)和2根35μm不透射线的铂金标记丝编织而成。该装置是一种编织网状支架,两端带有向外扩展的喇叭口,目标血管金属覆盖率为35%~55%,孔径为110~250μm。Silk血流导向装置包括一个自膨式FD、一套输送系统,以及一个加固导管。输送过程类似于其他自膨式FD,并且能够在高达90%释放的状态下重新回收。2009年,Silk血流导向装置首次在患者中应用[71-73]。

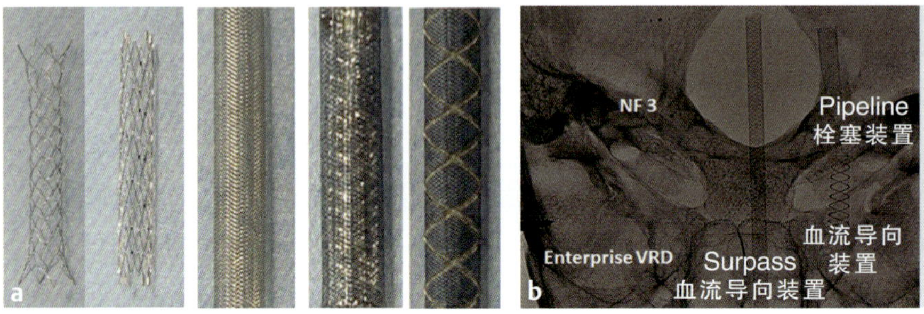


图1.13 (a)用于临床的支架和血流导向装置。(b)与植入物对应的放射图。

Silk血流导向装置随后在欧洲获得CE标志，但目前在美国没有获得商业使用许可。

血流重定向腔内装置（FRED）是一个更新的FD。FRED为双层结构设计，由低孔隙率内层和高孔隙率外层组成，并通过微导管进行放置[74]。2012年用于治疗第1例患者[75]。目前，一项关键的IDE临床研究正在进行中。

p64（Phenox，Bochum，德国）是一种由64根镍钛丝组成的编织管状支架。为了在X线下可见，编织轴上缠绕有两根螺旋铂金丝。支架的64根镍钛丝在近端分成8束。每束的末端都带有一个0.5mm长的不透射线标记。方法是将这8束嵌入输送杆末端的固定槽内[76]。

DERIVO（Acandis，Pforzheim，德国）的网丝由镍钛合金制成，其内有铂金内芯，以提高在射线下的可见度。该装置尺寸多样，直径为3.5~6.0mm，长度为15~50mm（Acandis GmbH & Co. KG，Pforzheim，Germany），可治疗直径为2.5~6.0mm的血管[77]。

Tubridge（中国上海微创医疗公司）是一种自膨式编织式管状支架，类似于Silk支架。直径和长度范围分别为2.5~6.5mm和12~45mm。较大的Tubridge由62根镍钛微导丝和2根铂铱不透射线微导丝组成，而小的Tubridge（3.5mm）则由46根镍钛微导丝和2根铂铱不透射线微导丝组成。

BRAVO（Codman Neurovascular，Raynham，MA）是一种网丝计数不固定的编织状植入物，用于保证最佳的贴壁性。它由镍钛合金丝和不透射线的铂丝制成。该装置的每一头都有激光雕刻的镍钛自膨胀环，用于瞬间开启和精确释放。目前，其还没有临床应用的报道。

## 1.5 结论

在20世纪90年代早期，有报道将FD对动脉瘤血流的改变进行了初步的实验观察和描述，使用创新的体内和体外血流动力实验对管状植入物进行改进，导致血流导向装置（FD）应运而生。自2005年以来，多个医疗设备制造商已经研发出多种FD，目前正处于不同的临床评估阶段。多中心数据继续证明，FD治疗大型宽颈颅内动脉瘤（IA）是有效的。尽管研究报道动脉瘤的渐进性闭塞和治愈率较为可观，但是仍然需要长期的随访研究。FD治疗代表了脑动脉瘤治疗方式发生重要转变，它能够对病变的血管段进行重塑，并将动脉瘤隔离在血液循环之外。

## 参考文献


[1] Molyneux A, Kerr R, Stratton I, et al. International Subarachnoid Aneurysm Trial (ISAT) Collaborative Group. International Subarachnoid Aneurysm Trial (ISAT) of neurosurgical clipping versus endovascular coiling in 2143 patients with ruptured intracranial aneurysms: a randomised trial. Lancet. 2002; 360 (9342):1267–1274

[2] Sluzewski M, van Rooij WJ, Slob MJ, Bescós JO, Slump CH, Wijnalda D. Relation between aneurysm volume, packing, and compaction in 145 cerebral aneurysms treated with coils. Radiology. 2004; 231(3):653–658

[3] Alshekhlee A, Mehta S, Edgell RC, et al. Hospital mortality and complications of electively clipped or coiled unruptured intracranial aneurysm. Stroke. 2010; 41(7):1471–1476

[4] Gallas S, Pasco A, Cottier J-P, et al. A multicenter study of 705 ruptured intracranial aneurysms treated with Guglielmi detachable coils. AJNR Am J Neuroradiol. 2005; 26(7):1723–1731

[5] Murayama Y, Nien YL, Duckwiler G, et al. Guglielmi detachable coil embolization of cerebral aneurysms: 11 years' experience. J Neurosurg. 2003; 98 (5):959–966

[6] Wakhloo AK, Gounis MJ, Sandhu JS, Akkawi N, Schenck AE, Linfante I. Complex-shaped platinum coils for brain aneurysms: higher packing density, improved biomechanical stability, and midterm angiographic outcome. AJNR Am J Neuroradiol. 2007; 28(7):1395–1400

[7] Raymond J, Guilbert F, Weill A, et al. Long-term angiographic recurrences after selective endovascular treatment of aneurysms with detachable coils. Stroke. 2003; 34(6):1398–1403

[8] Cha KS, Balaras E, Lieber BB, Sadasivan C, Wakhloo AK. Modeling the interaction of coils with the local blood flow after coil embolization of intracranial aneurysms. J Biomech Eng. 2007; 129(6):873–879

[9] Pierot L, Wakhloo AK. Endovascular treatment of intracranial aneurysms: current status. Stroke. 2013; 44(7):2046–2054

[10] Bendok BR, Parkinson RJ, Hage ZA, Adel JG, Gounis MJ. The effect of vascular reconstruction device-assisted coiling on packing density, effective neck coverage, and angiographic outcome: an in vitro study. Neurosurgery. 2007; 61 (4):835–840, discussion 840–841

[11] Moret J, Cognard C, Weill A, Castaings L, Rey A. Reconstruction technic in the treatment of wide-neck intracranial aneurysms. Long-term angiographic and clinical results. Apropos of 56 cases [in French]. J Neuroradiol. 1997; 24 (1):30–44

[12] Pierot L, Spelle L, Leclerc X, Cognard C, Bonafé A, Moret J. Endovascular treatment of unruptured intracranial aneurysms: comparison of safety of remodeling technique and standard treatment with coils. Radiology. 2009; 251 (3):846–855

[13] Pierot L, Cognard C, Anxionnat R, Ricolfi F, CLARITY Investigators. Remodeling technique for endovascular treatment of ruptured intracranial aneurysms had a higher rate of adequate postoperative occlusion than did conventional coil embolization with comparable safety. Radiology. 2011; 258(2):546–553

[14] Sluzewski M, van Rooij WJ, Beute GN, Nijssen PC. Balloon-assisted coil embolization of intracranial aneurysms: incidence, complications, and angiography results. J Neurosurg. 2006; 105(3):396–399

[15] Shapiro M, Babb J, Becske T, Nelson PK. Safety and efficacy of adjunctive balloon remodeling during endovascular treatment of intracranial aneurysms: a literature review. AJNR Am J Neuroradiol. 2008; 29(9):1777–1781

[16] Akpek S, Arat A, Morsi H, Klucznick RP, Strother CM, Mawad ME. Self-expandable stent-assisted coiling of wide-necked intracranial aneurysms: a single-center experience. AJNR Am J Neuroradiol. 2005; 26(5):1223–1231

[17] Biondi A, Janardhan V, Katz JM, Salvaggio K, Riina HA, Gobin YP. Neuroform stent-assisted coil embolization of wide-neck intracranial aneurysms: strategies in stent deployment and midterm follow-up. Neurosurgery. 2007; 61 (3):460–468, discussion 468–469
[18] Fiorella D, Albuquerque FC, Deshmukh VR, McDougall CG. Usefulness of the Neuroform stent for the treatment of cerebral aneurysms: results at initial (3–6-mo) follow-up. Neurosurgery. 2005; 56(6):1191–1201, discussion 1201–1202
[19] Mocco J, Snyder KV, Albuquerque FC, et al. Treatment of intracranial aneurysms with the Enterprise stent: a multicenter registry. J Neurosurg. 2009; 110(1):35–39
[20] Piotin M, Blanc R, Spelle L, et al. Stent-assisted coiling of intracranial aneurysms: clinical and angiographic results in 216 consecutive aneurysms. Stroke. 2010; 41(1):110–115
[21] Serbinenko FA. Balloon catheterization and occlusion of major cerebral vessels. J Neurosurg. 1974; 41(2):125–145
[22] Debrun G, Lacour P, Caron JP, et al. Experimental approach to the treatment of carotid cavernous fistulas with an inflatable and isolated balloon. Neuroradiology. 1975; 9(1):9–12
[23] Debrun G, Fox A, Drake C, Peerless S, Girvin J, Ferguson G. Giant unclippable aneurysms: treatment with detachable balloons. AJNR Am J Neuroradiol. 1981; 2(2):167–173
[24] Debrun G, Lacour P, Caron JP, Hurth M, Comoy J, Keravel Y. Inflatable and released balloon technique experimentation in dog – application in man. Neuroradiology. 1975; 9(5):267–271
[25] Berenstein A, Ransohoff J, Kupersmith M, Flamm E, Graeb D. Transvascular treatment of giant aneurysms of the cavernous carotid and vertebral arteries. Functional investigation and embolization. Surg Neurol. 1984; 21(1):3–12
[26] Higashida RT, Halbach VV, Hieshima GB, Weinstein PR, Hoyt WF. Treatment of a giant carotid ophthalmic artery aneurysm by intravascular balloon embolization therapy. Surg Neurol. 1988; 30(5):382–386
[27] Higashida RT, Halbach VV, Barnwell SL, et al. Treatment of intracranial aneurysms with preservation of the parent vessel: results of percutaneous balloon embolization in 84 patients. AJNR Am J Neuroradiol. 1990; 11(4):633–640
[28] Hieshima GB, Grinnell VS, Mehringer CM. A detachable balloon for therapeutic transcatheter occlusions. Radiology. 1981; 138(1):227–228
[29] Moret J, Boulin A, Mawad M, et al. Endovascular treatment of berry aneurysms by endosaccular balloon occlusion. Neuroradiology. 1991; 33-S:135–S136
[30] Moret J, Cognard C, Weill A, Castaings L, Rey A. The "remodelling technique" in the treatment of wide neck intracranial aneurysms: angiographic results and clinical follow-up in 56 cases. Interv Neuroradiol. 1997; 3(1):21–35
[31] Byrne JV. Endovascular Treatment of Intracranial Aneurysms. Berlin: Springer; 1998
[32] Matsumoto AH, Teitelbaum GP, Barth KH, Carvlin MJ, Savin MA, Strecker EP. Tantalum vascular stents: in vivo evaluation with MR imaging. Radiology. 1989; 170(3, Pt 1):753–755
[33] Strecker EP, Liermann D, Barth KH, et al. Expandable tubular stents for treatment of arterial occlusive diseases: experimental and clinical results. Work in progress. Radiology. 1990; 175(1):97–102
[34] Wakhloo AK, Schellhammer F, de Vries J, Haberstroh J, Schumacher M. Self-expanding and balloon-expandable stents in the treatment of carotid aneurysms: an experimental study in a canine model. AJNR Am J Neuroradiol. 1994; 15(3):493–502
[35] Geremia G, Haklin M, Brennecke L. Embolization of experimentally created aneurysms with intravascular stent devices. AJNR Am J Neuroradiol. 1994; 15 (7):1223–1231
[36] Wakhloo AK, Shellhammer F,, De Vries J, et al. Coated and Non-Coated Stents for Vessel Reconstruction and Treatment of Aneurysms and AV-Fistulas: An Experimental Study. XVIIIth Congress of the European Society of Neuroradiology. Stockholm, Sweden; 1992
[37] Varsos V, Heros RC, DeBrun G, Zervas NT. Construction of experimental "giant" aneurysms. Surg Neurol. 1984; 22(1):17–20
[38] Turjman F, Acevedo G, Moll T, Duquesnel J, Eloy R, Sindou M. Treatment of experimental carotid aneurysms by endoprosthesis implantation: preliminary report. Neurol Res. 1993; 15(3):181–184
[39] Turjman F, Massoud TF, Ji C, Guglielmi G, Viñuela F, Robert J. Combined stent implantation and endosaccular coil placement for treatment of experimental wide-necked aneurysms: a feasibility study in swine. AJNR Am J Neuroradiol. 1994; 15(6):1087–1090
[40] Perktold K, Gruber K, Kenner T, Florian H. Calculation of pulsatile flow and particle paths in an aneurysm-model. Basic Res Cardiol. 1984; 79 (3):253–261
[41] Steiger HJ, Poll A, Liepsch D, Reulen H-J. Basic flow structure in saccular aneurysms: a flow visualization study. Heart Vessels. 1987; 3(2):55–65
[42] Graves VB, Strother CM, Partington CR, Rappe A. Flow dynamics of lateral carotid artery aneurysms and their effects on coils and balloons: an experimental study in dogs. AJNR Am J Neuroradiol. 1992; 13(1):189–196
[43] Wakhloo AK, Tio FO, Lieber BB, Schellhammer F, Graf M, Hopkins LN. Self-expanding nitinol stents in canine vertebral arteries: hemodynamics and tissue response. AJNR Am J Neuroradiol. 1995; 16(5):1043–1051
[44] Kallmes DF, Ding YH, Dai D, Kadirvel R, Lewis DA, Cloft HJ. A new endoluminal, flow-disrupting device for treatment of saccular aneurysms. Stroke. 2007; 38(8):2346–2352
[45] Sadasivan C, Cesar L, Seong J, et al. An original flow diversion device for the treatment of intracranial aneurysms: evaluation in the rabbit elastase-induced model. Stroke. 2009; 40(3):952–958
[46] Lieber BB, Sadasivan C. Endoluminal scaffolds for vascular reconstruction and exclusion of aneurysms from the cerebral circulation. Stroke. 2010; 41(10) Suppl:S21–S25
[47] Lieber BB, Gounis MJ. The physics of endoluminal stenting in the treatment of cerebrovascular aneurysms. Neurol Res. 2002; 24 Suppl 1:S33–S42
[48] Tähtinen OI, Vanninen RL, Manninen HI, et al. Wide-necked intracranial aneurysms: treatment with stent-assisted coil embolization during acute (<72 hours) subarachnoid hemorrhage–experience in 61 consecutive patients. Radiology. 2009; 253(1):199–208
[49] Aenis M, Stancampiano AP, Wakhloo AK, Lieber BB. Modeling of flow in a straight stented and nonstented side wall aneurysm model. J Biomech Eng. 1997; 119(2):206–212
[50] Lieber BB, Stancampiano AP, Wakhloo AK. Alteration of hemodynamics in aneurysm models by stenting: influence of stent porosity. Ann Biomed Eng. 1997; 25(3):460–469
[51] Lieber BB, Livescu V, Hopkins LN, Wakhloo AK. Particle image velocimetry assessment of stent design influence on intra-aneurysmal flow. Amm Biomed Eng. 2002; 30(6):768–777
[52] Lieber BB, Livescu V, Hopkins LN, Wakhloo AK. Particle image velocimetry assessment of stent design influence on intra-aneurysmal flow. Ann Biomed Eng. 2002; 30(6):768–777
[53] Lieber BB, Sadasivan C, Gounis MJ, Seong J, Miskolczi L, Wakhloo AK. Functional angiography. Crit Rev Biomed Eng. 2005; 33(1):1–102
[54] Sadasivan C, Cesar L, Seong J, Wakhloo AK, Lieber BB. Treatment of rabbit elastase-induced aneurysm models by flow diverters: development of quantifiable indexes of device performance using digital subtraction angiography. IEEE Trans Med Imaging. 2009; 28(7):1117–1125
[55] Raymond J, Darsaut TE, Makoyeva A, Bing F, Salazkin I. Endovascular treatment with flow diverters may fail to occlude experimental bifurcation aneurysms. Neuroradiology. 2013; 55(11):1355–1363
[56] Kallmes DF, Ding YH, Dai D, Kadirvel R, Lewis DA, Cloft HJ. A second-generation, endoluminal, flow-disrupting device for treatment of saccular aneurysms. AJNR Am J Neuroradiol. 2009; 30(6):1153–1158
[57] Marosfoi M, Langan ET, Strittmatter L, et al. In situ tissue engineering: endothelial growth patterns as a function of flow diverter design. J Neurointerv Surg. 2016:neurintsurg-2016-012669
[58] Ionita CN, Natarajan SK, Wang W, et al. Evaluation of a second-generation self-expanding variable-porosity flow diverter in a rabbit elastase aneurysm model. AJNR Am J Neuroradiol. 2011; 32(8):1399–1407
[59] Ding Y, Dai D, Kallmes DF, et al. Preclinical testing of a novel thin film nitinol flow-diversion stent in a rabbit elastase aneurysm model. AJNR Am J Neuroradiol. 2016; 37(3):497–501
[60] Higashida RT, Smith W, Gress D, et al. Intravascular stent and endovascular coil placement for a ruptured fusiform aneurysm of the basilar artery. Case report and review of the literature. J Neurosurg. 1997; 87(6):944–949
[61] Lylyk P, Ceratto R, Hurvitz D, Basso A. Treatment of a vertebral dissecting aneurysm with stents and coils: technical case report. Neurosurgery. 1998; 43(2):385–388
[62] Sekhon LH, Morgan MK, Sorby W, Grinnell V. Combined endovascular stent implantation and endosaccular coil placement for the treatment of a wide-necked vertebral artery aneurysm: technical case report. Neurosurgery. 1998; 43(2):380–383, discussion 384
[63] Mericle RA, Lanzino G, Wakhloo AK, Guterman LR, Hopkins LN. Stenting and secondary coiling of intracranial internal carotid artery aneurysm: technical case report. Neurosurgery. 1998; 43(5):1229–1234
[64] Lanzino G, Wakhloo AK, Fessler RD, Hartney ML, Guterman LR, Hopkins LN. Efficacy and current limitations of intravascular stents for intracranial internal carotid, vertebral, and basilar artery aneurysms. J Neurosurg. 1999; 91 (4):538–546

[65] Henkes H, Bose A, Felber S, Miloslavski E, Berg-Dammer E, Kühne D. Endovascular coil occlusion of intracranial aneurysms assisted by a novel self-expandable nitinol microstent (neuroform). Interv Neuroradiol. 2002; 8(2):107–119
[66] Wakhloo AK, Lanzino G, Lieber BB, Hopkins LN. Stents for intracranial aneurysms: the beginning of a new endovascular era? Neurosurgery. 1998; 43 (2):377–379
[67] Becske T, Kallmes DF, Saatci I, et al. Pipeline for uncoilable or failed aneurysms: results from a multicenter clinical trial. Radiology. 2013; 267 (3):858–868
[68] De Vries J, Boogaarts J, Van Norden A, Wakhloo AK. New generation of Flow Diverter (surpass) for unruptured intracranial aneurysms: a prospective single-center study in 37 patients. Stroke. 2013; 44(6):1567–1577
[69] Wakhloo AK, Lylyk P, de Vries J, et al. Surpass Study Group. Surpass flow diverter in the treatment of intracranial aneurysms: a prospective multicenter study. AJNR Am J Neuroradiol. 2015; 36(1):98–107
[70] Nelson PK, Lylyk P, Szikora I, Wetzel SG, Wanke I, Fiorella D. The pipeline embolization device for the intracranial treatment of aneurysms trial. AJNR Am J Neuroradiol. 2011; 32(1):34–40
[71] Kulcsár Z, Ernemann U, Wetzel SG, et al. High-profile flow diverter (silk) implantation in the basilar artery: efficacy in the treatment of aneurysms and the role of the perforators. Stroke. 2010; 41(8):1690–1696
[72] Lubicz B, Collignon L, Raphaeli G, et al. Flow-diverter stent for the endovascular treatment of intracranial aneurysms: a prospective study in 29 patients with 34 aneurysms. Stroke. 2010; 41(10):2247–2253
[73] Byrne JV, Beltechi R, Yarnold JA, Birks J, Kamran M. Early experience in the treatment of intra-cranial aneurysms by endovascular flow diversion: a multicentre prospective study. PLoS One. 2010; 5(9):5
[74] Möhlenbruch MA, Herweh C, Jestaedt L, et al. The FRED flow-diverter stent for intracranial aneurysms: clinical study to assess safety and efficacy. AJNR Am J Neuroradiol. 2015; 36(6):1155–1161
[75] Poncyljusz W, Sagan L, Safranow K, Rać M. Initial experience with implantation of novel dual layer flow-diverter device FRED. Wideochir Inne Tech Malo Inwazyjne. 2013; 8(3):258–264
[76] Fischer S, Aguilar-Pérez M, Henkes E, et al. Initial experience with p64: a novel mechanically detachable flow diverter for the treatment of intracranial saccular sidewall aneurysms. AJNR Am J Neuroradiol. 2015; 36 (11):2082–2089
[77] Akgul E, Onan HB, Akpinar S, Balli HT, Aksungur EH. The DERIVO embolization device in the treatment of intracranial aneurysms: short- and mid-term results. World Neurosurg. 2016; 95:229–240
[78] Zhou Y, Yang PF, Fang YB, et al. A novel flow-diverting device (Tubridge) for the treatment of 28 large or giant intracranial aneurysms: a single-center experience. AJNR Am J Neuroradiol. 2014; 35(12):2326–2333
[79] Marosfoi M, Langan E, King R, et al. E-005 aneurysm treatment with a new generation flow diverter. J Neurointerv Surg. 2016; 8(Suppl 1):A47

# 第 2 章

# 血流导向的理论基础

*David Fiorella*

**摘要**

血流导向装置可机械性改变动脉瘤内血流流入和流出状态，并诱导动脉瘤内血栓形成和血管内皮过度生长，最终使载瘤动脉解剖学重建。这个过程主要受植入的血流导向装置物理性质、载瘤动脉-动脉瘤复合体几何学特征以及凝血系统功能状态等因素交互作用影响。我们对现有的数据进行了分析，以供临床实践参考。

**关键词**：动脉瘤；血流导向；孔隙密度；孔隙率；血栓形成

## 2.1 简介

血流导向装置是在颅内动脉瘤部位放入的精细的网状支架。之所以如此命名，多因为其主要功能是将血液从动脉瘤转向到载瘤动脉（严格地说，即减少动脉瘤的流入和流出血流）。动脉瘤血流导向理论治疗颅内动脉瘤的机制为：①动脉瘤颈部的细网状孔隙可以减少动脉瘤内的血流；②缓慢的血流促进了动脉瘤内血栓形成；③瘤颈处细网筛表面动脉内膜新生；④基于伤口愈合机制，血栓性动脉瘤被机体重新吸收，其最终结果是将病变的血管恢复到正常生理状态。这些机制见图 2.1。虽然这样列举相对简单，但需要指出的是，所涉及的各种过程在实际中的相互作用却相当复杂。本章简要概述了血流导向装置的治疗机制。

## 2.2 网状结构装置

血流导向装置的网状结构对功能至关重要，因此，血流导向装置的网孔至少要比支架细小得多（图 2.2a）。由于该装置在动脉瘤颈部类似于一个多孔网筛，所以这种多孔介质的特性由网状结构限定。涉及多孔介质研究的领域较多，如地质、石油工程、陶瓷、混凝土和纺织等。总体来说，这些领域通过介质的两种基本特性——孔隙密度和网孔连接来评估支架整体的通透性[1-3]。而通透性虽然受测量的孔隙密度影响，但也并不是只依赖于这个变量[3]。对于血流导向装置而言，影响装置的通透性（或者说治疗效果）的是孔隙率（porosity）和孔隙密度（pore density）。孔隙率是无金属的表面面积（即总表面积-金属表面面积）与总表面积的百分比，也被称为金属覆盖率（即金属表面面积与总表面积的比值）。孔隙密度是每单位表面积的孔隙数目。血流导向装置采用的是编织工艺（将多个金属线螺旋形缠绕成管状结构），这种网状结构可改变的变量，包括直径、网丝直径和网丝之间形成的角度（称为编织角）。装置的标准孔隙率和孔隙密度可以通过这些变量用数字化表达。

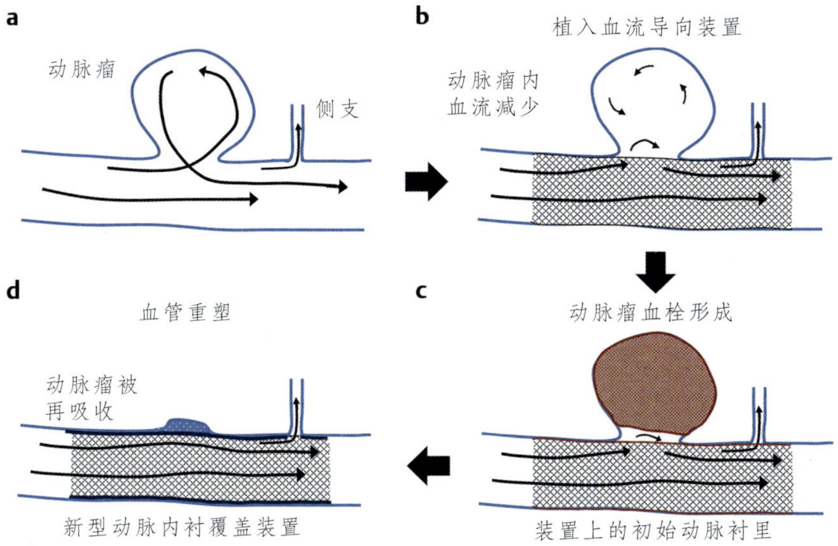


**图 2.1**　使用血流导向装置治疗动脉瘤的治疗机制简化示意图。动脉瘤(a)通过植入血流导向装置进行治疗,血流导向装置可减少动脉瘤内血流(b),从而在数小时至数天内促进动脉瘤内血栓形成;与此同时,一种新的动脉内膜,称为新生内膜,开始在装置上生长(c)。在数周至数月期间,血管通过再吸收动脉瘤以及装置内新生内膜覆盖来重塑自身。虽然动脉瘤实质上变成了一个"麻木"的血栓,但自然压力梯度可维持被覆盖的侧支血管的血液流动(d)。

通过这些数字,可以模拟绘制血流导向装置在不同直径的血管释放的孔隙率和孔隙密度的理论变化(图 2.2b)。编织工艺保证了网丝之间能够相互滑动。因此,当装置内径大于血管直径时,可在动脉内纵向拉伸形变;反之亦然,当纵向压缩时,直径会扩张(这是血流导向装置应用过程中较为常见的技术)。虽然这一特征保证了编织支架在不同直径的脑血管中的贴壁性,但载瘤动脉直径、血管弯曲率、动脉瘤颈部形态仍会影响装置在动脉瘤颈部的通透性(图 2.2c)。正如图中所示,对于绝大多数编织状血流导向装置来说,尺寸过大可能导致孔隙率和孔隙密度产生 20%~25%(相对于设计的值)的变化。这种变化对动脉瘤治疗效果还不清楚,但初步研究表明[4],孔隙率只有 3%的绝对差(约 12%相对差)可能导致动脉瘤预后出现差异。当编织角为 90°时,效率最低(孔隙率最大和孔隙密度最低)。反之,通过纵向压缩或径向扩张,导致装置孔隙率及网孔密度增加。

## 2.3 动脉瘤内血流改变

血流导向装置植入后动脉瘤内血流动力学改变的细节主要来自体外研究和数值研究[5-11]。在未经治疗的理想化侧壁动脉瘤中,传统血流动力学理论观点认为,载瘤动脉内血流由层流状态改变,不断撞击动

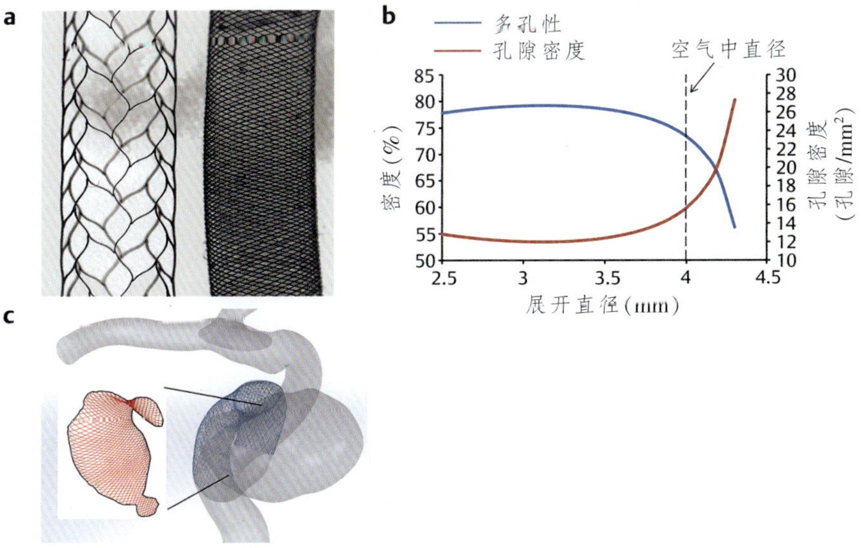


**图 2.2**　(a)血流导向装置(Pipeline,右)和颅内支架(Enterprise,左)的不同的网状结构导致装置的功能差异。(b)"典型"血流导向装置展开后,孔隙率和孔隙密度可变:具有 48 根直径约为 30μm 的金属丝,直径 4mm(虚线),孔隙率大约为 70%。这些曲线是编织状血流导向支架的特征。(c)跨越海绵窦动脉瘤的血流导向装置数值模拟显示,孔隙结构在动脉瘤颈部可发生改变(插图中的黑色边界代表动脉瘤颈部)。

脉瘤颈部远端，并沿着远端壁到动脉瘤顶部，然后沿着动脉瘤颈部近端离开（图 2.3a），并在动脉瘤内形成了旋涡，其与载瘤动脉血流方向相反。考虑到动脉瘤有几何形态的复杂性和变异性，这种血流模式可以随着载瘤动脉血流搏动强度、动脉瘤几何形状和其载瘤动脉内血流方向，以及在动脉瘤颈部附近的分支血管情况变化而变化。例如，动脉瘤中心内可能会出现旋涡（与心脏循环有关），并短暂地进入载瘤动脉[5,6]，或者血流在进入动脉瘤后，可能分别形成顺时针和逆时针的血流[7,12]。根据数值模拟研究，动脉瘤内峰值流速为载瘤动脉的 10%~150%，动脉瘤内血管壁平均剪切力（沿血管壁血流所产生的单位面积剪切力）可为（10~220）X$10^{-5}$N/$cm^2$[13]。

在动脉瘤颈部放置血流导向装置打破了血流流入和流出的模式。动脉瘤内的血流（最理想的状态下）被限制在动脉瘤颈部（图 2.3a，Pipeline 装置），并且通常和载瘤动脉内血流方向一致，即沿着动脉瘤颈部近端进入，远端离开[5,7,14,15]。目前，大部分血流研究的样本量较小，因为动脉瘤内血流导向研究需要包括数字化模拟血流相关的设备。在动脉瘤内血流动力学参数中，最常见的参数是血流速度或其衍生参数[流入速度、平均速度、最大速度、动能（与速度平方成正比）、涡量和水动力学循环（旋转速度/涡流速度）]；另一个常见的参数是血管壁剪切力，其反映流速梯度和黏性。汇总 20 个理想化、活体患者的动脉瘤血流研究数据（87 例患者，1/2 的患者主要来自两项研究[10,11]），发现血流转向效应存在个体差异。在理想、简化的血管侧壁动脉瘤中，血流转向效应可减少血流流动活性的 75%~95%[7,16-19]；在简化的分叉型动脉瘤中，可减少血

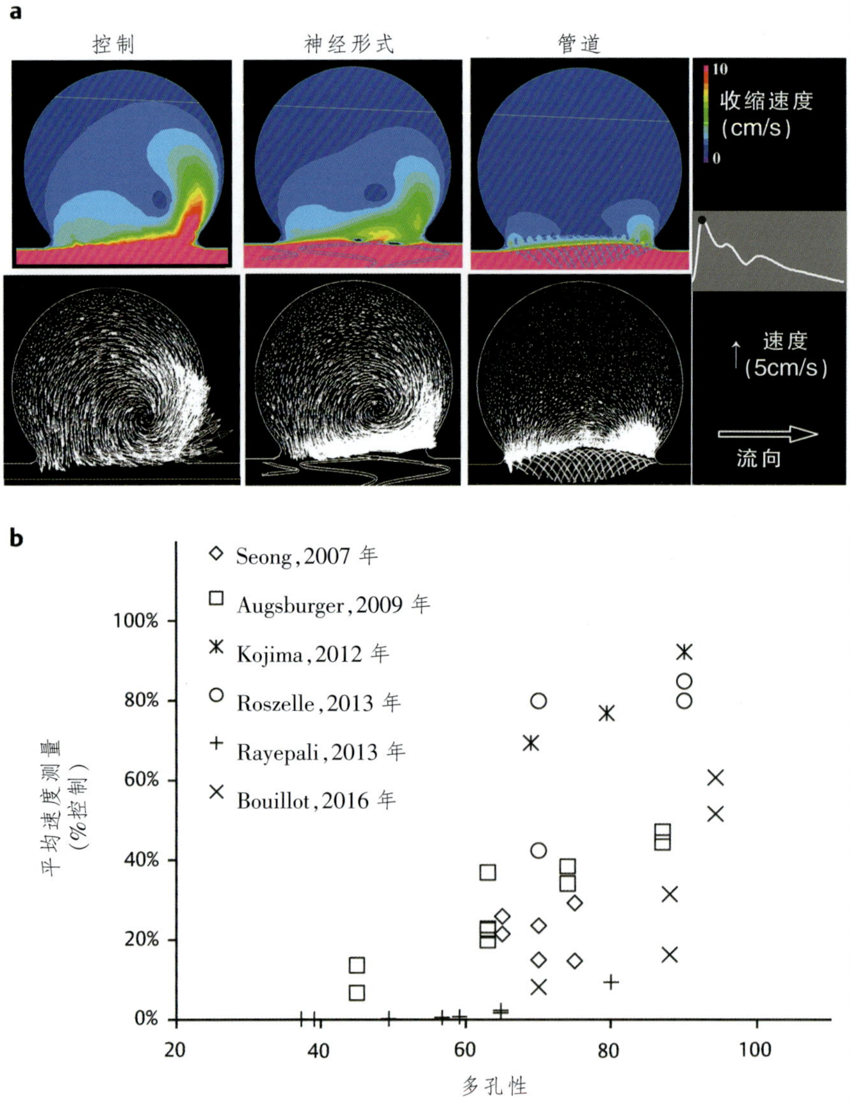


图 2.3 (a)简化侧壁动脉瘤收缩期动脉瘤内血流的流体动力学计算结果（上方为流速图，下方为流线图）。在未放置支架（对照）情况下，血流进入远端颈部并在动脉瘤内形成涡流。在高孔隙率支架（Neuroform）和低孔隙率支架（Pipeline）植入后，血流活动逐渐减少。(b)少数文献报道测量的平均流速（占未放置支架的百分比）。孔隙率降低会降低血流活动；图下部的数据来自侧壁形态动脉瘤，而上部的数据则来自分叉型动脉瘤。

流活动的 20%~40%[16,20]；在体内动脉瘤模型中，可减少血流活动大约为 60%[21,22]。在临床病例中，可减少分叉部动脉瘤内血流活动为 20%~30%，减少侧壁动脉瘤血流活动为 80%~90%，两者平均减少血流活动为 50%~60%[9,10,11,23–30]。

要准确了解动脉瘤内血流的细节并模拟现实，除了这类实验或计算模拟的方式，还可以分析血管内治疗时动脉瘤内造影剂流动的图像[31–34]。这些研究还发现，在血流导向装置治疗之后造影剂滞留显著增加，这主要是由于装置放置后的血液流动缓慢和动脉瘤内的血液黏度增加，尤其是在动脉瘤顶部附近。而血液是非牛顿流体，它的黏度随剪切速率（单位距离内流速梯度或流速改变速率）的降低而增加[35]。在一个简化的几何模型中，非牛顿液体的力学模拟研究表明，与非支架治疗的患者相比，超过一半的动脉瘤腔内的血液黏度增加了 3 倍。此外，另一个值得注意的现象是，动脉瘤内的压力基本没有因为血流导向装置的植入而改变。

### 2.3.1 孔隙结构的作用

血流导向装置的孔隙结构是导致动脉瘤内血流发生变化的关键。在过去的 20 年里，大量研究已证明降低支架孔隙率可以显著减少动脉瘤内血流[6,7,16,18,20,27,38,39]。数值模拟结果显示（图 2.3），在简化的侧壁动脉瘤模型中，使用孔隙率较低的装置后，动脉瘤内的血流受抑制；在放置孔隙率较高的支架后（Neuroform），涡流（和流速大小）略有减少，但在放置血流导向装置（Pipeline）后，涡流却有明显减少。图 2.3b 显示了孔隙率对动脉瘤血流活动影响的一些研究结果。尽管降低孔隙可明显减少血流活动，但根据动脉瘤的几何形状、载瘤动脉–动脉瘤复合体的不同，动脉瘤内血流减少程度也会不同。孔隙率相同的血流导向支架可以导致侧壁动脉瘤和（或）低流量动脉瘤内血流停滞，而对于分叉部动脉瘤和（或）高流量动脉瘤，血流减少不明显。在保持支架孔隙率不变时，增加支架网孔密度也可减少动脉瘤内血流[7,14,39–41]。同样，实验结果差异较大。到目前为止，对这些简化的几何模型研究表明，网孔密度每增加 1 倍（孔隙率恒定）就会导致血流活动减少 20%~150%。

目前还不清楚是否存在一个“通用”孔隙率或孔隙密度阈值，能够保证所有动脉瘤完全闭塞。但 1 年随访所见动脉瘤闭塞率相当高（90%），因此，目前多认为当前使用的网状支架孔隙率和孔隙密度几乎都在正确的阈值范围内。值得注意的是，任何关于孔隙率最小化和（或）孔隙密度最大的理论都需要考虑一些实际情况，如动脉内金属支架导致支架内血栓形成，支架的硬度增加导致通过弯曲血管较为困难，以及穿支血管被覆盖导致穿支血管闭塞。如图 2.1 所示，使用血流导向装置后，维持穿支血管血流的正常生理压力梯度降低，穿支血管梗死发生率约为 3%[42]。此结论也得到了评估侧支血管血流等研究的证实[17,43–45]。血流导向装置最大可减少分支血管平均血流量约为 20%。

虽然理论上在动脉瘤颈部纵向压缩血流导向支架可以改善血流转向效果，但在支架放置过程中还需考虑一些问题。一般来说，覆盖动脉瘤颈部的孔隙结构均匀分布时可最有效地实现血流转向效果。而现实中孔隙结构可能存在显著差异，导致血流优先通过更松散的孔隙进入动脉瘤，并有可能产生不利的效果。最糟糕的情况是，当在动脉瘤颈部装置放置不当时，就会产生一种“喷射”式血流，沿着设备和血管壁之间的缝隙进入动脉瘤[10,39]。尽管此现象多发生于支架[20]，但当血流导向装置放置于血管弯曲外侧时，可导致孔隙开放，增加动脉瘤内血流活动。同样，当装置在动脉瘤中膨胀时，也会发生类似的情况，即支架的网孔打开并增加动脉瘤内血流活动[47]，抵消所有的治疗效果。

### 2.3.2 预测动脉瘤闭塞

所有这些研究的主要目的是，测量动脉瘤内部血流变化，从而得出血流相关的参数，然后通过这些参数预测血流导向治疗后动脉瘤远期闭塞。这样的研究一旦成功，将有助于在治疗前选择最佳的治疗装置，并且可以在手术过程中通过评估血流导向装置的有效性来调节治疗。例如，图 2.4 显示了两个右侧颈动脉瘤血流导向装置治疗后出现的血流改变。在 6 个月随访时，瘤内血流动能（KE）减少 99%的动脉瘤，动脉瘤完全闭塞；另一个瘤内血流动能减少 52%的动脉瘤，动脉瘤仍然有少量残留。虽然样本均较小，但在活体[21,22,31,48]及临床研究中[10,23,49–51]发现，放置血流导向装置后，对于仍然通畅的动脉瘤和已经闭塞的动脉瘤，动脉瘤内血流活动的减少明显不同。不幸的是，在一些可通用的标准变量确定之前，每个研究都自行定义

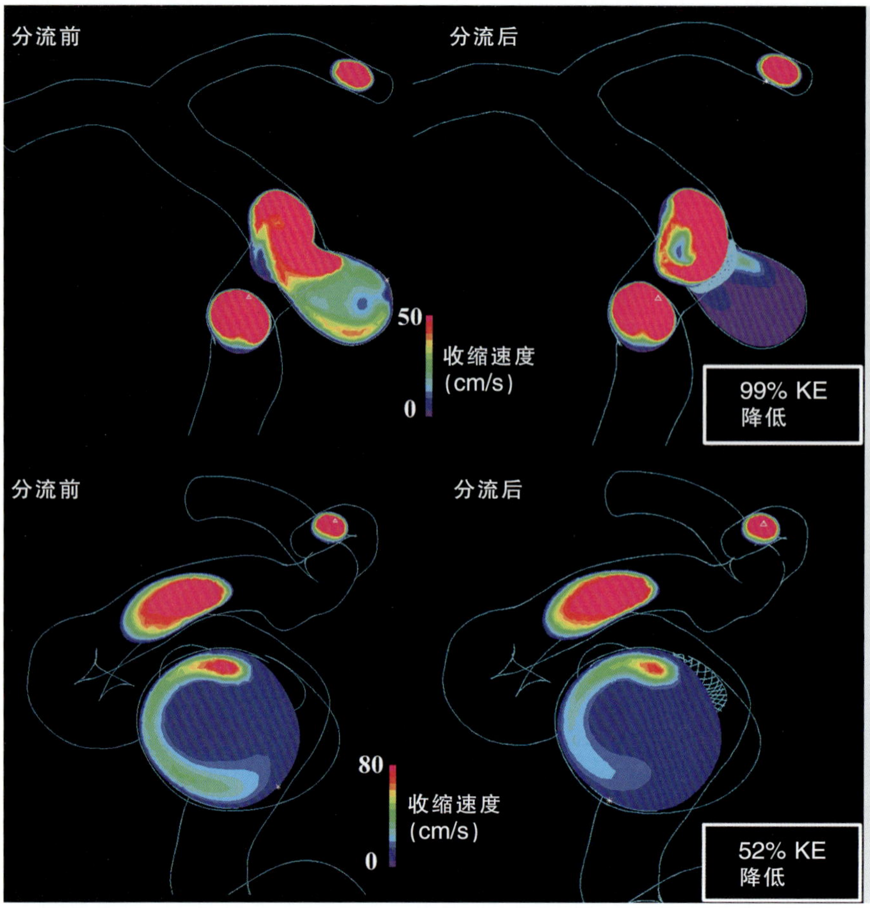


图 2.4 血流导向装置治疗前后，右侧颈动脉垂体上动脉(上排)和右侧颈动脉海绵窦(下排)动脉瘤的收缩期流速。注意每个动脉瘤内的平均动能(KE)都有所降低。

描述血流活动的变量,导致放置血流导向装置后是否可以进行长期闭塞的预测较为困难。这种标准化需要两种主要的评估方法——血管造影分析和数字模拟,来建立预测指数。例如,总共 95 例的患者数据(60 例血管造影分析[50,51]和 35 例数值模拟[10,23])表明,选择的指标预测价值很高,特异性和敏感性为 75%~90%。

尽管这些结果前景不错,但依靠单纯血流衍生参数(不考虑生理/生化参数)是否能够预测动脉瘤闭塞目前还不清楚。将生物-化学因素纳入血流动力学研究尚处于初期阶段[52,53]。

## 2.4 血管重塑

当动脉发生损伤时,会启动一系列分子和细胞机制来恢复生理功能。愈合过程通常被划分为 4 个阶段:血栓、炎症、增生和重塑。内皮下基质暴露会导致受伤部位通过外在的组织因子途径凝结而形成血栓。血栓成分会吸附白细胞(如通过细胞黏附分子激活血小板)，最明显的是中性粒细胞和单核细胞集聚至受伤部位对抗感染。单核细胞分化为巨噬细胞,后者吞噬血栓和凋亡的中性粒细胞,在炎症阶段末期释放抗炎细胞因子,并释放了与血小板有关的细胞因子(如转化生长因子和成纤维细胞生长因子)，这些都与成纤维细胞的聚集和增殖有关。成纤维细胞分泌胶原蛋白和其他细胞外基质成分(如糖胺、聚糖、蛋白聚糖和纤维连接蛋白),从而促进细胞迁移和聚集。分化的成纤维细胞,称为肌纤维母细胞,其也可以产生牵引力(通过 α 平滑肌蛋白),该细胞对伤口收缩至关重要。血小板、巨噬细胞和成纤维细胞促进血管生成和新生血管形成(如通过释放血小板生成的生长因子和血管内皮生长因子)。在重塑或成熟阶段,巨噬细胞和成纤维细胞表达降解细胞、纤维组织蛋白。随着细胞凋亡和迁移,组织变得越来越无细胞化,并随着未成熟的胶原蛋白Ⅲ型被胶原蛋白Ⅰ型取代而越来越有组织依靠,最终形成瘢痕。

需要注意的是，这是一个简短而粗略的描述,而实际情况包括复杂、重叠的反馈系统及彼此之间相互作用[54-57]。植入血流导向装置后血管的愈合可能与传统的伤口愈合不完全相同(特别是血栓形成和动脉瘤内滞留)，该过程可以用动脉瘤重塑这个概念完美解释[60-62]。

## 2.4.1 动脉瘤内的变化

在放置血流导向装置后，动脉瘤内急性血栓形成(图 2.5a)。虽然导致动脉瘤内血栓形成的机制目前还不完全清楚，经典的“Virchow 三因素”包括血流状态、血液成分改变和血管壁功能障碍，放置血流导向装置后，在动脉瘤中上述因素可能会联合发生。血流分离(当血流不能与血管壁结构一致时)和(或)停滞、缓慢区，伴随低的剪切率和长时间停滞可以导致血栓形成。血流缓慢可以导致血栓形成，如房颤导致心耳形成血栓[63]、静脉血栓栓塞[64]、腹主动脉瘤内血栓[65]大型或巨大型颅内动脉瘤血栓自发形成等[66]。在低剪切率下，血小板聚集主要是由于血小板表面整合素介导的可溶性纤维蛋白原所致[67]，聚集多见于动脉狭窄远端的血流分离区[68]。体外研究显示，在血流通过扩张处(血流分离原因)，血流分离区纤维蛋白原吸收增加[69]，以及凝血酶增加[70]；与高剪切率比较，低剪切率血栓形成率显著较高[71,72]，并且血栓多在剪切率较低情况下形成。在统计学上，有自发性血栓形成的脑动脉瘤剪切率似乎也比无血栓脑动脉瘤较低[66]。如果由于动脉壁退化形成颅内动脉瘤，则血管壁和内皮层可能会功能失调[74]，诱发血管壁血栓形成[66]。一般认为，在动脉瘤颈部产生的活化血小板和(或)促凝血因子可流入动脉瘤内，使血流停滞时间延长，可以促进凝血。

经过数周乃至数月时间，通过类似于早期伤口愈合的机制，血栓形成了纤维瘢痕组织(图 2.5b)，动脉瘤的结构最终被重新吸收。这个过程从动脉瘤的外围、血管壁向中心延伸[59]。例如，肌纤维母细胞从周围渗出形成血栓[59,75]；肌纤维母细胞可能参与动脉瘤收缩，类似于在伤口收缩中的作用[76]。由于动脉瘤-载瘤动脉复合体不同，特别是大型或巨大型动脉瘤，在放置血流导向装置后 1 年内，可能仍无法形成血栓[77]。在刮除内皮的静脉瘤模型中，载瘤动脉放置支架的动脉瘤组的闭塞率是未刮除组的 4 倍。

## 2.4.2 载瘤动脉变化

在放置血流导向装置后，血流导向装置表面会发生一系列分子和细胞相互作用，最终形成覆盖金属支架表面的新生内膜层(新内膜)(图 2.5b)。机体对支架等异物的反应取决于支架表面一些分子水平的特征，如晶体结构、表面缺陷、金属加工过程、微量污染

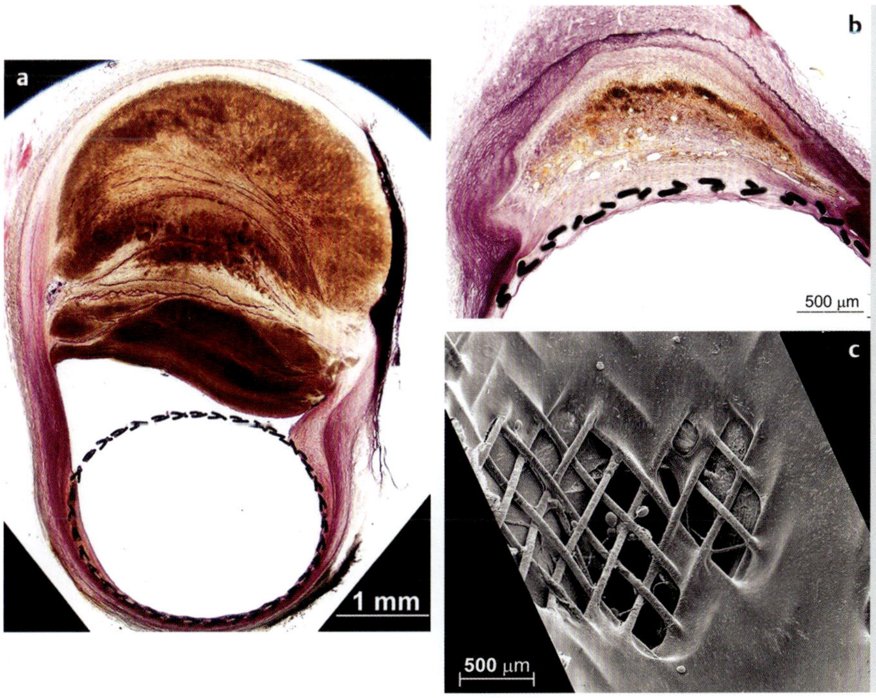


图 2.5　兔动脉瘤模型的病理。(a)治疗后 21 天的动脉瘤内形成急性血栓。(b)至 180 天，血栓已经成为纤维血管化组织，并有覆盖动脉瘤开口的完整新生内膜。(c)侧方分支血管开口由支架网丝覆盖，仍然保持通畅。

物和氧化作用[79,80]。与金属表面的初始接触是通过与血清蛋白短暂的相互作用，改变蛋白的暴露结构，并与具有完整结构和配体位点的其他血清蛋白形成更持久的非极性和疏水性相互作用，从而允许细胞相互作用[79,81]。按照Vroman效应，该蛋白层数秒之内即可形成，按照分子量大小依次去吸附各种蛋白质分子，包括白蛋白、球蛋白、纤维蛋白原、纤维连接蛋白、凝血因子Ⅻ、高分子量激肽原等[80,82,83]。根据所吸附的蛋白质分子大小、类型(其中纤维蛋白原可能是最重要的)和蛋白质构象的不同，血小板和中性粒细胞黏附在蛋白层上[83,84]。活化因子Ⅻ通过接触活化或内源性途径以及活化血小板膜上的共同途径相互作用[82,85]，参与凝血级联反应。在随后的几分钟内，不定型的血小板-纤维蛋白血栓不规则地覆盖金属支架表面[79]，接连发生炎症反应、增殖和重塑过程[86]。在增殖阶段释放的生长因子启动了平滑肌细胞增殖，并从中膜层迁移至新生内膜[62,86]。血管腔内表面的内皮在支架植入后几天内开始生长，其中未成熟的内皮细胞不断增加，经过数周至数月逐渐成熟[87]。受生长因子(如转化生长因子、血管内皮生长因子)的促进作用，内皮细胞沿着血流方向由内皮保留的部位至损伤部位发生迁移和增殖[88,89]。因此，如果血流导向装置覆盖的内皮层显著降解，再度内皮化的过程将由近及远逐步进行，而这将延迟愈合过程。循环系统(平滑肌和内皮)祖细胞可能参与包括支架表面内皮化以及动脉瘤内血栓机化的过程[90-93]，目前尚无结论。放置血流导向装置的兔动脉最终新生内膜厚度为100~200μm[96-98]。虽然动物体内新生内膜的成分及顺序与人类相同，但内皮化和成熟的时间进程可能比人类快得多(高达5~6倍，可能与物种寿命有关)[99]。

在支架内聚集的血栓数量取决于载瘤动脉血流量。血流量低，血栓量多，新生内膜更厚；载瘤动脉血流量每减少25%，新生内膜厚度就可增加50%~100%[100]。同样可观察到，相比于血管弯曲的突出侧，对侧流速较慢[101]，新生内膜厚度也更大[101]，新生内膜厚度与低壁面切应力相关[102,103]。支架周围湍流，或低壁面切应力的区域可诱导血小板聚集[104]，从而造成支架贴壁不佳，可导致急性-亚急性支架内血栓形成[105]。支架内血栓形成是支架植入小动脉时需要特别关注的问题，因为金属覆盖率过高会使动脉负担增加，这可能会阻碍新生内膜形成过程，血栓过度形成，就会闭塞血管[106]。

多项体内和临床研究表明，一般情况下，载瘤动脉内放置血流导向装置时，穿支动脉仍可保持通畅[43,97,98,107]。虽然穿支血管血流量减少及开口狭窄的发生率可能相对较高，但穿支血管梗死发生率大约只有3%[42]。覆盖穿支动脉开口的支架网丝表面可黏附内皮细胞而形成连续的新生内膜层（图2.5c）[87,97,98]。同理，在动脉瘤入口处，从载瘤动脉周围部位开始，装置网丝被内皮化(平滑肌层)[94]。受动脉瘤开口处网孔大小和跨网丝压力梯度产生的低血流量影响，新生内膜可完全覆盖动脉瘤开口，而同时可保持穿支血管通畅[109]。血流导向治疗到此完成，动脉瘤-载瘤动脉复合体恢复到动脉瘤前的状态。

## 参考文献


[1] Dullien FAL, Batra VK. Determination of the structure of porous media. Indust Engineer Chem. 1970; 62(10):25–53

[2] Koponen A, Kataja M, Timonen J. Permeability and effective porosity of porous media. Phys Rev E. 1997; 56(3):3319–3325

[3] Neithalath N, Sumanasooriya MS, Deo O. Characterizing pore volume, sizes, and connectivity in pervious concretes for permeability prediction. Materials Characterization. 2010; 61(8):802–813

[4] Jou LD, Chintalapani G, Mawad ME. Metal coverage ratio of pipeline embolization device for treatment of unruptured aneurysms: reality check. Interv Neuroradiol. 2016; 22(1):42–48

[5] Aenis M, Stancampiano AP, Wakhloo AK, Lieber BB. Modeling of flow in a straight stented and nonstented side wall aneurysm model. J Biomech Eng. 1997; 119(2):206–212

[6] Lieber BB, Stancampiano AP, Wakhloo AK. Alteration of hemodynamics in aneurysm models by stenting: influence of stent porosity. Ann Biomed Eng. 1997; 25(3):460–469

[7] Seong J, Wakhloo AK, Lieber BB. In vitro evaluation of flow diverters in an elastase-induced saccular aneurysm model in rabbit. J Biomech Eng. 2007; 129(6):863–872

[8] Stuhne GR, Steinman DA. Finite-element modeling of the hemodynamics of stented aneurysms. J Biomech Eng. 2004; 126(3):382–387

[9] Kulcsár Z, Augsburger L, Reymond P, et al. Flow diversion treatment: intra-aneurismal blood flow velocity and WSS reduction are parameters to predict aneurysm thrombosis. Acta Neurochir (Wien). 2012; 154(10):1827–1834

[10] Mut F, Raschi M, Scrivano E, et al. Association between hemodynamic conditions and occlusion times after flow diversion in cerebral aneurysms. J Neurointerv Surg. 2015; 7(4):286–290

[11] Larrabide I, Geers AJ, Morales HG, Aguilar ML, Rüfenacht DA. Effect of aneurysm and ICA morphology on hemodynamics before and after flow diverter treatment. J Neurointerv Surg. 2015; 7(4):272–280

[12] Liou TM, Liou SN, Chu KL. Intra-aneurysmal flow with helix and mesh stent placement across side-wall aneurysm pore of a straight parent vessel. J Biomech Eng. 2004; 126(1):36–43

[13] Sadasivan C, Fiorella DJ, Woo HH, Lieber BB. Physical factors effecting cerebral aneurysm pathophysiology. Ann Biomed Eng. 2013; 41(7):1347–1365

[14] Lieber BB, Livescu V, Hopkins LN, Wakhloo AK. Particle image velocimetry assessment of stent design influence on intra-aneurysmal flow. Ann Biomed Eng. 2002; 30(6):768–777

[15] Yu SC, Zhao JB. A steady flow analysis on the stented and non-stented sidewall aneurysm models. Med Eng Phys. 1999; 21(3):133–141

[16] Seshadhri S, Janiga G, Beuing O, Skalej M, Thévenin D. Impact of stents and flow diverters on hemodynamics in idealized aneurysm models. J Biomech Eng. 2011; 133(7):071005

[17] Trager AL, Sadasivan C, Lieber BB. Comparison of the in vitro hemodynamic

performance of new flow diverters for bypass of brain aneurysms. J Biomech Eng. 2012; 134(8):084505

[18] Bouillot P, Brina O, Ouared R, et al. Computational fluid dynamics with stents: quantitative comparison with particle image velocimetry for three commercial off the shelf intracranial stents. J Neurointerv Surg. 2016; 8(3):309–315

[19] Dennis KD, Rossman TL, Kallmes DF, Dragomir-Daescu D. Intra-aneurysmal flow rates are reduced by two flow diverters: an experiment using tomographic particle image velocimetry in an aneurysm model. J Neurointerv Surg. 2015; 7(12):937–942

[20] Roszelle BN, Gonzalez LF, Babiker MH, Ryan J, Albuquerque FC, Frakes DH. Flow diverter effect on cerebral aneurysm hemodynamics: an in vitro comparison of telescoping stents and the Pipeline. Neuroradiology. 2013; 55(6):751–758

[21] Cebral JR, Mut F, Raschi M, et al. Analysis of hemodynamics and aneurysm occlusion after flow-diverting treatment in rabbit models. AJNR Am J Neuroradiol. 2014; 35(8):1567–1573

[22] Huang Q, Xu J, Cheng J, Wang S, Wang K, Liu JM. Hemodynamic changes by flow diverters in rabbit aneurysm models: a computational fluid dynamic study based on micro-computed tomography reconstruction. Stroke. 2013; 44(7):1936–1941

[23] Ouared R, Larrabide I, Brina O, et al. Computational fluid dynamics analysis of flow reduction induced by flow-diverting stents in intracranial aneurysms: a patient-unspecific hemodynamics change perspective. J Neurointerv Surg. 2016:neurintsurg-2015-012154

[24] Jing L, Zhong J, Liu J, et al. Hemodynamic effect of flow diverter and coils in treatment of large and giant intracranial aneurysms. World Neurosurg. 2016; 89:199–207

[25] Karmonik C, Chintalapani G, Redel T, et al. Hemodynamics at the ostium of cerebral aneurysms with relation to post-treatment changes by a virtual flow diverter: a computational fluid dynamics study. Conf Proc IEEE Eng Med Biol Soc. 2013; 2013:1895–1898

[26] Tsang AC, Lai SS, Chung WC, et al. Blood flow in intracranial aneurysms treated with Pipeline embolization devices: computational simulation and verification with Doppler ultrasonography on phantom models. Ultrasonography. 2015; 34(2):98–108

[27] Kojima M, Irie K, Fukuda T, Arai F, Hirose Y, Negoro M. The study of flow diversion effects on aneurysm using multiple enterprise stents and two flow diverters. Asian J Neurosurg. 2012; 7(4):159–165

[28] Janiga G, Daróczy L, Berg P, Thévenin D, Skalej M, Beuing O. An automatic CFD-based flow diverter optimization principle for patient-specific intracranial aneurysms. J Biomech. 2015; 48(14):3846–3852

[29] Shobayashi Y, Tateshima S, Kakizaki R, Sudo R, Tanishita K, Viñuela F. Intra-aneurysmal hemodynamic alterations by a self-expandable intracranial stent and flow diversion stent: high intra-aneurysmal pressure remains regardless of flow velocity reduction. J Neurointerv Surg. 2013; 5 Suppl 3: iii38–iii42

[30] Augsburger L, Reymond P, Rufenacht DA, Stergiopulos N. Intracranial stents being modeled as a porous medium: flow simulation in stented cerebral aneurysms. Ann Biomed Eng. 2011; 39(2):850–863

[31] Sadasivan C, Cesar L, Seong J, Wakhloo AK, Lieber BB. Treatment of rabbit elastase-induced aneurysm models by flow diverters: development of quantifiable indexes of device performance using digital subtraction angiography. IEEE Trans Med Imaging. 2009; 28(7):1117–1125

[32] Grunwald IQ, Kamran M, Corkill RA, et al. Simple measurement of aneurysm residual after treatment: the SMART scale for evaluation of intracranial aneurysms treated with flow diverters. Acta Neurochir (Wien). 2012; 154(1):21–26, discussion 26

[33] Joshi MD, O'Kelly CJ, Krings T, Fiorella D, Marotta TR. Observer variability of an angiographic grading scale used for the assessment of intracranial aneurysms treated with flow-diverting stents. AJNR Am J Neuroradiol. 2013; 34(8):1589–1592

[34] Struffert T, Ott S, Kowarschik M, et al. Measurement of quantifiable parameters by time-density curves in the elastase-induced aneurysm model: first results in the comparison of a flow diverter and a conventional aneurysm stent. Eur Radiol. 2013; 23(2):521–527

[35] Cho YI, Kensey KR. Effects of the non-Newtonian viscosity of blood on flows in a diseased arterial vessel. Part 1: Steady flows. Biorheology. 1991; 28(3–4):241–262

[36] Ohta M, Wetzel SG, Dantan P, et al. Rheological changes after stenting of a cerebral aneurysm: a finite element modeling approach. Cardiovasc Intervent Radiol. 2005; 28(6):768–772

[37] Tateshima S, Jones JG, Mayor Basto F, Vinuela F, Duckwiler GR. Aneurysm pressure measurement before and after placement of a Pipeline stent: feasibility study using a 0.014 inch pressure wire for coronary intervention. J Neurointerv Surg. 2016; 8(6):603–607

[38] Augsburger L, Farhat M, Reymond P, et al. Effect of flow diverter porosity on intraaneurysmal blood flow. Klin Neuroradiol. 2009; 19(3):204–214

[39] Rayepalli S, Gupta R, Lum C, Majid A, Koochesfahani M. The impact of stent strut porosity on reducing flow in cerebral aneurysms. J Neuroimaging. 2013; 23(4):495–501

[40] Yu CH, Kwon TK. Study of parameters for evaluating flow reduction with stents in a sidewall aneurysm phantom model. Biomed Mater Eng. 2014; 24(6):2417–2424

[41] Lee CJ, Srinivas K, Qian Y. Three-dimensional hemodynamic design optimization of stents for cerebral aneurysms. Proc Inst Mech Eng H. 2014; 228(3):213–224

[42] Brinjikji W, Murad MH, Lanzino G, Cloft HJ, Kallmes DF. Endovascular treatment of intracranial aneurysms with flow diverters: a meta-analysis. Stroke. 2013; 44(2):442–447

[43] Cebral JR, Raschi M, Mut F, et al. Analysis of flow changes in side branches jailed by flow diverters in rabbit models. Int J Numer Methods Biomed Eng. 2014; 30(10):988–999

[44] Hu P, Qian Y, Zhang Y, et al. Blood flow reduction of covered small side branches after flow diverter treatment: a computational fluid hemodynamic quantitative analysis. J Biomech. 2015; 48(6):895–898

[45] Tang AY, Chung WC, Liu ET, et al. Computational fluid dynamics study of bifurcation aneurysms treated with pipeline embolization device: Side Branch Diameter Study. J Med Biol Eng. 2015; 35(3):293–304

[46] Makoyeva A, Bing F, Darsaut TE, Salazkin I, Raymond J. The varying porosity of braided self-expanding stents and flow diverters: an experimental study. AJNR Am J Neuroradiol. 2013; 34(3):596–602

[47] Karunanithi K, Lee CJ, Chong W, Qian Y. The influence of flow diverter's angle of curvature across the aneurysm neck on its haemodynamics. Proc Inst Mech Eng H. 2015; 229(8):560–569

[48] Chung B, Mut F, Kadirvel R, Lingineni R, Kallmes DF, Cebral JR. Hemodynamic analysis of fast and slow aneurysm occlusions by flow diversion in rabbits. J Neurointerv Surg. 2015; 7(12):931–935

[49] Chong W, Zhang Y, Qian Y, Lai L, Parker G, Mitchell K. Computational hemodynamics analysis of intracranial aneurysms treated with flow diverters: correlation with clinical outcomes. AJNR Am J Neuroradiol. 2014; 35(1):136–142

[50] Pereira VM, Bonnefous O, Ouared R, et al. A DSA-based method using contrast-motion estimation for the assessment of the intra-aneurysmal flow changes induced by flow-diverter stents. AJNR Am J Neuroradiol. 2013; 34(4):808–815

[51] Gölitz P, Struffert T, Rösch J, Ganslandt O, Knossalla F, Doerfler A. Cerebral aneurysm treatment using flow-diverting stents: in-vivo visualization of flow alterations by parametric colour coding to predict aneurysmal occlusion: preliminary results. Eur Radiol. 2015, 25(2):428–435

[52] Malaspinas O, Turjman A, Ribeiro de Sousa D, et al. A spatio-temporal model for spontaneous thrombus formation in cerebral aneurysms. J Theor Biol. 2016; 394:68–76

[53] Peach TW, Ngoepe M, Spranger K, Zajarias-Fainsod D, Ventikos Y. Personalizing flow-diverter intervention for cerebral aneurysms: from computational hemodynamics to biochemical modeling. Int J Numer Methods Biomed Eng. 2014; 30(11):1387–1407

[54] Sindrilaru A, Scharffetter-Kochanek K. Disclosure of the culprits: macrophages-versatile regulators of wound healing. Adv Wound Care (New Rochelle). 2013; 2(7):357–368

[55] Tracy LE, Minasian RA, Caterson EJ. Extracellular matrix and dermal fibroblast function in the healing wound. Adv Wound Care (New Rochelle). 2016; 5(3):119–136

[56] Yamaguchi Y, Yoshikawa K. Cutaneous wound healing: an update. J Dermatol. 2001; 28(10):521–534

[57] Zielins ER, Atashroo DA, Maan ZN, et al. Wound healing: an update. Regen Med. 2014; 9(6):817–830

[58] Rouchaud A, Johnson C, Thielen E, et al. Differential gene expression in coiled versus flow-diverter-treated aneurysms: RNA sequencing analysis in a rabbit aneurysm model. AJNR Am J Neuroradiol. 2016; 37(6):1114–1121

[59] Lee D, Yuki I, Murayama Y, et al. Thrombus organization and healing in the swine experimental aneurysm model. Part I. A histological and molecular analysis. J Neurosurg. 2007; 107(1):94–108

[60] Darsaut T, Salazkin I, Ogoudikpe C, Gevry G, Bouzeghrane F, Raymond J. Effects of stenting the parent artery on aneurysm filling and gene expression of various potential factors involved in healing of experimental aneur-

ysms. Interv Neuroradiol. 2006; 12(4):289–302
[61] Edelman ER, Rogers C. Pathobiologic responses to stenting. Am J Cardiol. 1998; 81 7A:4E–6E
[62] Virmani R, Farb A. Pathology of in-stent restenosis. Curr Opin Lipidol. 1999; 10(6):499–506
[63] Watson T, Shantsila E, Lip GY. Mechanisms of thrombogenesis in atrial fibrillation: Virchow's triad revisited. Lancet. 2009; 373(9658):155–166
[64] Walton BL, Byrnes JR, Wolberg AS. Fibrinogen, red blood cells, and factor XIII in venous thrombosis. J Thromb Haemost. 2015; 13 Suppl 1:S208–S215
[65] Basciano C, Kleinstreuer C, Hyun S, Finol EA. A relation between near-wall particle-hemodynamics and onset of thrombus formation in abdominal aortic aneurysms. Ann Biomed Eng. 2011; 39(7):2010–2026
[66] Ribeiro de Sousa D, Vallecilla C, Chodzynski K, et al. Determination of a shear rate threshold for thrombus formation in intracranial aneurysms. J Neurointerv Surg. 2016; 8(8):853–858
[67] Maxwell MJ, Westein E, Nesbitt WS, Giuliano S, Dopheide SM, Jackson SP. Identification of a 2-stage platelet aggregation process mediating shear-dependent thrombus formation. Blood. 2007; 109(2):566–576
[68] Nesbitt WS, Westein E, Tovar-Lopez FJ, et al. A shear gradient-dependent platelet aggregation mechanism drives thrombus formation. Nat Med. 2009; 15(6):665–673
[69] Mandrusov E, Puszkin E, Vroman L, Leonard EF. Separated flows in artificial organs. A cause of early thrombogenesis? ASAIO J. 1996; 42(5):M506–M513
[70] Fallon AM, Dasi LP, Marzec UM, Hanson SR, Yoganathan AP. Procoagulant properties of flow fields in stenotic and expansive orifices. Ann Biomed Eng. 2008; 36(1):1–13
[71] Schultz JS, Lindenauer SM, Penner JA, Barenberg S. Determinants of thrombus formation on surfaces. Trans Am Soc Artif Intern Organs. 1980; 26:279–283
[72] Spaeth EE, Roberts GW, Yadwadkar SR, Ng PK, Jackson CM. The influence of fluid shear on the kinetics of blood coagulation reactions. Trans Am Soc Artif Intern Organs. 1973; 19:179–187
[73] Shen F, Kastrup CJ, Liu Y, Ismagilov RF. Threshold response of initiation of blood coagulation by tissue factor in patterned microfluidic capillaries is controlled by shear rate. Arterioscler Thromb Vasc Biol. 2008; 28 (11):2035–2041
[74] Frösen J, Tulamo R, Paetau A, et al. Saccular intracranial aneurysm: pathology and mechanisms. Acta Neuropathol. 2012; 123(6):773–786
[75] Dai D, Ding YH, Kadirvel R, et al. A longitudinal immunohistochemical study of the healing of experimental aneurysms after embolization with platinum coils. AJNR Am J Neuroradiol. 2006; 27(4):736–741
[76] Brinjikji W, Kallmes DF, Kadirvel R. Mechanisms of healing in coiled intracranial aneurysms: a review of the literature. AJNR Am J Neuroradiol. 2015; 36(7):1216–1222
[77] Szikora I, Turányi E, Marosfoi M. Evolution of flow-diverter endothelialization and thrombus organization in giant fusiform aneurysms after flow diversion: a histopathologic study. AJNR Am J Neuroradiol. 2015; 36 (9):1716–1720
[78] Darsaut T, Bouzeghrane F, Salazkin I, et al. The effects of stenting and endothelial denudation on aneurysm and branch occlusion in experimental aneurysm models. J Vasc Surg. 2007; 45(6):1228–1235
[79] Palmaz JC. Intravascular stents: tissue-stent interactions and design considerations. AJR Am J Roentgenol. 1993; 160(3):613–618
[80] Palmaz JC. The 2001 Charles T. Dotter lecture: understanding vascular devices at the molecular level is the key to progress. J Vasc Interv Radiol. 2001; 12(7):789–794
[81] Simon C, Palmaz JC, Sprague EA. Protein interactions with endovascular prosthetic surfaces. J Long Term Eff Med Implants. 2000; 10(1–2):127–141
[82] Basmadjian D, Sefton MV, Baldwin SA. Coagulation on biomaterials in flowing blood: some theoretical considerations. Biomaterials. 1997; 18 (23):1511–1522
[83] Rao GHR, Chandy T. Role of platelets in blood-biomaterial interactions. Bull Mater Sci. 1999; 22(3):633–639
[84] Milleret V, Buzzi S, Gehrig P, et al. Protein adsorption steers blood contact activation on engineered cobalt chromium alloy oxide layers. Acta Biomater. 2015; 24:343–351
[85] Vogler EA, Siedlecki CA. Contact activation of blood-plasma coagulation. Biomaterials. 2009; 30(10):1857–1869
[86] Chaabane C, Otsuka F, Virmani R, Bochaton-Piallat ML. Biological responses in stented arteries. Cardiovasc Res. 2013; 99(2):353–363
[87] Schatz RA, Palmaz JC, Tio FO, Garcia F, Garcia O, Reuter SR. Balloon-expandable intracoronary stents in the adult dog. Circulation. 1987; 76 (2):450–457
[88] Sprague EA, Luo J, Palmaz JC. Endothelial cell migration onto metal stent surfaces under static and flow conditions. J Long Term Eff Med Implants. 2000; 10(1–2):97–110
[89] Stemerman MB, Spaet TH, Pitlick F, Cintron J, Lejnieks I, Tiell ML. Intimal healing. The pattern of reendothelialization and intimal thickening. Am J Pathol. 1977; 87(1):125–142
[90] Tesfamariam B. Endothelial repair and regeneration following intimal injury. J Cardiovasc Transl Res. 2016; 9(2):91–101
[91] Li ZF, Fang XG, Yang PF, et al. Endothelial progenitor cells contribute to neointima formation in rabbit elastase-induced aneurysm after flow diverter treatment. CNS Neurosci Ther. 2013; 19(5):352–357
[92] O' Brien ER, Ma X, Simard T, Pourdjabbar A, Hibbert B, ER OB. Pathogenesis of neointima formation following vascular injury. Cardiovasc Hematol Disord Drug Targets. 2011; 11(1):30–39
[93] Moldovan NI, Asahara T. Role of blood mononuclear cells in recanalization and vascularization of thrombi: past, present, and future. Trends Cardiovasc Med. 2003; 13(7):265–269
[94] Kadirvel R, Ding YH, Dai D, Rezek I, Lewis DA, Kallmes DF. Cellular mechanisms of aneurysm occlusion after treatment with a flow diverter. Radiology. 2014; 270(2):394–399
[95] Raymond J, Guilbert F, Metcalfe A, Gévry G, Salazkin I, Robledo O. Role of the endothelial lining in recurrences after coil embolization: prevention of recanalization by endothelial denudation. Stroke. 2004; 35(6):1471–1475
[96] Kallmes DF, Ding YH, Dai D, Kadirvel R, Lewis DA, Cloft HJ. A new endoluminal, flow-disrupting device for treatment of saccular aneurysms. Stroke. 2007; 38(8):2346–2352
[97] Sadasivan C, Cesar L, Seong J, et al. An original flow diversion device for the treatment of intracranial aneurysms: evaluation in the rabbit elastase-induced model. Stroke. 2009; 40(3):952–958
[98] Dai D, Ding YH, Kadirvel R, Rad AE, Lewis DA, Kallmes DF. Patency of branches after coverage with multiple telescoping flow-diverter devices: an in vivo study in rabbits. AJNR Am J Neuroradiol. 2012; 33(1):171–174
[99] Virmani R, Kolodgie FD, Farb A, Lafont A. Drug eluting stents: are human and animal studies comparable? Heart. 2003; 89(2):133–138
[100] Richter GM, Palmaz JC, Noeldge G, Tio F. Blood flow and thrombus formation determine the development of stent neointima. J Long Term Eff Med Implants. 2000; 10(1–2):69–77
[101] Wakhloo AK, Tio FO, Lieber BB, Schellhammer F, Graf M, Hopkins LN. Self-expanding nitinol stents in canine vertebral arteries: hemodynamics and tissue response. AJNR Am J Neuroradiol. 1995; 16(5):1043–1051
[102] LaDisa JF, Jr, Olson LE, Molthen RC, et al. Alterations in wall shear stress predict sites of neointimal hyperplasia after stent implantation in rabbit iliac arteries. Am J Physiol Heart Circ Physiol. 2005; 288(5):H2465–H2475
[103] Wentzel JJ, Krams R, Schuurbiers JC, et al. Relationship between neointimal thickness and shear stress after Wallstent implantation in human coronary arteries. Circulation. 2001; 103(13):1740–1745
[104] Eto K, Goto S, Shimazaki T, et al. Two distinct mechanisms are involved in stent thrombosis under flow conditions. Platelets. 2001; 12(4):228–235
[105] Baim DS, Carrozza JP, Jr. Stent thrombosis. Closing in on the best preventive treatment. Circulation. 1997; 95(5):1098–1100
[106] Duprat G, Jr, Wright KC, Charnsangavej C, Wallace S, Gianturco C. Self-expanding metallic stents for small vessels: an experimental evaluation. Radiology. 1987; 162(2):469–472
[107] Neki H, Caroff J, Jittapiromsak P, et al. Patency of the anterior choroidal artery covered with a flow-diverter stent. J Neurosurg. 2015; 123 (6):1540–1545
[108] Gascou G, Lobotesis K, Brunel H, et al. Extra-aneurysmal flow modification following pipeline embolization device implantation: focus on regional branches, perforators, and the parent vessel. AJNR Am J Neuroradiol. 2015; 36(4):725–731
[109] Darsaut TE, Bing F, Makoyeva A, Gevry G, Salazkin I, Raymond J. Flow diversion to treat aneurysms: the free segment of stent. J Neurointerv Surg. 2013; 5(5):452–457

# 第 3 章 现有文献回顾和闭塞结果

*Philip G. R. Schmalz, Paul M. Foreman, Avra Laarakker and Mark R. Harriga*

**摘要**

血流导向装置的运用是颅内动脉瘤血管内治疗中最重要的新进展。目前存在多种,但Pipeline栓塞装置(PED)是目前研究最多的,也是目前唯一被美国FDA批准的装置。PED可用于治疗颈内动脉大型或巨大型宽颈动脉瘤,范围从颈内动脉岩骨段到垂体上段区域。本章回顾了最常用的血流导向装置在适应证内或超适应证使用的动脉瘤闭塞率。

血流导向装置治疗Willis环近端颈内动脉大型宽颈动脉瘤的效果良好,在大多数报道中,动脉瘤的闭塞率都>90%。虽然文献资料有限,但也有报道在颈内动脉小型动脉瘤中,完全闭塞率为72%~86%。对于破裂或夹层动脉瘤或后循环动脉瘤,血流导向装置治疗效果不太令人满意。后循环动脉瘤完全闭塞率,如椎-基底动脉巨大梭形动脉瘤,低于颈内动脉病变。而缺血性并发症,尤其是穿支血管区域梗死,比颈内动脉瘤的发生率要高。

血流导向装置治疗Willis环近端颈内动脉大型宽颈动脉瘤有效且安全,但超适应证的应用效果欠佳。鉴于某些后循环动脉瘤的自然病史(较差),有选择性地使用血流导向装置可能是合理的,但应谨慎操作。

**关键词**:动脉瘤;血管内治疗;血流导向;血流导向装置;闭塞

## 3.1 简介

血流导向装置治疗是一种使用低孔隙率支架促进动脉瘤内血栓形成,使瘤颈部内膜新生,并最终使载瘤动脉完成腔内重建的技术。它代表着脑血管病领域的最新技术,用于治疗难治性动脉瘤,特别是宽颈动脉瘤、巨大型动脉瘤和梭形动脉瘤。大多数血流导向装置目前已经获得CE认证和美国食品药品监督管理局(FDA)批准,用于治疗Willis环近端的颈内动脉(ICA)动脉瘤。此外,还有越来越多关于血流导向装置治疗大脑前、大脑中动脉和后循环动脉瘤的文献报道。在本章中,我们将讨论目前血流导向装置的批准情况,以及适应证内和超适应证使用的闭塞率。

## 3.2 血流导向装置概要——批准情况和适应证

血流导向装置是神经介入领域中发展最快的领域之一,产品不断更新换代。本章主要介绍4种主要的血流导向装置:Pipeline栓塞装置 (PED)、Silk血流导向装置(SILK)、血流重定向腔内装置(FRED)和Surpass血流导向装置(SURPASS)。

目前,PED是唯一一种经FDA批准允许在美国使用的血流导向装置。在欧盟,PED及上述提到的其他装置都已经获得了 CE 认证。在后面的第 9 章中,作者将详细介绍这些装置及技术规范。另外,表 3.1 总结了这些装置的批准情况和适应证。

## 3.3 动脉瘤闭塞率的文献回顾分析

为了评估动脉瘤血管内治疗的闭塞率,目前已发表了各种分级方案[1-3]。针对血流导向还有几种新的分级评分量表,将在第 13 章中进行讨论。但是目前还没有一种是通用的。本章回顾使用 Roy 和 Raymond 量表、O'Kelley-Marotta 量表、Kamran-Byrne 量表,或者只是作者自己对完全或不完全闭塞的评价。由于各研究之间的可变性及对动脉瘤部分闭塞定义的非一致性,所以对于部分闭塞难以形成统一标准。因此,本章只讨论完全闭塞率。

## 3.4 前循环——Willis 环近端的颈内动脉

三个具有里程碑意义的试验奠定了血流导向装置(尤其是 PED)用于治疗巨大型宽颈和梭形动脉瘤的地位,分别为:①颅内动脉瘤 Pipeline 治疗试验(PITA);②Lylyk 等的"Buenos Aires 经验";③Pipeline 用于无法栓塞和治疗失败动脉瘤试验 (PUF)[4-6]。Lylyk 研究,又称为"Buenos Aires 经验",是前瞻性研究,入组的 63 例患者的动脉瘤位置主要在前循环, 仅 8 例患者的动脉瘤位于后循环。其中大约一半是大型或巨大型, 海绵窦和眼动脉段宽颈动脉瘤 (瘤顶与瘤颈比值<2 或瘤颈≥4mm)。63%的动脉瘤是未破裂的和未经治疗的病变, 其余则是既往栓塞治疗后再通患者, 包括 7 例既往破裂并治疗过的动脉瘤患者。70%的动脉瘤采用单种 PED 治疗, 而 30%使用了多种装置治疗。只有 4 例患者同时接受了弹簧圈辅助栓塞治疗, 这些患者都只放置了 1 个 PED。6 个月的随访血管造影显示,93%的患者动脉瘤完全闭塞。

这次成功的试验结果得到了两个后续试验支持:PITA 和 PUF[4,6]。PITA 纳入了 31 例患者,其中大部分是 ICA 侧壁动脉瘤,平均大小为 11.5mm,52%的动脉瘤都采用了弹簧圈辅助栓塞。PUF 试验对动脉瘤的位置和形态上的限制更多,纳入了 106 例宽颈(瘤颈≥4mm)ICA 动脉瘤,直径≥10mm。动脉瘤的位置限制于 ICA 岩骨段至垂体上动脉段。在研究中,只有 1 例患者同时进行血流导向装置和弹簧圈栓塞治疗,有 6 例动脉瘤曾接受栓塞治疗。每例患者均使用 3 个 PED。6 个月随访时,PITA 和 PUF 试验的动脉瘤完全闭塞率分别为 93.3%和 73.6%。在 12 个月时,PUF 的闭塞率增加至 86%,提示对于未进行辅助弹簧圈栓塞的血流导向装置治疗的患者,影像学治愈时间可能会延长。这些研究的总结见表 3.2。

其他的许多研究评估了 PED 在前循环中的作用[7-11]。迄今为止,大多数发表的研究都未将动脉瘤的位置作为排除标准。因此,许多文献都包括了一小部分后循环或垂体上动脉远端的动脉瘤患者。这些试验的闭塞结果通常是有利的, 血管内治疗的闭塞率为 55.7%~92%(表 3.3)[7,9]。

虽然 PED 在美国所使用的血流导向装置中仍然

表 3.1 血流导向装置的批准情况

| 装置 | FDA | CE |
|---|---|---|
| PED | 2011 年,获得 FDA 批准,用于治疗 22 岁以上大型或巨大型宽颈颈内动脉岩骨段至垂体上段动脉瘤患者<br>2015 年,PED 获 FDA 批准 | 获准用于治疗载瘤动脉直径为 2~5.3mm 的颅内动脉瘤<br>2015 年,Pipeline Flex 获 CE 认证 |
| SILK | 在美国不可用 | 2008 年,获准用于辅助栓塞治疗颅内动脉瘤(2010 年被推荐) |
| FRED | 在美国不可用 | 获准用于治疗颅内动脉瘤 |
| SURPASS | 在美国不可用 | 获准用于治疗载瘤动脉直径为 2~5.3mm 的颅内动脉瘤 |

表 3.2 Buenos Aires 经验、PITA 和 PUF 试验(PED)细节

| 作者 | 装置 | 适应证 | 辅助栓塞 | N(患者数量) | N(动脉瘤数量) | 随访时间 | 随访完全闭塞率 |
|---|---|---|---|---|---|---|---|
| Lylyk 等,2009 年,Buenos Aries 经验 | PED | 前循环和后循环未破裂的巨大型宽颈动脉瘤 | 有(52%) | 53 | 63 | 3~12 个月,平均 5.9 个月 | 93% |
| Nelson 等,2011 年,颅内动脉瘤 Pipeline 治疗试验(PITA) | PED | 宽颈,大多数<10mm,93%前循环,48%眼动脉旁段 | 有(52%) | 31 | 31 | 6 个月 | 93.3% |
| Becske 等,2013 年,无法栓塞和治疗失败动脉瘤试验(PED) | PED | ICA 岩段至垂体上动脉段未破裂动脉瘤,10mm 或更大,颈部 4mm 或更大 | 仅 PED | 104 | 106 | 6 个月 | 73.6% (6 个月),86% (12 个月) |

是最受欢迎的，但几项试验已经评估了 SILK、SURPASS 和 FRED 对治疗动脉瘤的影响。

迄今为止,已经发表 8 项关于 SILK 的研究[12-19]。大多数研究纳入的动脉瘤都是既往破裂和栓塞或未破裂、未治疗的大型或巨大型 ICA 动脉瘤,以及少量后循环动脉瘤。由于 2010 年 BALT 安全建议和使用说明(IFU)更新并警告,在没有弹簧圈辅助治疗的情况下,SFD 植入会增加动脉瘤破裂风险，因而研究中多数患者接受了弹簧圈辅助栓塞。一项研究纳入了同时使用 SFD 和其他常规支架治疗的患者，包括冠状动脉支架和 LEO 支架(Balt Extrusion, Montmorency, France)[16]。在上述的应用中,SFD 闭塞率从 1 个月的

表 3.3 PED 治疗 ICA 前循环大型或巨大型宽颈动脉瘤研究

| 作者 | 装置 | 适应证 | 辅助栓塞 | N(患者数量) | N(动脉瘤数量) | 随访时间 | 随访完全闭塞率 |
|---|---|---|---|---|---|---|---|
| McAuliffe 等,2012 年[7] | PED | 未破裂、大型、宽颈、梭形及既往栓塞后复发的动脉瘤 | 有 (6 例) | 54 | 57 | 6 个月 | 85.7%(6 个月),92.5%(首次治疗病例) |
| Saatci 等,2012 年[8] | PED | 宽颈、血疱样、复发侧壁型 | 有(11 例) | 191 | 251 | 6 个月 | 91.2% |
| Yu 等,2012 年[9] | PED | 囊性及梭形 | 有(9 例) | 143 | 178 | 6、12、18 个月 | 55.7%(6 个月),81%(12 个月)和 92.2%(18 个月)<br>DSA, MRA 及 CTA 用于评估 |
| Çinar 等,2013 年[10] | PED | 宽颈、梭形、既往治疗失败,包括前后循环 | 没有 | 45 | 55 | 6 个月 | 85.3% |
| O'Kelly 等,2013 年[11] | PED | 未破裂、大型、宽颈 | 有 | 97 | 97 | 平均 15 个月,范围为 3~30 个月 | 68.4%完全闭塞,84.2%接近完全闭塞 |

49%到 17.8 个月的 87.8%表明，随着随访时间延长，动脉瘤闭塞率会逐渐增高[12-19]。值得注意的是，未进行弹簧圈辅助栓塞治疗而只使用血流导向装置治疗的动脉瘤患者，仍有 23%的再通率[19]。而 SILK 辅以弹簧圈栓塞的病例中无一复发。这一发现再次强调了长期血管造影随访的必要性，并肯定了修订后的 BALT 安全建议和 IFU，指导操作者在支架植入时，应进行辅助弹簧圈栓塞。关于上述研究的重点见表 3.4。

迄今为止，只有一项关于 FRED 的研究对入组标准进行了限制，包括孤立的优势侧 ICA 前循环动脉瘤[20-22]。Kocer 等报道了一项单中心经验，入组 33 例宽颈、囊状动脉瘤和梭形动脉瘤患者，主要位于 ICA 脉络前动脉起点近端，但也包括 2 例椎动脉梭状夹层动脉瘤。在 3 个月和 6 个月的随访中，动脉瘤完全闭塞率分别为 67%和 80%。这项研究的不足在于随访不完全，33 例患者中只有 8 例患者进行了 12 个月随访。在这 8 例患者中，100%动脉瘤在 12 个月随访时完全闭塞。

相较于 PED 和 SILK，关于 Surpass 血流导向装置治疗 ICA 动脉瘤的经验报道则有限。De Vries 等发表了一项前瞻性的单中心研究，包括 37 例前、后循环和大脑中动脉瘤患者。大多数病例为 ICA 海绵窦段至眼动脉段的囊性动脉瘤。2 例患者使用了辅助弹簧圈栓塞。在报道中，6 个月随访时的动脉瘤完全闭塞率达

表 3.4 SILK 治疗前循环为主的 ICA 动脉瘤研究

| 作者 | 装置 | 适应证 | 辅助栓塞 | N(患者数量) | N(动脉瘤数量) | 随访时间 | 随访完全闭塞率 |
|---|---|---|---|---|---|---|---|
| Byrne 等，2010 年[12] | SILK | 囊性，宽颈，梭形，前后循环 | 有 | 70 | 70 | 所有患者均有 1 个月的随访，中位为 119 天 | 49%(1 个月) |
| Lubicz 等，2010 年[13] | SILK | 未破裂梭形，大型或宽颈 | 无 | 29 | 34 | 3~6 个月（3 个月的为 12 例，6 个月的为 12 例） | 69%(混合时间点) |
| Berge 等，2012 年[14] | SILK | 未破裂，再治疗，囊性（包括大型、巨大型，梭形，前后循环） | 有(6 例) | 65 | 77 | 6 个月及 12 个月 | 6.6%(即刻)，68%(6 个月) 84%(12 个月) |
| Wagner 等，2012 年[15] | SILK | 症状性(无急性破裂)以 ICA 囊性动脉瘤为主，7 例后循环，1 例巨大型伴血栓形成，1/3 再治疗 | 有(2 例) | 22 | 26 | 3、6(DSA)、12 个月(MRA) | 68%(6 个月) 86%(12 个月) |
| Maimon 等，2012 年[16] | SILK/辅助支架(LEO) | 既往破裂，再治疗，囊性及梭形，前后循环 | 有(动脉瘤 >15mm) | 28 | 32 | 3~6 个月的横断面调查 | 83.3%为安全 |
| Tähtinen 等，2012 年[17] | SILK | 破裂，再治疗，前后循环 | 有 (4 例) | 24 | 24 | 平均为 9 个月 | 80% |
| Velioglu 等，2012 年[18] | SILK | 宽颈，梭形，无急性出血 | 无 | 76 | 87 | 平均为 17.5 个月 | 87.8% |
| Mpotsaris 等，2015 年[19] | SILK | 未破裂，宽颈，囊性，巨大型，前后循环 | 有 | 25 | 28 | 平均为 14.9 个月 | 59% 23%没有辅助弹簧圈的动脉瘤出现再通 |

到 94%[23]。在发表的研究中,病例数最多的一组纳入了 165 例宽颈、囊状动脉瘤患者。在这个研究中,22%的动脉瘤位于 Willis 环远端,14.5%的动脉瘤位于后循环。作者报道整体动脉瘤完全闭塞率为 75%,其中前循环动脉瘤完全闭塞率为 78%[24]。

## 3.5 后循环

在美国,后循环动脉瘤的血流导向装置治疗尚属超适应证应用。相对于前循环动脉瘤,后循环血流导向装置的应用数据相对较少。最近发表的一篇脑动脉瘤文献综述和荟萃分析发现,在血流导向装置治疗经验中,后循环动脉瘤比例只有 12.5%[25]。几项关于后循环动脉瘤血流导向装置治疗的研究见表 3.5[26-31]。

一项 2011 年的研究纳入了 32 例后循环病变,包括血疱样、宽颈、夹层,以及基底动脉尖端动脉瘤患者。作者报道,使用 PED 治疗时,完全闭塞率在 6 个月时为 86%,12 个月上升至 96%[26]。值得注意的是,有 8 例动脉瘤为破裂动脉瘤。该研究报道了严重并发症;基底动脉 PED 植入后,穿支血管区域梗死的发生率为 14%[26]。

根据 Kulcsalr 等在 2010 年的报道,在基底动脉中放置血流导向装置确有风险。在 12 例使用 SILK 治疗的基底动脉尖端或主干动脉瘤患者中,未辅助进行弹簧圈栓塞治疗,平均随访 16 周,只有 7 例患者(58%)完全闭塞。在该研究中,1 例患者出现急性支架血栓,3 例患者出现晚期梗死,总缺血性并发症发生率为 33%[31]。

Toth 等发表了一组 6 例患者使用 PED 或 SILK 治疗后循环的梭形动脉瘤和囊状动脉瘤经验。作者报道与既往研究相比,动脉瘤完全闭塞率几乎相同。在这个研究中,57%的动脉瘤在平均 14.5 个月的随访时闭塞。但同样的,也有严重的并发症,包括 1 例患者死亡,1 例患者的改良 Rankin 量表(mRS)评分为 5 分[27]。

椎-基底动脉系统的巨大型、梭形动脉瘤仍然是最难治疗的动脉瘤之一。这些动脉瘤的传统治疗并发症和死亡率较高。血流导向装置对这些罕见且复杂的病例可能是一种潜在的解决方案。

目前关于椎-基底动脉治疗的文章数量不在少数[28-30]。在一项 2014 年发表的研究中,Munich 等报道了 12 例使用 PED 治疗巨大型、梭形椎-基底动脉瘤患者的经验。在 10 例有随访的患者中,有 9 例患者(90%)在 6 个月的随访中发现完全闭塞[30]。

但除此之外,研究报道中的椎-基底动脉梭形动脉瘤的治疗效果并不都如此乐观。另外,两项小范围研究报道闭塞率低于 50%,在其中一项研究中,有 4/7 的

表 3.5 后循环动脉瘤的 PED 和 SILK 研究

| 作者 | 装置 | 适应证 | 辅助栓塞 | N(患者数量) | N(动脉瘤数量) | 随访时间 | 随访完全闭塞率 |
|---|---|---|---|---|---|---|---|
| Phillips 等,2012 年[26] | PED | 宽颈,梭形,夹层,基底动脉尖,大脑后,血疱样,破裂(8 例) | 有 | 32 | 32 | 6、12 个月 | 86% (6 个月)<br>96% (12 个月)<br>14%基底动脉穿支闭塞 |
| Toth 等,2015 年[27] | PED/SILK | 梭形或囊状,后循环 | 有(50%) | 6 | 7 | 平均 14.5 个月 | 57%<br>14%死亡 |
| Siddiqui 等,2012 年[28] | PED(6)/SILK(1) | 大型或巨大型椎基底动脉 | 有 | 7 | 7 | | 4/7 死亡,1 例 mRS 评分=5 |
| Chalouhi 等,2013 年[29] | PED | 后循环 | 无 | 7 | 7 | 6 个月 | 43% |
| Munich 等,2014 年[30] | PED | 后循环 | 有 | 12 | 12 | 6 个月 | 90% |
| Kulcsár 等,2010 年[31] | SILK | 基底动脉尖端或主干(2 例破裂) | 有 (50%) | 12 | 12 | 16 周 | 58% |

患者死亡，有 1/5 的患者随访时的 mRS 评分为 5 分[28,29]。

总的来说，相比较于其他部位，后循环动脉瘤使用血流导向装置的闭塞率较低，并发症发生率也较高。目前，这些病变的血流导向装置治疗属于超适应证应用。尽管如此，后循环动脉瘤，如有脑干压迫症状的巨大型动脉瘤，可能仍需要在特定病例中使用血流导向装置进行治疗。

## 3.6 破裂和夹层动脉瘤

急性破裂动脉瘤的血流导向装置治疗也属于超适应证应用。在已发表的血流导向研究中，大多数包括一小部分以急性蛛网膜下隙出血起病的患者，只有少数患者接受了针对破裂急性期或夹层动脉瘤的治疗。大多数关于动脉瘤血流导向装置治疗的研究主要关注未破裂动脉瘤或既往破裂和治疗的动脉瘤。由于需要评估抗血小板治疗和预防动脉瘤再破裂风险之间的矛盾，急性期破裂动脉瘤使用血流导向装置治疗的案例较少。与手术夹闭或弹簧圈栓塞不同的是，单纯的血流导向治疗并不能使得动脉瘤破裂风险立刻消失。此外，一旦使用血流导向治疗，这些患者则可能需要在抗血小板治疗的同时，进行脑脊液分流甚至开颅手术等外科手术，这让临床医生们在动脉瘤破裂急性期选择血流导向装置治疗前有所犹豫。在此，我们回顾了两篇使用血流导向装置治疗急性蛛网膜下隙出血患者的文献报道[32,33]。

Cruz 等报道了 20 例急性蛛网膜下隙出血的患者使用 PED 治疗血疱样、囊状和夹层动脉瘤的单中心经验。大多数患者都是在急性期接受治疗，只有 1 例患者延迟治疗。在 5 例患者中使用了辅助弹簧圈栓塞，而另 15 例患者则采用了单纯 PED 治疗。据报道，在 12 个月随访时，完全闭塞率为 94%；注意，在一些患者中，动脉瘤闭塞的评估采用的是计算机断层扫描血管成像和磁共振血管成像。其中 2 例患者因手术并发症而严重残疾，1 例患者因动脉瘤再破裂导致脑实质血肿而死亡[32]。

Lin 等报道的一项多中心研究纳入了 26 例表现为急性蛛网膜下隙出血的 ICA 血疱样、囊状和夹层动脉瘤患者，Hunt-Hess 分级 Ⅰ～Ⅲ级，采用 PED 治疗。在 26 例患者中，有 12 例使用弹簧圈辅助栓塞。1/2 的患者在动脉瘤破裂后急性期接受治疗。作者报道，在平均 5.9 个月的随访时，动脉瘤闭塞率为 78.3%。值得注意的是，8 例血疱样动脉瘤患者，随访时均完全闭塞[33]。

迄今为止，只有一项研究专门针对夹层动脉瘤[34]。这些相对罕见的病变占颅内动脉瘤比例不到 5%，并且对开放手术或血管内介入治疗而言都是巨大的挑战[35]。在 2011 年发表的一篇文献中，De Barros Faria 等报道了 23 例患者的夹层动脉瘤，主要位于椎–基底动脉，采用 PED 治疗。约 1/2 的患者表现为蛛网膜下隙出血，4 例患者在急性期接受治疗。在平均 6 个月随访时，作者报道完全闭塞率为 69.5%。若仅对随访时间超过 3 个月的患者进行分析，这一比例上升至 87.5%[34]。

## 3.7 Willis 环动脉瘤及其远端动脉瘤

大多数关于动脉瘤血流导向装置应用的报道多集中于 ICA 海绵窦段和床突旁段动脉瘤，同时还有在后循环中的使用。很少有研究关注血流导向装置治疗 Willis 环及其远端的动脉瘤。迄今为止，有 3 篇文献报道了血流导向装置在这类动脉瘤的应用，其中一篇专门针对 Willis 环及其远端的动脉瘤[23,24,36]。Pistocchi 等报道了一项单中心经验，包括 26 例患者，30 枚动脉瘤，主要位于前交通动脉、MCA 和胼周动脉。大部分动脉瘤为囊状或梭形未破裂动脉瘤。对所有患者使用 PED 或 SFD 血流导向装置治疗，其中 23%（动脉瘤）同时进行了辅助弹簧圈栓塞。作者报道，平均随访 13 个月，完全闭塞率为 78.9%。联合使用血流导向装置和辅助弹簧圈栓塞的患者，完全闭塞率为 100%[36]。

## 3.8 小动脉瘤

在人群中遇到的大多数动脉瘤都<10mm[37]。这些病变使用传统的血管内介入治疗较为困难，术中破裂或弹簧圈分离风险较高[38-40]。本章包括两项特别针对小动脉瘤的研究[41,42]。

Lin 等报道了 41 例患者（44 枚直径<10mm 的未破裂动脉瘤）的单中心经验。大多数动脉瘤都是眼动脉旁段和床突段动脉瘤，平均大小为 5mm。所有患者都接受 PED 治疗，并且只有 2 例患者进行辅助栓塞。病例中的 88%使用单个装置。据作者报告，6 个月随

访时的完全闭塞率为 85.7%[41]。

在另一项由 Chalouhi 等完成的专门针对小型动脉瘤的研究中，作者报道了 100 例使用 PED 治疗直径<7mm 的动脉瘤的经验。使用单个装置治疗者占 80%，只有 2 例患者接受弹簧圈治疗。作者报道，在平均 6.3 个月的随访中，动脉瘤完全闭塞率为 72%[42]。

## 3.9 结论

血流导向装置可对载瘤动脉进行血管内重建，用于治疗复杂和难治性动脉瘤。目前，市场上有多种血流导向装置，但只有 PED 是唯一经美国 FDA 批准，而且研究最多的装置。在已经批准的适应证范围内，动脉瘤闭塞率较高，不良事件发生率也可接受。然而，血流导向装置的超适应证使用结果参差不齐，应谨慎地选择性使用。

## 参考文献


[1] O'Kelly CJ, Krings T, Fiorella D, Marotta TR. A novel grading scale for the angiographic assessment of intracranial aneurysms treated using flow diverting stents. Interv Neuroradiol. 2010; 16(2):133–137

[2] Kamran M, Yarnold J, Grunwald IQ, Byrne JV. Assessment of angiographic outcomes after flow diversion treatment of intracranial aneurysms: a new grading schema. Neuroradiology. 2011; 53(7):501–508

[3] Grunwald IQ, Kamran M, Corkill RA, et al. Simple measurement of aneurysm residual after treatment: the SMART scale for evaluation of intracranial aneurysms treated with flow diverters. Acta Neurochir (Wien). 2012; 154 (1):21–26, discussion 26

[4] Nelson PK, Lylyk P, Szikora I, Wetzel SG, Wanke I, Fiorella D. The pipeline embolization device for the intracranial treatment of aneurysms trial. AJNR Am J Neuroradiol. 2011; 32(1):34–40

[5] Lylyk P, Miranda C, Ceratto R, et al. Curative endovascular reconstruction of cerebral aneurysms with the pipeline embolization device: the Buenos Aires experience. Neurosurgery. 2009; 64(4):632–642, discussion 642–643, quiz N6

[6] Becske T, Kallmes DF, Saatci I, et al. Pipeline for uncoilable or failed aneurysms: results from a multicenter clinical trial. Radiology. 2013; 267 (3):858–868

[7] McAuliffe W, Wycoco V, Rice H, Phatouros C, Singh TJ, Wenderoth J. Immediate and midterm results following treatment of unruptured intracranial aneurysms with the pipeline embolization device. AJNR Am J Neuroradiol. 2012; 33(1):164–170

[8] Saatci I, Yavuz K, Ozer C, Geyik S, Cekirge HS. Treatment of intracranial aneurysms using the pipeline flow-diverter embolization device: a single-center experience with long-term follow-up results. AJNR Am J Neuroradiol. 2012; 33(8):1436–1446

[9] Yu SC, Kwok CK, Cheng PW, et al. Intracranial aneurysms: midterm outcome of pipeline embolization device–a prospective study in 143 patients with 178 aneurysms. Radiology. 2012; 265(3):893–901

[10] Çinar C, Bozkaya H, Oran I. Endovascular treatment of cranial aneurysms with the pipeline flow-diverting stent: preliminary mid-term results. Diagn Interv Radiol. 2013; 19(2):154–164

[11] O'Kelly CJ, Spears J, Chow M, et al. Canadian experience with the pipeline embolization device for repair of unruptured intracranial aneurysms. AJNR Am J Neuroradiol. 2013; 34(2):381–387

[12] Byrne JV, Beltechi R, Yarnold JA, Birks J, Kamran M. Early experience in the treatment of intra-cranial aneurysms by endovascular flow diversion: a multicentre prospective study. PLoS One. 2010; 5(9):e12492

[13] Lubicz B, Collignon L, Raphaeli G, et al. Flow-diverter stent for the endovascular treatment of intracranial aneurysms: a prospective study in 29 patients with 34 aneurysms. Stroke. 2010; 41(10):2247–2253

[14] Berge J, Biondi A, Machi P, et al. Flow-diverter silk stent for the treatment of intracranial aneurysms: 1-year follow-up in a multicenter study. AJNR Am J Neuroradiol. 2012; 33(6):1150–1155

[15] Wagner A, Cortsen M, Hauerberg J, Romner B, Wagner MP. Treatment of intracranial aneurysms. Reconstruction of the parent artery with flow-diverting (Silk) stent. Neuroradiology. 2012; 54(7):709–718

[16] Maimon S, Gonen L, Nossek E, Strauss I, Levite R, Ram Z. Treatment of intra-cranial aneurysms with the SILK flow diverter: 2 years' experience with 28 patients at a single center. Acta Neurochir (Wien). 2012; 154(6):979–987

[17] Tähtinen OI, Manninen HI, Vanninen RL, et al. The silk flow-diverting stent in the endovascular treatment of complex intracranial aneurysms: technical aspects and midterm results in 24 consecutive patients. Neurosurgery. 2012; 70(3):617–623, discussion 623–624

[18] Velioglu M, Kizilkilic O, Selcuk H, et al. Early and midterm results of complex cerebral aneurysms treated with Silk stent. Neuroradiology. 2012; 54 (12):1355–1365

[19] Mpotsaris A, Skalej M, Beuing O, Eckert B, Behme D, Weber W. Long-term occlusion results with SILK flow diversion in 28 aneurysms: do recanalizations occur during follow-up? Interv Neuroradiol. 2015; 21(3):300–310

[20] Möhlenbruch MA, Herweh C, Jestaedt L, et al. The FRED flow-diverter stent for intracranial aneurysms: clinical study to assess safety and efficacy. AJNR Am J Neuroradiol. 2015; 36(6):1155–1161

[21] Diaz O, Gist TL, Manjarez G, Orozco F, Almeida R. Treatment of 14 intracranial aneurysms with the FRED system. J Neurointerv Surg. 2014; 6(8):614–617

[22] Kocer N, Islak C, Kizilkilic O, Kocak B, Saglam M, Tureci E. Flow re-direction endoluminal device in treatment of cerebral aneurysms: initial experience with short-term follow-up results. J Neurosurg. 2014; 120(5):1158–1171

[23] De Vries J, Boogaarts J, Van Norden A, Wakhloo AK. New generation of Flow Diverter (Surpass) for unruptured intracranial aneurysms: a prospective single-center study in 37 patients. Stroke. 2013; 44(6):1567–1577

[24] Wakhloo AK, Lylyk P, de Vries J, et al. Surpass Study Group. Surpass flow diverter in the treatment of intracranial aneurysms: a prospective multicenter study. AJNR Am J Neuroradiol. 2015; 36(1):98–107

[25] Briganti F, Leone G, Marseglia M, et al. Endovascular treatment of cerebral aneurysms using flow-diverter devices: a systematic review. Neuroradiol J. 2015; 28(4):365–375

[26] Phillips TJ, Wenderoth JD, Phatouros CC, et al. Safety of the pipeline embolization device in treatment of posterior circulation aneurysms. AJNR Am J Neuroradiol. 2012; 33(7):1225–1231

[27] Toth G, Bain M, Hussain MS, et al. Posterior circulation flow diversion: a single-center experience and literature review. J Neurointerv Surg. 2015; 7 (8):574–583

[28] Siddiqui AH, Abla AA, Kan P, et al. Panacea or problem: flow diverters in the treatment of symptomatic large or giant fusiform vertebrobasilar aneurysms. J Neurosurg. 2012; 116(6):1258–1266

[29] Chalouhi N, Tjoumakaris S, Dumont AS, et al. Treatment of posterior circulation aneurysms with the pipeline embolization device. Neurosurgery. 2013; 72(6):883–889

[30] Munich SA, Tan LA, Keigher KM, Chen M, Moftakhar R, Lopes DK. The Pipeline Embolization Device for the treatment of posterior circulation fusiform aneurysms: lessons learned at a single institution. J Neurosurg. 2014; 121 (5):1077–1084

[31] Kulcsár Z, Ernemann U, Wetzel SG, et al. High-profile flow diverter (silk) implantation in the basilar artery: efficacy in the treatment of aneurysms and the role of the perforators. Stroke. 2010; 41(8):1690–1696

[32] Cruz JP, O'Kelly C, Kelly M, et al. Pipeline embolization device in aneurysmal subarachnoid hemorrhage. AJNR Am J Neuroradiol. 2013; 34(2):271–276

[33] Lin N, Brouillard AM, Keigher KM, et al. Utilization of Pipeline embolization device for treatment of ruptured intracranial aneurysms: US multicenter experience. J Neurointerv Surg. 2015; 7(11):808–815

[34] de Barros Faria M, Castro RN, Lundquist J, et al. The role of the pipeline embolization device for the treatment of dissecting intracranial aneurysms. AJNR Am J Neuroradiol. 2011; 32(11):2192–2195

[35] Santos-Franco JA, Zenteno M, Lee A. Dissecting aneurysms of the vertebrobasilar system. A comprehensive review on natural history and treatment options. Neurosurg Rev. 2008; 31(2):131–140, discussion 140

[36] Pistocchi S, Blanc R, Bartolini B, Piotin M. Flow diverters at and beyond the

level of the circle of Willis for the treatment of intracranial aneurysms. Stroke. 2012; 43(4):1032–1038

[37] Wiebers DO, Whisnant JP, Huston J, III, et al. International Study of Unruptured Intracranial Aneurysms Investigators. Unruptured intracranial aneurysms: natural history, clinical outcome, and risks of surgical and endovascular treatment. Lancet. 2003; 362(9378):103–110

[38] Brinjikji W, Lanzino G, Cloft HJ, Rabinstein A, Kallmes DF. Endovascular treatment of very small (3 mm or smaller) intracranial aneurysms: report of a consecutive series and a meta-analysis. Stroke. 2010; 41(1):116–121

[39] Mitchell PJ, Muthusamy S, Dowling R, Yan B. Does small aneurysm size predict intraoperative rupture during coiling in ruptured and unruptured aneurysms? J Stroke Cerebrovasc Dis. 2013; 22(8):1298–1303

[40] Nguyen TN, Raymond J, Guilbert F, et al. Association of endovascular therapy of very small ruptured aneurysms with higher rates of procedure-related rupture. J Neurosurg. 2008; 108(6):1088–1092

[41] Lin LM, Colby GP, Kim JE, Huang J, Tamargo RJ, Coon AL. Immediate and follow-up results for 44 consecutive cases of small (< 10 mm) internal carotid artery aneurysms treated with the pipeline embolization device. Surg Neurol Int. 2013; 4:114

[42] Chalouhi N, Zanaty M, Whiting A, et al. Safety and efficacy of the Pipeline Embolization Device in 100 small intracranial aneurysms. J Neurosurg. 2015; 122(6):1498–1502

# 第 4 章 弹簧圈栓塞和血流导向

*Jeffreya. Steinberg, Peter Abraham, J. Scott Pannell, Alexander Khalessi*

**摘要**

首次尝试用血流导向装置治疗颅内动脉瘤始于开放手术 Hunterian 结扎。血流导向装置代表血管内治疗脑动脉瘤的最新进展，其可实现原位血流转向及载瘤动脉重建。目前主要应用于治疗大型、巨大型、梭形和宽颈动脉瘤。弹簧圈栓塞联合或不联合辅助装置和开放性手术重建是目前的标准治疗。虽然血流导向支架和弹簧圈栓塞的目的都是将动脉瘤排除在循环系统之外，但两者之间作用机制却不相同。该技术的合理应用需要了解基本的放置技术、动脉瘤闭塞生理机制、闭塞率和并发症概况。本章是一篇最新文献综述，评估对比了血流导向装置与弹簧圈栓塞治疗脑内动脉瘤的各方面情况，并特别考虑了成本和可用的资源。

**关键词**：效益；弹簧圈栓塞；比较；并发症；成本分析；血流导向支架

## 4.1 简介

20 世纪 90 年代早期，Guglielmi 可脱卸弹簧圈的发展是颅内动脉瘤治疗方式的重要转变，也是替代开放性重建手术的第一选择。血管内辅助治疗装置的出现，如支架和球囊，使得更多的动脉瘤通过支架辅助栓塞和球囊辅助的方式得到治疗成为可能。这些早期支架主要是作为弹簧圈的保护装置，一方面增加了动脉瘤内弹簧圈的压实密度，另一方面防止弹簧圈突入载瘤动脉。然而，即使动脉瘤血管内治疗进步显著，仍然有一部分病变治疗相当困难。具体来说，大型（>10mm）、巨大型（>25mm）、梭形、宽颈（顶/颈比<2）动脉瘤的治疗仍然存在困难；因为这些病变经过治疗后，动脉瘤残留或复发率很高[1]。另外，相对于小型动脉瘤或囊状动脉瘤，这些类型动脉瘤自然史较差。巨大动脉瘤 5 年的累积破裂风险在前循环为 40%，在后循环为 50%。从理论上来说，手术治疗的并发症发生和死亡率可能高达 30%。这些病变的血管内治疗仍然极具挑战，这是因为它们的闭塞率为 57%，死亡率为 7%~11%[1]。

最近开发的血流导向装置具有较低的孔隙率（较高的金属覆盖率），以期改变动脉瘤中血流方向，使动脉瘤内血流停滞并形成血栓，进而让动脉瘤颈部内皮化，最终使动脉瘤退化消失[1,2]。这种机制可对载瘤动脉及病变段血管进行重塑[1]。从理论上讲，载瘤动脉血管重建与动脉瘤闭塞和被动血管愈合相比，可提供更为持久和彻底的治疗。

在实际临床应用中，有多个血流导向装置，包括 SURPASS、SILK 和 FRED，目前都已获得 CE 认证，并且处于美国食品药品监督管理局（FDA）审批的不同阶段，而 Pipeline 栓塞装置（PED）已获 FDA 批准（2011 年），可在美国用于治疗颈内动脉（ICA）附近的岩骨段至床突上段之间的大型或巨大型颅内动脉瘤[1]。在表 4.1 中，简要比较了弹簧圈栓塞和血流导向装置治疗。

表 4.1 弹簧圈栓塞和血流导向装置治疗的简要比较

| | 弹簧圈栓塞 | 血流导向装置 |
|---|---|---|
| 作用机制 | 动脉瘤内置管，放置一个或多个弹簧圈，可立即诱导血栓形成 | 载瘤动脉内横跨动脉瘤放置装置，包括动脉瘤内血流停滞和血栓形成，继而载瘤动脉重塑（新生内皮），动脉瘤退化 |
| 目前使用 | 小囊性动脉瘤至巨大梭形动脉瘤，常联合支架和球囊辅助重塑。不管动脉瘤破裂与否均可使用 | 大型、宽颈或梭形动脉瘤，多未破裂 |
| 辅助技术 | 使用球囊和支架 | 辅助放置血流导向装置 |
| 6个月时完全闭塞率 | 平均为50%[6] | 平均为75%[4] |
| 抗血小板药 | 不需要，可使用单一抗血小板药物减少血栓栓塞事件 | 双抗3~6个月，继而单用阿司匹林 |
| 并发症 | 血栓栓塞事件、术中破裂、动脉瘤复发、闭塞失败 | 非动脉瘤IPH、穿支血管闭塞、支架内狭窄/栓塞、未来无法进入动脉瘤 |
| 未破裂动脉瘤发病率和死亡率 | 平均为5%和1%[13] | 平均为5%和1%[10,14] |
| 费用 | 相对较小动脉瘤节省费用 | 相对较大动脉瘤节省费用 |

缩写：IPH，脑实质出血。

## 4.2 血流导向和弹簧圈栓塞技术：效益和风险

为了了解血流导向装置的益处和风险，需要简单了解放置的过程。放置血流导向装置需要将微导管推送至动脉瘤的远端，并随后移除释放装置。与单纯弹簧圈栓塞相比，放置血流导向装置存在一些技术上的挑战，包括如何在颅内循环中输送更大装置、实现装置和载瘤动脉位置较好的匹配，以及如何释放支架[2]。这需要选择合适直径的支架，并确保支架覆盖载瘤动脉近端和远端（因为支架释放后会有短缩现象）[1]。另外，还必须注意到支架末端和导管的位置，不误入穿支血管，避免出现并发症。有时候为了保证支架充分贴壁，可能需要使用球囊成形术，这是因为内漏可能阻碍动脉瘤闭塞和内皮化过程。必要时，还可以放置多个血流导向支架。然而，一旦一个支架植入之后，介入医生就失去了进入动脉瘤的路径。进一步的血管内治疗只能采用血流导向，且将会给载瘤动脉带来更大的负担。这也是血流导向技术的重大限制。尽管大多数医生都很精通支架植入，但这种最新的装置确实对技术提出了新的挑战和技术要求，只有能够接受挑战和掌握技术要领，才能达到最佳的治疗效果。

如前所述，血流导向装置治疗后，极少发生动脉瘤即刻闭塞，报道的闭塞率为8%~21%[2]。多数在治疗后6~12个月闭塞。因此，血流导向治疗主要用于未破裂动脉瘤[2]，因为延迟闭塞不能阻止蛛网膜下隙出血（SAH）后动脉瘤再次破裂。

与血流导向技术不同的是，弹簧圈栓塞直接将弹簧圈微导管送入动脉瘤内，在动脉瘤内放置弹簧圈。相比于血流导向技术，弹簧圈可直接诱发血栓形成和动脉瘤闭塞。正如前面所述，支架辅助栓塞（高孔隙率支架）和球囊重塑形是提高弹簧圈栓塞密度的技术。因为弹簧圈能够促进血栓形成，所以弹簧圈栓塞仍然是破裂动脉瘤内血管内治疗的一线方法。

血流导向装置放置过程的主要优势在于不需要超选动脉瘤。这个优势在处理颈内动脉岩骨段或海绵窦段下方或侧面突出的非血流相关动脉瘤时，尤为明显。

## 4.3 抗血小板治疗

目前，对血流导向支架内皮化过程尚不完全了解，因而医生的抗血小板方案多种多样。许多患者在支架植入前服用阿司匹林和氯吡格雷，术后连续 3~6 个月服用双抗血小板，最后以服用单一药物维持终身[1-3]。在介入治疗前，一些医生先使用氯吡格雷检测，以确保药物起效[1]。如果有对传统抗血小板药物无反应的患者，需要特别考虑。

弹簧圈栓塞不需要使用抗血小板药物。然而，一些医生在弹簧圈栓塞治疗时，也使用抗血小板药物，通常是使用一种（药物）以预防血栓栓塞并发症。支架辅助栓塞需要联合使用两种抗血小板药物，类似于血流导向装置。

有出血危险因素的患者、可能需要进一步手术干预的患者，以及依从性较差的患者，使用弹簧圈栓塞较为有利，而不是血流导向装置。停止抗血小板药物，特别是支架植入后急性期，很可能与发生血栓栓塞事件或支架血栓形成有关。对于可能出现血栓并发症风险的患者，建议在使用血流导向装置治疗至少 1 周前，就开始进行抗血小板治疗方案。

此外，如果要使用血流导向装置治疗，动脉瘤破裂的患者必须使用双抗血小板治疗。这一因素必须在治疗计划中加以考虑。

## 4.4 闭塞率：弹簧圈栓塞与血流导向治疗的比较

弹簧圈栓塞和血流导向装置治疗结果的直接比较较为困难，因为血流导向装置数据多来自复杂动脉瘤。然而，还是有一些提供血流导向装置结果和并发症的荟萃分析与比较研究显示了每种方式的优缺点。在 Brinjikji 等发表在 *Stroke* 杂志上的一项荟萃分析中，作者检查了 29 项关于脑动脉瘤的血流导向装置治疗的研究，总体纳入 1451 例患者。6 个月后，动脉瘤完全闭塞率为 76%。根据动脉瘤的大小进行亚组分析，小动脉瘤闭塞率为 80%，大动脉瘤闭塞率为 74%，而巨大型动脉瘤闭塞率为 76%。在其他研究中也显示了类似的结果，在 6~12 个月时，动脉瘤完全闭塞率为 80%~85%[5]。

与血流导向装置相比，动脉瘤弹簧圈栓塞闭塞率较低。最近的研究表明，Siddiqui 等在文章中报道，弹簧圈栓塞治疗闭塞率为 48%，动脉瘤颈部残留率为 22%，动脉瘤残留率为 30%[6]。在另一项 501 例可脱卸弹簧圈治疗动脉瘤患者的研究中，作者发现早期随访（3~12 个月）完全闭塞率为 44.6%，晚期随访（12 个月）完全闭塞率为 38.3%。这些研究表明，血流导向装置完全闭塞率较高；然而，研究多较为分散，无法直接比较两种治疗方式。

在 Chalouhi 等的研究中，作者配对比较 Pipeline 栓塞装置或弹簧圈栓塞治疗大的囊性动脉瘤。虽然这项研究并不是随机研究，并且包括辅助弹簧圈栓塞技术，如支架辅助栓塞和球囊辅助栓塞，但是仍然可以从分析中得到一些端倪。在所有的时间点上，血流导向装置的动脉瘤完全闭塞较高，在最后一次随访时，血流导向组完全闭塞率为 86%，弹簧圈栓塞组完全闭塞率为 41%[7]。

在另一项比较研究中，Lanzino 等比较床突旁 ICA 动脉瘤治疗方式，将血流导向装置治疗与弹簧圈栓塞治疗进行比较。同样，血流导向装置治疗组的动脉瘤完全闭塞率较高[8]。

由于血流导向装置的成功应用，一些介入医生将其使用范围扩大至既往栓塞治疗的小动脉瘤患者。在 Chalouhi 等研究中，作者比较血流导向装置和弹簧圈栓塞在前循环未破裂的囊性动脉瘤中的作用。作者发现，两治疗组之间完全闭塞率、并发症和临床结果相似。该研究也推动了血流导向装置治疗适应证的进一步扩大。

## 4.5 并发症：血流导向装置与弹簧圈栓塞的比较

当比较血流导向装置和弹簧圈栓塞治疗时，必须仔细评估并发症率、致残率和死亡率。在血流导向装置治疗中最无法预期、最独特的并发症之一是非动脉瘤性脑实质内出血（IPH），其通常在距离治疗的病变位置较远处出现。Brinjikji 等指出了 IPH 总发生率为 3%，与动脉瘤的大小没有相关性[4]。其他血流导向装置研究也报道了类似的脑出血（ICH）发生率为 0~2%[1,5]。这些非动脉瘤性脑实质出血的病因尚不清楚，包括血栓栓塞向出血转化、支架涂层材料栓塞，以及血流动力学变化相关的高灌注综合征[1]。尽管这些事件在血流导向装置治疗的患者中只占很小比例，但 IPH 确实伴随较高残疾率，并且需要进一步研究来阐明病因和发病率。目前认为,非动脉瘤性 IPH 与弹簧圈栓塞没有相关性。

血流导向装置另一种特有的并发症是支架覆盖的血管周围出现穿支血管闭塞。在 Brinjikji 等的荟萃分析中,1654 例患者使用血流导向装置治疗,穿支血管梗死的发生率为 3%, 后循环动脉瘤穿支血管梗死的发生率较高[4]。在专家评论文章中,Eller 等认为,如果穿支血管开口狭窄超过 50%,可能会出现穿支血管梗死。他们发表的一个小样本研究进一步探讨血流导向装置治疗巨大型椎-基底动脉梭形动脉瘤,7 例患者中有 4 例死亡,其中 2 例死于脑干卒中[1]。目前,血流导向装置在后循环动脉瘤的治疗中仍为超适应证使用,应谨慎使用,特别是放置多个支架时,可能出现穿支血管梗死。

在 Brinjikji 等的血流导向装置荟萃分析研究中发现,总的 SAH 发病率为 4%,小动脉瘤术后 SAH 发生率要低得多。SAH 和动脉瘤位置之间没有相关性。据报道,脑卒中发生率为 6%,而较小的动脉瘤脑卒中发生率较低。此外,与后循环动脉瘤相比,前循环动脉瘤脑卒中发生率较低[4]。血流导向装置治疗的并发症包括支架内狭窄和治疗后巨大型动脉瘤的占位效应。Eller 等报道, 支架血栓形成和狭窄的发生率分别为 1.9%和 5%[1]。Lylyk 等报道,巨大型动脉瘤治疗后,3 例患者出现占位效应[3]。由 Chalouhi 等将血流导向装置治疗及弹簧圈栓塞治疗患者进行配对分析,结果显示,两组并发症发生率均低于 10%[7]。

血流导向装置的另一项并发症是大型或巨大型动脉瘤延迟破裂。在 Kulcsar 等的研究中,作者回顾了 13 例(来自 12 个医疗中心)使用血流导向装置治疗后发生延迟破裂的大型、宽颈或梭形动脉瘤病例[9]。所有的患者都有临床症状, 动脉瘤平均直径为 22mm。作者将患者分成早期破裂(<3 个月)组和晚期破裂(3~5 个月)组。其中早期破裂组 10 例(平均治疗至破裂时间为 16 天),3 例患者被归类为晚期破裂 (平均治疗至破裂时间为 132 天)。通过尸体解剖和组织学分析发现,所有患者动脉瘤内都有血栓形成,而且在某些情况下是完全性血栓。组织学检查提示,动脉瘤壁非常薄,部分区域血管壁坏死,纤维组织和平滑肌细胞缺失并有炎性细胞浸润。这看起来似乎是一系列栓塞事件诱发组织自溶现象, 最终导致了动脉瘤破裂。目前,还不清楚为什么动脉瘤内血栓形成会导致这些动脉瘤延迟破裂。作者总结了血流导向装置治疗后的动脉瘤容易破裂的 4 个危险因素,包括大型或巨大型、有症状的、顶/颈形态复杂和流入血流变化多端等特征[9]。尽管在这项研究中只有 13 例病例,但是作者认为,动脉瘤延迟破裂确实是血流导向装置治疗相关的并发症。

同样,Brinjikji 等发表的大样本荟萃分析报道,永久性致残率为 5%,致死率为 4%[4]。Fargen 等总结了 7 项 Pipeline 栓塞装置的相关研究结果揭示,总体并发症发生率为 5.3%,致死率为 1.3%[10]。

尽管血流导向治疗总体并发症发生率、发病率和死亡率与弹簧圈栓塞相近,但非动脉瘤性 IPH 和穿支血管梗死的发生率却较高。这些并发症致残率较高,并且可能风险可能持续存在。

## 4.6 成本分析

因为血流导向装置目前研究尚少, 成本-效益分析受限。一些数据表明,与其他血管内治疗方法相比,血流导向装置治疗节省了治疗费用[11]。另外,也有研究认为, 血流导向装置的费用相当于大量的弹簧圈,其中一项研究估算可达 32 个弹簧圈,甚至更多[1]。在一项由 Chalouhi 等进行的研究中,作者发现治疗费用与动脉瘤大小有关。具体地说,与弹簧圈栓塞相比,体积在 $0.90cm^3$ 以上的动脉瘤血流导向治疗的成本较低;小于这一体积时,血流导向装置治疗成本会较高。此外,使用多个装置将抵消血流导向装置治疗在体积超过 $0.90cm^3$ 的动脉瘤中的费用优势[3,12]。一旦血流导向装置成本下降,成本优势则更为明显。然而,节约成本还必须考虑患者预后、是否需要进一步治疗、并发症,以及整个住院费用等。很难通过研究来评估这些因素,如果血流导向装置治疗闭塞率较高,治疗效果更稳定,可能会带来巨大的成本效益。

## 4.7 结论

研究数据表明,血流导向装置的前景乐观,特别是对于其他方法难以治疗的大型梭形动脉瘤。在多项研究中,对于复杂巨大型动脉瘤患者来说,血流导向装置治疗可以提高完全闭塞率，而且并发症的发生率与弹簧圈栓塞相似；然而，必须考虑到血流导向装置所特有的风险，如穿支血管闭塞和非动脉瘤性 ICH。此外，一旦使用血流导向装置，就会失去直接超选进入动脉瘤的路径（因为支架的孔隙率较低）。进一步的治疗只能选择重叠释放更多的支架。尽管如此，鉴于大型或巨大型颅内动脉瘤在治疗上独有的挑战，血流导向装置可能成为未破裂巨大型动脉瘤和梭形动脉瘤的治疗标准。不过，破裂的巨大型动脉瘤或梭形动脉瘤治疗仍较为困难，因为血流导向装置需要双抗血小板药物，这可增加再破裂和脑脊液分流术操作的相关 IPH 风险。在 SAH 时，可使用血流导向装置及弹簧圈栓塞联合治疗。然而，迄今为止，与此相关的研究数据还很少。此外，对血流导向装置治疗未破裂的小型囊性动脉瘤的关注度可能也将越来越高，因为数据表明完全闭塞率较高。虽然还缺少长期随访的结果，但血流导向装置作为一种新的血管内治疗技术，为脑动脉瘤患者的治疗提供了另一种选择。

## 参考文献


[1] Eller JL, Dumont TM, Sorkin GC, et al. The Pipeline embolization device for treatment of intracranial aneurysms. Expert Rev Med Devices. 2014; 11(2):137–150

[2] D'Urso PI, Lanzino G, Cloft HJ, Kallmes DF. Flow diversion for intracranial aneurysms: a review. Stroke. 2011; 42(8):2363–2368

[3] Lylyk P, Miranda C, Ceratto R, et al. Curative endovascular reconstruction of cerebral aneurysms with the pipeline embolization device: the Buenos Aires experience. Neurosurgery. 2009; 64(4):632–642, discussion 642–643, quiz N6

[4] Brinjikji W, Murad MH, Lanzino G, Cloft HJ, Kallmes DF. Endovascular treatment of intracranial aneurysms with flow diverters: a meta-analysis. Stroke. 2013; 44(2):442–447

[5] Fargen KM, Hoh BL. Flow diversion technologies in evolution: a review of the first 4 generations of flow diversion devices. World Neurosurg. 2014; 81(3–4):452–453

[6] Krishna C, Sonig A, Natarajan SK, Siddiqui AH. The expanding realm of endovascular neurosurgery: flow diversion for cerebral aneurysm management. Methodist DeBakey Cardiovasc J. 2014; 10(4):214–219

[7] Chalouhi N, Tjoumakaris S, Starke RM, et al. Comparison of flow diversion and coiling in large unruptured intracranial saccular aneurysms. Stroke. 2013; 44(8):2150–2154

[8] Lanzino G, Crobeddu E, Cloft HJ, Hanel R, Kallmes DF. Efficacy and safety of flow diversion for paraclinoid aneurysms: a matched-pair analysis compared with standard endovascular approaches. AJNR Am J Neuroradiol. 2012; 33(11):2158–2161

[9] Kulcsár Z, Houdart E, Bonafé A, et al. Intra-aneurysmal thrombosis as a possible cause of delayed aneurysm rupture after flow-diversion treatment. AJNR Am J Neuroradiol. 2011; 32(1):20–25

[10] Fargen KM, Velat GJ, Lawson MF, Mocco J, Hoh BL. Review of reported complications associated with the Pipeline Embolization Device. World Neurosurg. 2012; 77(3–4):403–404

[11] Colby GP, Lin L-M, Paul AR, Huang J, Tamargo RJ, Coon AL. Cost comparison of endovascular treatment of anterior circulation aneurysms with the pipeline embolization device and stent-assisted coiling. Neurosurgery. 2012; 71(5):944–948, discussion 948–950

[12] el-Chalouhi N, Jabbour PM, Tjoumakaris SI, et al. Treatment of large and giant intracranial aneurysms: cost comparison of flow diversion and traditional embolization strategies. World Neurosurg. 2014; 82(5):696–701

[13] Montanera W. Editorial: Does physician specialty matter? J Neurosurg. 2016; 124(1):7

[14] Tse MMY, Yan B, Dowling RJ, Mitchell PJ. Current status of pipeline embolization device in the treatment of intracranial aneurysms: a review. World Neurosurg. 2013; 80(6):829–835

# 第 5 章

# 适应证内使用(典型案例)

*Lynn B. McGrath, JR., John D. Nerva, Louis J. Kim*

**摘要**

Pipeline 栓塞装置治疗无法栓塞或治疗失败的动脉瘤(PUFS)试验确定了其适用的适应证[1],包括颈内动脉(ICA)岩骨段、海绵窦段、床突段,和(或)眼动脉段的大型或巨大型动脉瘤(如后交通动脉近端),直径≥10mm,动脉瘤颈部直径≥4mm。2011 年 4 月,美国食品药品监督管理局 (FDA) 批准使用 Pipeline 栓塞装置,并于 2015 年 2 月批准下一代装置 Pipeline Flex。其他获得 CE 认证的血流导向装置,包括 SILK、SURPASS 和 FRED。在美国,SURPASS 和 FRED 目前正在等待 FDA 审批。

**关键词**:血管内动脉瘤治疗;血流导向装置;大型或巨大型颅内动脉瘤;Pipeline 栓塞装置;未破裂颅内动脉瘤

## 5.1 病例一:H3165540

### 5.1.1 临床表现

50 岁女性患者,主诉工作中出现短暂的左侧听力丧失。患者大脑磁共振成像(MRI)检查提示,右侧大脑中动脉(MCA)存在大小约 7mm 的流空影。随后,患者进行 CT 脑动脉成像检查,发现有 1 个大小约 12mm、形态不规则的动脉瘤,累及右侧颈内动脉(ICA)海绵窦段和眼段。患者除了有短暂的听力损失外,未诉有头痛或神经功能缺陷病史。

### 5.1.2 放射学检查

脑血管造影显示多分叶、宽颈动脉瘤,从右侧 ICA 海绵窦段延伸至眼段。动脉瘤顶部直径为 12mm,颈部直径为 7mm。载瘤动脉段包含大于 180°的血管环。眼动脉始于海绵窦,位于动脉瘤远端。MCA 早分叉变异,有一支正常的 M1 和一支颞前动脉。在静脉期,动脉瘤内没有造影剂停滞(图 5.1a–d)。

### 5.1.3 诊断

右侧 ICA 岩骨段和眼段大型、未破裂、宽颈多分叶动脉瘤,未累及眼动脉。

### 5.1.4 治疗

#### 材料

- 标准 4 F 鞘和 4 F 导管(VERT; Cook Medical; Bloomington, IN)。
- 0.035" 亲水性导丝 (GLIDEWIRE; Terumo; Somerset, NJ)。
- 6 F 动脉鞘(KSAW; Cook Medical)。
- 0.058"Navien 导管(Covidien, Irvine, CA)。
- 0.027"Marksman 微导管(Covidien)。
- 0.014"Synchro Ⅱ 微导丝(Stryker Neurovascular, Fremont, CA)。
- Pipeline 栓塞装置(Covidien);4.75mm×18mm。

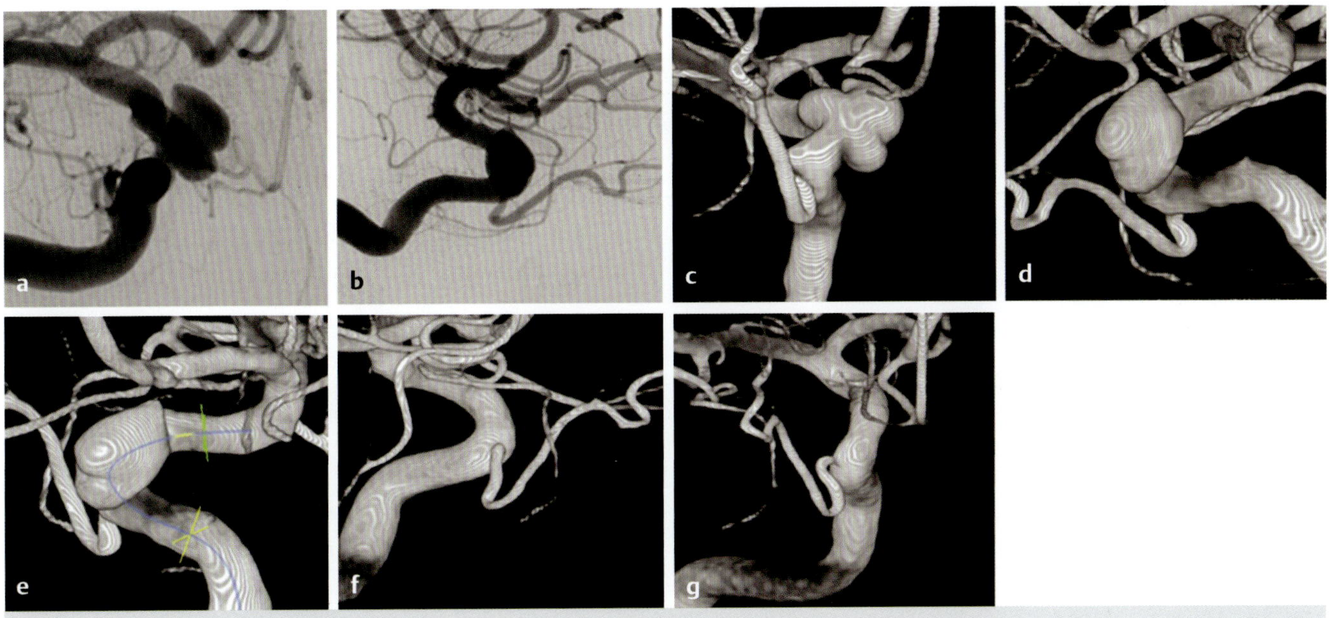


**图 5.1**　大脑血管造影前后位和侧位工作角度(a,b)以及前后位和侧位 3D 旋转血管造影(3DRA;c,d)显示,多分叶、宽基底动脉瘤从右侧颈内动脉(ICA)海绵窦段延伸至眼段。术中,3DRA 显示 Pipeline 栓塞装置近端和远端定位区测量位置(e)。6 个月的 3DRA 显示动脉瘤(f,g)完全闭塞。

- SynchroⅡ交换导丝(Stryker Neurovascular)。
- 6 F 缝合装置(Angio-Seal; St. Jude's Medical, St. Paul, MN)。
- 静脉用肝素。

### 手术经过

患者术前予以阿司匹林和氯吡格雷。患者气管插管,采用 Seldinger 技术植入 6 F KSAW 动脉导管鞘。常规肝素化,使手术期间活化凝血时间(ACT)保持为 250~350s。

然后,将 KSAW 长鞘送至右侧 ICA 颈段的近端,由 Navien 0.058"中间导管、Marksman 微型导管和 0.14" SynchroⅡ微导丝组成的同轴结构通过长鞘,并使 Navien 导管远端到达 ICA 海绵窦段。血管造影 3D 工作站重建图像用于调整工作角度。测量显示,目标血管段远端直径为 3.7mm,近端为 4.3mm,中间段的血管最大直径为 4.8mm(图 5.1e)。

将 Marksman 导管输送至右侧 M1。选择 4.75mm×18mm Pipeline 栓塞装置送入 Marksman 导管,跨越动脉瘤颈部进行释放,使支架与动脉瘤颈部远近端重叠。高分辨率 XperCT 三维血管造影证实,Pipeline 栓塞装置贴壁良好,无造影剂内漏。

最终工作角度造影显示分支血管血流良好,无血栓栓塞事件和大动脉瘤内造影剂滞留。术前及术后眼动脉和视网膜的脉络膜显影良好。最后退出微导管和导引导管,并使用缝合装置封闭股动脉穿刺点。

## 5.1.5 结局

术后第 1 天患者无并发症,出院回家,坚持服用双抗血小板治疗。6 个月血管造影显示,动脉瘤内完全血栓形成,动脉瘤不显影;在这一位置上,正常情况下的载瘤动脉(图 5.1f,g)侧壁出现 0.7mm 不规则显影。12 个月的血管造影显示无动脉瘤残留(图 5.1g)。此后停用氯吡格雷,阿司匹林每天改为 81mg。经治疗 2 年后,磁共振血管造影(MRA)显示治疗效果稳定,患者症状稳定在术前水平。

## 5.1.6 讨论

本病例中的未破裂动脉瘤患者接受治疗的原因有几方面。首先,动脉瘤年破裂风险在 1%~2%以上[2,3]。其次,动脉瘤呈分叶状,形态高度不规则,破裂风险也相对较高[3]。

血流导向装置是这例患者最安全、最有效的治疗方法。这是因为,动脉瘤颈较宽,使得弹簧圈容易疝入

ICA，单纯弹簧圈栓塞或球囊辅助弹簧圈栓塞较为困难。虽然辅助弹簧圈栓塞可能是一种在瘤体内致栓的有效方法；但因累及ICA的动脉瘤部分超过载瘤动脉圆周的一半，所以支架辅助弹簧圈栓塞在长期随访时的材料复发率仍会较高[4]。另外，动脉瘤颈较宽、ICA的病理性扩张使得显微外科瘤夹重建变得困难，造成载瘤动脉狭窄的风险也很高，这需要长时间的脑回缩，且未病变段动脉存在进展性扩张的风险。因此，血流导向装置的血管壁重建效应使之成为治疗病变段载瘤动脉壁的理想治疗方式。

幸运的是，该动脉瘤未累及眼动脉起始部。载瘤动脉内持续的前向血流，无论在动脉瘤近侧还是动脉瘤段，将抵消支架的血流导向作用，预示着影像随访时，动脉瘤残余的风险很高[5]。

血流导向装置实现血管壁血管内重建的能力使其成为治疗涉及大部分病变的动脉瘤的理想选择。

## 5.2 病例二：H3205881

### 5.2.1 临床表现

75岁老年女性，主诉进行性头痛和右侧眼眶后疼痛两年。患者有30年吸烟史，但健康状况良好。脑部MRI/MRA显示，右侧ICA眼动脉有1个大小约10mg的动脉瘤。结合患者动脉瘤体积较大及吸烟病史，患者动脉瘤破裂风险较大。由于高龄和动脉瘤宽颈，作者推荐使用Pipeline栓塞装置及弹簧圈辅助栓塞进行血管内治疗。治疗前1周，患者每天服用阿司匹林325mg和氯吡格雷75mg，并被送往血管造影室进行评估。

### 5.2.2 放射学检查

脑血管造影显示，右侧ICA眼动脉存在1个大小约10mm的宽颈动脉瘤。颈部大小为4.5mm，而动脉瘤囊最大尺寸为12mm×8mm。动脉瘤内没有造影剂停滞，动脉瘤远端动脉显影在正常范围之内(图5.2a–c)。

### 5.2.3 诊断

右侧ICA眼动脉大型、未破裂、宽颈囊状动脉瘤。

### 5.2.4 治疗

#### 材料

- 标准的4 F动脉鞘(VERT，Cook Medical)。
- 4 F H1导管(GLIDECATH，Terumo)。
- 0.035"亲水导丝(GLIDEWIRE，Terumo)。
- Amplatz超硬导丝(Boston Scientific，Marlborough，MA)。
- 标准8 F动脉鞘 (Envoy；Depuy Synthes，Raynham，MA)。
- 6 F长鞘(KSAW，Cook Medical)。
- 0.027"Marksman微导管(Covidien)。
- 0.058"ReVerse微导管 (Reverse Med，Irvine，CA)。
- SL–10微导管(Excelsior，Stryker Neurovascular)。
- 0.014"Synchro Ⅱ微导丝(Stryker Neurovascular)。
- Presidio微弹簧圈(Micrusphere，Depuy Synthes)；9mm×46cm。
- Pipeline栓塞装置(Covidien)。
- Synchro Ⅱ交换导丝(Stryker Neurovascular)。
- 6 F缝合装置(Angio–Seal，St. Jude's Medical)。

#### 手术经过

患者服用阿司匹林和氯吡格雷，进入血管造影室。术前患者经气管插管全身麻醉。使用Seldinger技术放置一个4 F鞘，经0.035英寸(1英寸≈2.54厘米)导丝将4 F H1导管送入右侧ICA。对病变进行工作角度造影及三维重建。患者肝素化，使ACT为250~350s。

肝素抗凝达标后，将H1导管移送至颈外动脉，由于患者主动脉弓为2型，选取了Amplatz超硬导丝。经此导丝将H1导管更换为8F短鞘、6F长鞘。当鞘到位置时，将0.058"ReVerse导管送入右侧ICA。此时，经ReVerse导管，将Marksman微导管送达颈动脉海绵窦段，再借助微导管使ReVerse导管到达ICA岩骨段。然后退出Marksman微导管，经0.014英寸预塑形尖端柔软的Synchro导丝送入SL–10导管，经此导管进入动脉瘤。然后将9mm×46cm Presidio微型弹簧圈放入囊状动脉瘤内，并证明弹簧圈未突向载瘤动脉

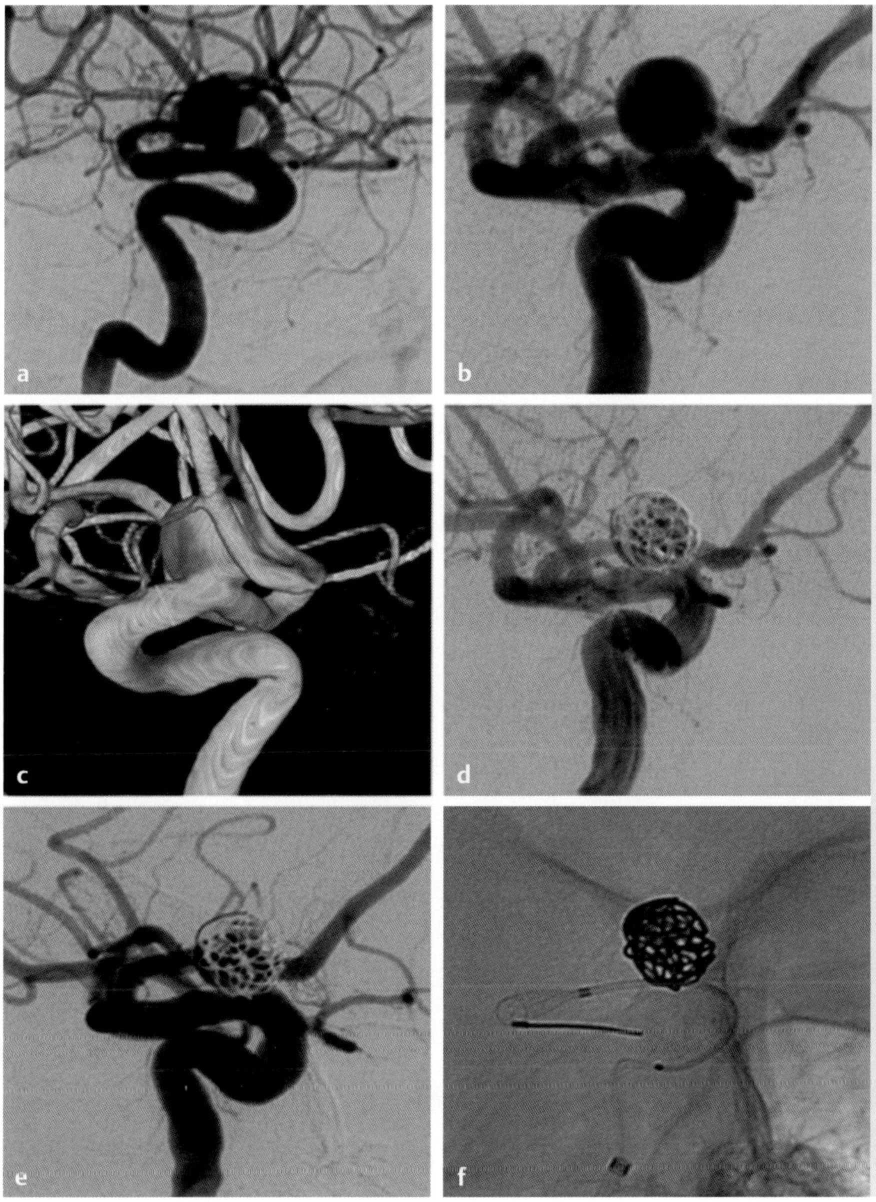


**图5.2** 大脑血管造影AP位和侧位工作视角(a,b)及3D旋转血管造影(3DRA;c)显示,右侧ICA眼动脉大型、未破裂、宽颈囊状动脉瘤。术中观察显示,放置支架前进行弹簧圈栓塞(d,e)。成功栓塞动脉瘤,进而放置血流导向装置(f)。

(图 5.2d–e)。弹簧圈解脱前后造影确认弹簧圈密度和位置适当。然后,将 SL-10 导管退出动脉瘤。此时,再次将 Synchro 导丝重新送入 Marksman 导管,并将其上达右侧 MCA M3 段。测量支架的预定位置,将直径为 4.5mm×14mm 的 Pipeline 栓塞装置放入 Marksman 导管,并向前推进,直至导管及导丝尖端位于 MCA 分支血管内。在透视下,Pipeline 栓塞装置放置在动脉瘤颈部,支架远端位于 ICA 末段,近端位于 ICA 海绵窦段(图 5.2 f)。通过血管造影及 3D 重建,作者确认支架位置适当和载瘤动脉正常。

将 Marksman 导管和导丝一起移除,直至工作角度和侧位显示弹簧圈和 Pipeline 栓塞装置位置良好,没有任何血栓栓塞事件或血流受限。然后将导管完全取出,没有夹层或动脉损伤证据。最后用股动脉缝合装置闭合股动脉穿刺点。

### 5.2.5 结局

患者在术后第 1 天出院回家,无并发症,出院后进行双抗血小板治疗。6 个月时,血管造影显示令人满意,右侧颈动脉眼段动脉瘤无复发。患者停药氯吡格雷,改为单一抗血小板(每天阿司匹林 81mg,口服)。

### 5.2.6 讨论

出于几个原因，患者接受了未破裂动脉瘤的治疗。第一，动脉瘤每年至少有1%~2%的破裂风险[2,3]。第二，由于患者有长期吸烟史，动脉瘤破裂的风险增加。第三，尽管患者有高龄和吸烟，但患者身体非常健康，患者的预期寿命也足够长，以至于累积的破裂风险让患者不可接受。

考虑到自己的年龄、动脉瘤的宽颈形态，以及对创伤最小化的要求，患者选择使用血流导向装置（一种安全、有效的治疗方式）进行治疗。由于患者动脉瘤颈部较宽、弹簧圈突入ICA的风险较高和动脉瘤再通率较高，所以单纯弹簧圈栓塞或球囊辅助弹簧圈栓塞较为困难。如前所述，支架辅助栓塞同样可在动脉瘤内产生血栓；然而，在受动脉瘤累及的ICA分段横跨血管壁却显示出一半以上的血管有变化（图5.2c）。这种病理特征需要采用显微外科手术夹闭重建术或血流导向结合栓塞以促进血管腔内重建。考虑到动脉瘤与眼动脉的起源距离较远，而且患者对抗血栓药物无使用禁忌，因此，多倾向选择使用血流导向治疗。在这个病例中，因为患者头痛越来越严重，造影显示血流直接进入动脉瘤，使得我们更想让动脉瘤迅速闭塞，否则不会同时放置弹簧圈。

在血流导向治疗中，决定是否需要辅助弹簧圈栓塞还需要考虑一些问题。单个血流导向支架治疗后6个月动脉瘤闭塞率为52%，即使放置多个装置，再次治疗的闭塞率也可高达5.6%~13.2%[6]。为降低这种风险，需要同时使用弹簧圈栓塞。在这个病例中，由于患者年龄偏高，我们希望尽可能避免二期治疗动脉瘤，因此采用了弹簧圈栓塞去干扰动脉瘤的流入血流，以促进动脉瘤血栓形成。选择弹簧圈栓塞，而不是重叠使用多个装置的原因有：首先，使用多个装置的并发症可能较多，包括支架错位、早期支架内血栓形成、迟发性支架内狭窄，以及在穿支血管附近操作时风险较高[6]。此外，与使用多个血流导向装置相比，弹簧圈栓塞的动脉瘤早期闭塞率较高，可以规避使用多个血流导向装置导致的累积风险[7]。

尽管目前没有明确证据表明技术上怎样操作更好，但在弹簧圈辅助血流导向的病例中，我们遵循和总结了一些原则，并发表了一些文章。首先，我们在术前就决定是否使用弹簧圈栓塞，从而在放置血流导向装置时，避免放置弹簧圈操作时导管受限风险。第二，栓塞动脉瘤的目的仅仅是为了干扰动脉瘤流入血流，而不需要特别压实弹簧圈密度。第三，适度弹簧圈可以作为血栓形成和动脉瘤闭塞的框架。这一点尤为关键，因为曾经出现过高密度弹簧圈导致严重的血栓形成事件造成动脉闭塞，以及由于内皮层降解诱发动脉瘤术后破裂。

血流导向装置可实现血管腔内重建，这类装置的多功能特性使其特别适合于治疗这类动脉瘤，在以往，它们可能只能通过开放手术治疗。

## 5.3 病例三：H3423163

### 5.3.1 临床表现

患者为63岁女性，13年前被诊断为颅内未破裂动脉瘤，当时决定保守治疗。其主诉眩晕。患者母亲最近死于动脉瘤破裂引起的蛛网膜下隙出血，家属敦促其进一步咨询。患者在院外进行MRA检查，并转诊至我院。患者既往有高血压和高胆固醇病史，目前在服用药物治疗，但神经功能完好。我们建议采用Pipeline治疗，治疗前1周，患者每天口服阿司匹林325mg，氯吡格雷75mg。术前VerifyNow评估显示血小板抑制程度达到了治疗效应（ASA 393，P2Y12反应154）。

### 5.3.2 放射学检查

脑血管造影显示多分叶、宽颈动脉瘤，从左侧ICA海绵窦段延伸至眼段和床突上段。动脉瘤囊最大直径为20mm，颈宽为6mm（图5.3a–d）。海绵窦段和岩骨段ICA腔内血流异常。大脑前动脉A1段较明显，有左侧胚胎型大脑后动脉。在静脉阶段，动脉瘤内没有明显造影剂停滞。

### 5.3.3 诊断

左侧ICA远端、海绵窦段和床突上段大型、未破裂、多分叶状动脉瘤，有来自右侧ICA的侧支循环。

### 5.3.4 治疗

#### 材料

- 标准4 F动脉鞘和4 F导管（VERT，Cook Med-

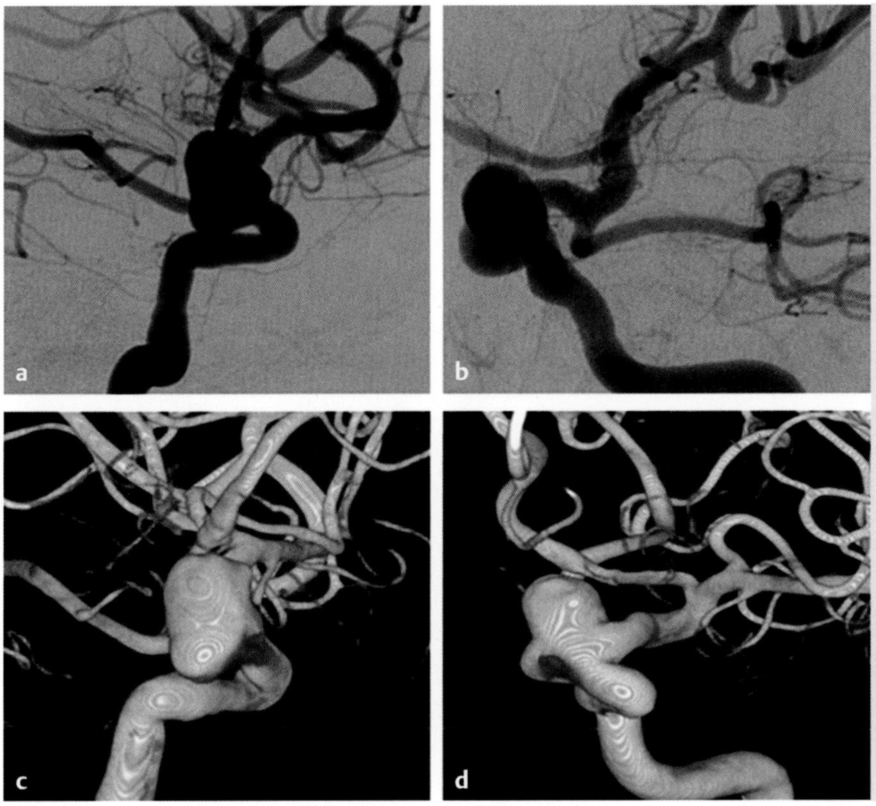


**图5.3**　术前脑血管造影侧位和前后位(a,b)及3D可旋转血管造影(3DRA;c,d)显示左侧ICA远端、海绵窦端和床突上段大型、多分叶状动脉瘤。(待续)

ical)。

- 0.035"亲水导丝(GLIDEWIRE, Terumo)。
- 标准 6F 动脉鞘和 6F 导引导管(Envoy, Depuy Synthes)。
- 0.027"Marksman 微导管(Covidien)。
- 0.014"Synchro Ⅱ 导丝(Stryker Neurovascular)。
- Pipeline 栓塞装置(Covidien)5mm×20mm 和 5mm×18mm。
- Synchro Ⅱ 交换导丝(Stryker Neurovascular)。
- ScepterXC 球囊导管(MicroVention, Tustin, CA) 4mm×11mm。
- HyperGlide 球囊闭塞系统(Covidien)4mm×10mm。
- 6F 缝合装置(Angio-Seal, St. Jude's Medical)。
- 静脉注射用肝素。

## 手术经过

对 MRA 所见动脉瘤进行诊断性脑血管造影后,静脉肝素化, 将 6 F 导引导管送入左侧 ICA 远端,通过 3D 三维旋转血管造影确定工作角度。经 Synchro Ⅱ型微导丝将 Marksman 微导管放至 M2 段, 以安全地通过动脉瘤。导入 5mm×20mm 的 Pipeline, 释放 1/3装置于导管鞘之外, 使其远端位于后交通动脉近端(PCoA)。释放过程中,装置中间部分出现扭结造成无法完全打开,多次来回摇摆未果(图 5.3 e)。于是将装置解脱,计划行 Pipeline 球囊血管成形术,将 Marksman 交换为 Scepter XC 球囊导管(图 5.3 f)。血管成形术后,装置远端移位至动脉瘤远端(图 5.3 f)。

利用微导管/微导丝重新建立通道并释放第二个 Pipeline(5mL×18mL),远端从后交通动脉(PCoA),搭入第一个 Pipeline 内。然而,支架的中间部分没完全打开,此段使用 HyperGlide 球囊进行扩张,没有手术并发症(图 5.3 g,h)。术中利用平板探测 CT(XperCT; Philips Medical, Best, the Netherlands)了解支架位置和有无内漏,显示支架完美贴壁。栓塞后的血管造影显示,ICA 和远端分支血管显影良好, 没有血栓栓塞并发症。动脉瘤内血流造影剂停滞明显。未中和静脉肝素,使用 6F 缝合装置关闭腹股沟穿刺点。

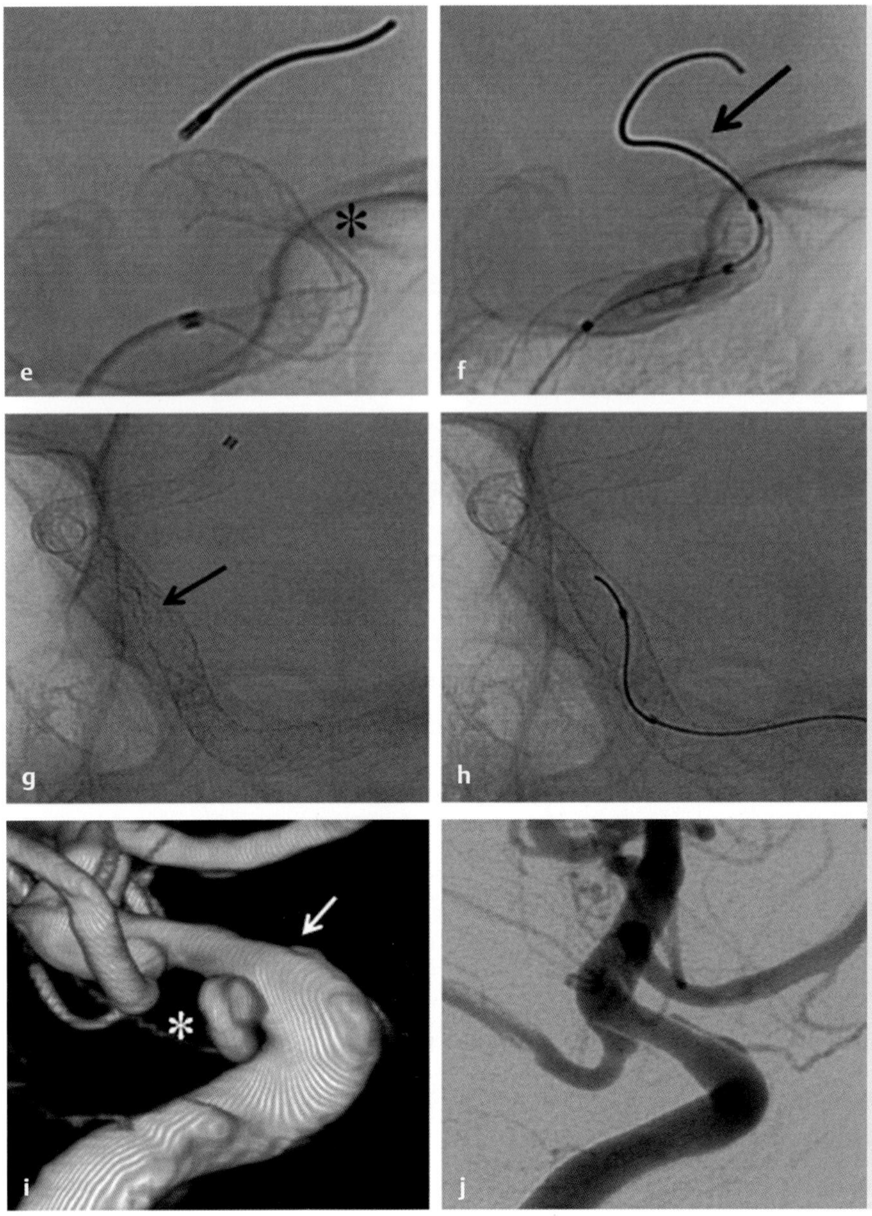


**图5.3(续)** 在放置过程中,Pipeline中部(*)扭结,没有完全打开[侧位工作角度;(e)]。球囊血管成形术后,成功打开Pipeline,但后者远端向近处移动(→,f)。第二个Pipeline装置的中段没有完全打开(→,g),使用HyperGlide球囊成功打开(h)。6个月时,血管造影显示动脉瘤内(*,i)有少量造影剂充盈,伴有床突上段ICA非血流受限性狭窄(j)。

## 5.3.5 结局

患者在术后第1天出院回家,无并发症,术后双抗血小板治疗。6个月血管造影显示,动脉瘤下方仍有动脉血流入,残余动脉瘤大小约为4mm,床突上段ICA支架内狭窄,血流不受限,眼动脉血流通畅(图5.3i)。12个月时,血管造影显示动脉瘤无残留,支架内狭窄改善(图5.3j)。停用氯吡格雷,每天服用阿司匹林的剂量为81mL。治疗两年后的MRA检查显示治疗结果稳定,患者恢复至术前水平。

## 5.3.6 讨论

本例患者的未破裂动脉瘤接受治疗的理由为:首先,根据动脉瘤大小,动脉瘤每年会有3%~4%的破裂风险[2,3]。第二,动脉瘤多分叶,包括一个子囊,同样会增加破裂风险[3]。第三,患者有动脉瘤性SAH家族病史,既往高血压病史也会进一步增加SAH风险[9]。

采用血流导向装置而非支架辅助弹簧栓塞,使得载瘤动脉血管腔重建。弹簧圈栓塞和球囊辅助弹簧圈栓塞可能无法避免弹簧圈突入ICA。由于动脉瘤颈部较宽,载瘤动脉狭窄的可能性很高,使用多个动脉瘤夹进行血管重建也容易导致狭窄,因此不建议进行显微外科手术重建。

对手术技术相关并发症的早期识别使手术操作的成功成为可能。装置无法完全打开的问题,可由球囊成形解决。在每个病例中,都要保持远端血管通畅,使用可交换长度的微导丝,以最大限度地减少操纵球囊微导管通过打开不良的支架的风险。球囊成形术后,可导致第一个装置短缩,使得动脉瘤远端的覆盖长度缩短,因而需要放置第二个装置以确保足够的动脉瘤颈部覆盖,防止其掉入动脉瘤内。两次球囊血管成形术都很成功,CT 支架成像证实支架在 ICA 内的位置良好[10]。随访时,动脉瘤逐渐消失,没有长期并发症。

## 5.4 结论

血流导向支架的出现是治疗颅内动脉瘤的一种变革。即使是神经外科医生面临最具挑战性的动脉瘤,随着血流导向成为常规化治疗手段,现在已经变得非常容易[1,11-13]。这个装置并不是完美无瑕的,即使更新到第二代,也存在放置较为困难的技术问题。不管怎样,对于复杂动脉瘤,恰当地使用血流导向装置优于早期的血管内治疗技术,可带来更稳定的治疗效果。

## 参考文献

[1] Becske T, Kallmes DF, Saatci I, et al. Pipeline for uncoilable or failed aneurysms: results from a multicenter clinical trial. Radiology. 2013; 267(3):858–868

[2] Wiebers DO, Whisnant JP, Huston J, III, et al. International Study of Unruptured Intracranial Aneurysms Investigators. Unruptured intracranial aneurysms: natural history, clinical outcome, and risks of surgical and endovascular treatment. Lancet. 2003; 362(9378):103–110

[3] Morita A, Kirino T, Hashi K, et al. UCAS Japan Investigators. The natural course of unruptured cerebral aneurysms in a Japanese cohort. N Engl J Med. 2012; 366(26):2474–2482

[4] Hauck EF, Welch BG, White JA, et al. Stent/coil treatment of very large and giant unruptured ophthalmic and cavernous aneurysms. Surg Neurol. 2009; 71(1):19–24, discussion 24

[5] Tsang ACOFA, Fung AM, Tsang FC, Leung GK, Lee R, Lui WM. Failure of flow diverter treatment of intracranial aneurysms related to the fetal-type posterior communicating artery. Neurointervention. 2015; 10(2):60–66

[6] Nossek E, Chalif DJ, Chakraborty S, Lombardo K, Black KS, Setton A. Concurrent use of the Pipeline Embolization Device and coils for intracranial aneurysms: technique, safety, and efficacy. J Neurosurg. 2015; 122(4):904–911

[7] Park MS, Nanaszko M, Sanborn MR, Moon K, Albuquerque FC, McDougall CG. Re-treatment rates after treatment with the Pipeline Embolization Device alone versus Pipeline and coil embolization of cerebral aneurysms: a single-center experience. J Neurosurg. 2016; 125(1):137–144

[8] Siddiqui AH, Kan P, Abla AA, Hopkins LN, Levy EI. Complications after treatment with pipeline embolization for giant distal intracranial aneurysms with or without coil embolization. Neurosurgery. 2012; 71(2):E509–E513, discussion E513

[9] Thompson BG, Brown RD, Jr, Amin-Hanjani S, et al. American Heart Association Stroke Council, Council on Cardiovascular and Stroke Nursing, and Council on Epidemiology and Prevention, American Heart Association, American Stroke Association. Guidelines for the management of patients with unruptured intracranial aneurysms: a guideline for healthcare professionals from the American Heart Association/American Stroke Association. Stroke. 2015; 46(8):2368–2400

[10] Levitt MR, Cooke DL, Ghodke BV, Kim LJ, Hallam DK, Sekhar LN. "Stent view" flat-detector CT and stent-assisted treatment strategies for complex intracranial aneurysms. World Neurosurg. 2011; 75(2):275–278

[11] Dumont TM, Mokin M, Snyder KV, Siddiqui AH, Levy EI, Hopkins LN, III. A paradigm-shifting technology for the treatment of cerebral aneurysms: the pipeline embolization device. World Neurosurg. 2013; 80(6):800–803

[12] Fischer S, Vajda Z, Aguilar Perez M, et al. Pipeline embolization device (PED) for neurovascular reconstruction: initial experience in the treatment of 101 intracranial aneurysms and dissections. Neuroradiology. 2012; 54 (4):369–382

[13] Sahlein DH, Fouladvand M, Becske T, et al. Neuroophthalmological outcomes associated with use of the Pipeline Embolization Device: analysis of the PUFS trial results. J Neurosurg. 2015; 123(4):897–905

第 6 章

# 超适应证使用

*Dennis J. Rivet II, John Reavey-Cantwell, Christopher J. Moran*

**摘要**

血流导向装置已经被证明是一种治疗脑动脉瘤和其他脑血管病变的有效方法。这些病变以前被认为无法治愈,或者治疗后致死率及致残率较高,现在却可被临床常规治疗,并且神经并发症发生率显著降低。Pipeline 栓塞装置(PED)在 2011 年获得了美国食品药品监督管理局(FDA)批准,但是治疗适应证范围窄。FDA 已经批准的适应证限制在颈内动脉(ICA)岩骨段至垂体上动脉段的大脑动脉瘤。然而,血流导向技术在不完全符合适应证的病变中,也具有很大的价值,事实上,目前经血流导向治疗的大多数病例都属于超适应证范畴。其中最常见的临床情况,包括既往血管内治疗复发动脉瘤,后循环动脉瘤,或者适应节段以远的 ICA 病变,以及夹层动脉瘤、梭形和血疱样动脉瘤等病变。考虑到其中一些情况非这种技术无法解决,血流导向治疗的复杂性和适应范围已经大大扩展。在本章中,我们将重点介绍一些最常见的不在适应证内的应用,并举例说明。

**关键词**:血疱样动脉瘤;夹层动脉瘤;血流导向;超适应证;Pipeline 栓塞装置;复发性动脉瘤

## 6.1 简介

2011 年 4 月 6 日,Pipeline 栓塞装置(PED)获得美国食品药品监督管理局(FDA)批准在美国使用,用于治疗 22 岁以上人群的颈内动脉(ICA)岩骨段至垂体上动脉段、宽颈、大型(≥10mm)或巨大型动脉瘤。本章的重点是关注这些支架在 FDA 批准范围之外的应用(或者说超适应证应用)。截至本文成稿时,还没有其他血流导向装置在美国获 FDA 批准。值得注意的是,使用 PED 治疗的绝大多数病例都不在适应证内。例如,在“intrePED”注册研究中,893 例动脉瘤患者中有 53%均为超适应证范围。

## 6.2 复发的动脉瘤

动脉瘤首次栓塞治疗后复发率不高,为 15%~20%[2-4]。但复发后再次行栓塞治疗的复发率可能高达 50%[5]。在这些病变中,超适应证使用血流导向装置具有重大价值。Daou 等使用 PED 治疗复发性动脉瘤和在既往栓塞且有脑血管造影随访的 30 例病例中发现,完全闭塞率为 76.7%,接近完全闭塞率(≥90%)为 86.7%[6]。PED 治疗后,只有 6.7%需要再次治疗。

另一个血流导向装置的超适应证使用是,在镍钛自膨式支架辅助弹簧圈栓塞治疗失败后,作为补救策略(图 6.1)。由于弹簧圈和支架的内皮化,使得微导管较难重新超选进入复发的动脉瘤。而血流导向装置的优点就是可避免这个操作。然而,要将支架微导管和血流导向装置穿过原有支架,并顺利打开贴壁,在技术操作上还是较为困难的。同样值得注意的是,在表 6.1 中列出的 4 种禁忌证中,动脉瘤位置处的载瘤动脉已经存在支架上。

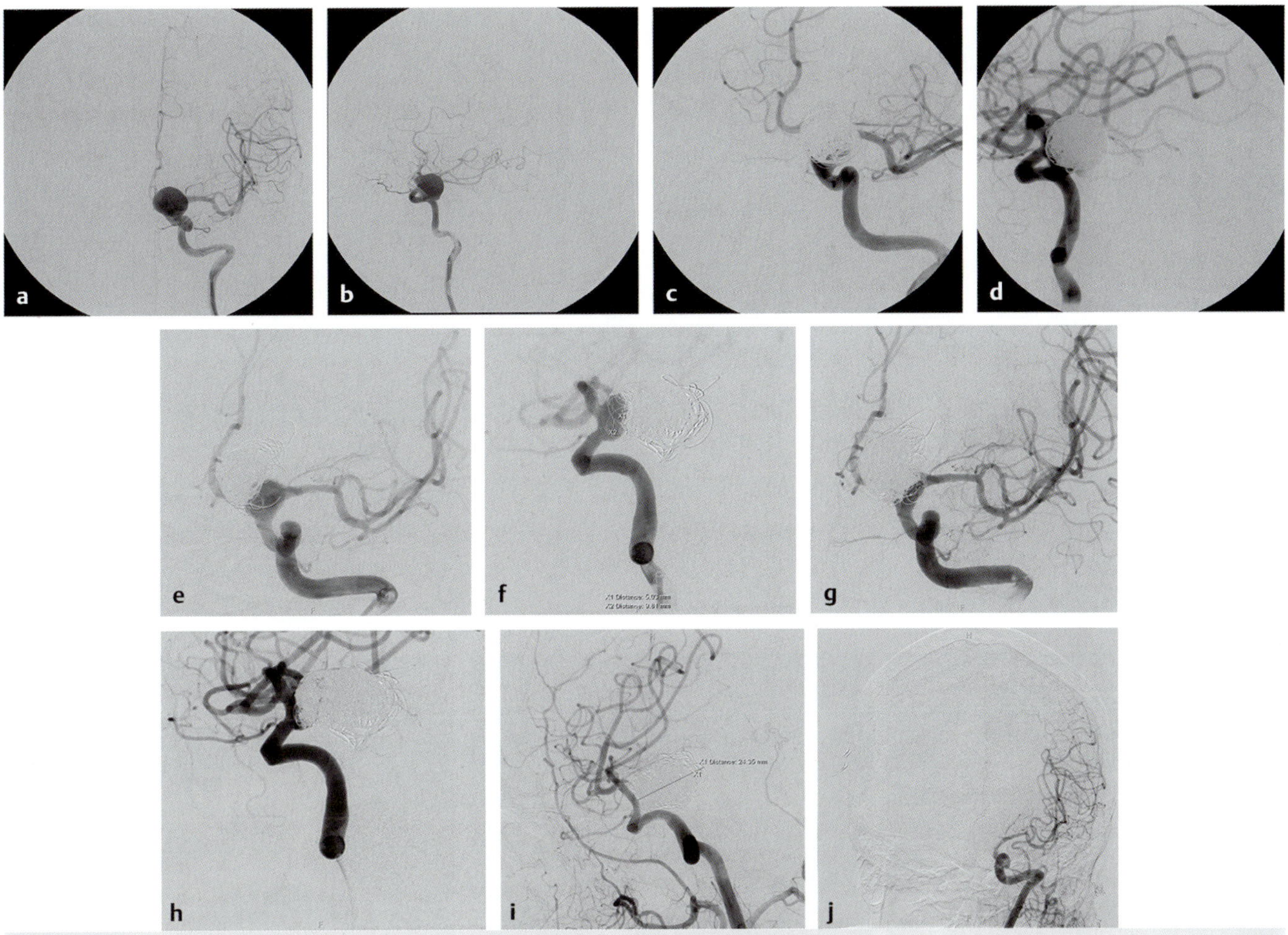


**图 6.1**　一名 59 岁女性患者，意外发现左侧颈内动脉（ICA）动脉瘤（a，b），其直径为 18mm×19mm×16.5mm，瘤颈较宽。2009 年，对患者进行电解可脱卸弹簧圈和支架栓塞，4.5mm×28mm Enterprise VRD 支架（c，d）。直到 2015 年 8 月，患者头痛返回我院就诊随访。血管造影显示，左侧 ICA 后壁及后交通动脉段复发性宽颈动脉瘤，大小为 9mm×5mm（e，f）。Enterprise 支架从 ICA 海绵窦段延伸至左侧大脑中动脉 M1 段。再次治疗使用 Pipeline 4.25mm×35mm 装置，由 Axium 弹簧圈补充。治疗后，血管造影显示（g，h）动脉瘤和颈部显影减少。6 个月随访血管造影显示动脉瘤完全消失，左侧 A1 通畅，但血流缓慢（i，j）。

**表 6.1　FDA 批准使用的适应证和禁忌证**

| |
|---|
| **适应证** |
| 颅内大型或巨大型宽颈动脉瘤 |
| ICA 岩段至垂体上动脉段的前循环动脉瘤 |
| 22 岁及以上成人 |
| **禁忌证** |
| 细菌感染患者 |
| 双抗血小板治疗（阿司匹林和氯吡格雷）禁忌患者 |
| 在术前未接受双重抗血小板药物的患者 |
| 在动脉瘤部位的载瘤动脉既往放置支架 |

缩写：ICA，颈内动脉。

然而，也有相关使用的报道，PED 与 NeuroForm 支架、Enterprise 支架和 Leo 支架可联合使用。Heiferman 等报道 25 例既往支架辅助栓塞治疗失败的动脉瘤患者。在 25 例动脉瘤患者中，有 24 例再次得到治疗，而 12 个月随访的血管造影显示，Raymond Ⅰ级为 38%（9 例），所有治疗的动脉瘤都显示造影剂充盈减少。Daou 等还报道 21 例既往支架辅助治疗的复发性动脉瘤患者中[8]，完全闭塞率为 55.6%，其明显低于复发性动脉瘤既往初次栓塞治疗。再治疗率（11.1%）和并发症发生率（14.3%）也较高。

前面提及的大部分病例都是前循环动脉瘤。此外，报道的并发症率也稍高于再次栓塞操作的并发症率。这些结果表明，当使用血流导向装置补救支架栓塞治疗时，闭塞率较高，潜在代价也较高。

## 6.3 破裂动脉瘤

传统上认为，破裂动脉瘤的治疗是禁忌证，因为血流导向装置治疗的动脉瘤内血栓形成是逐渐发生的。而相对于短期内再次破裂带来的残死率，使得血流导向装置算不上一种保护策略。此外，血流导向治疗后的双抗血小板治疗增加了脑积水患者脑室外引流和(或)分流手术的复杂程度。然而，随着经验的积累，越来越多的人认识到，对于破裂的、形状复杂的动脉瘤，血流导向装置治疗可能是一种可接受的治疗选择(图6.2)[9,10]。Lin等[9]报道了26例使用PED治疗的蛛网膜下隙出血(SAH)患者，其中有8例患者接受延迟治疗，除4例患者外，其余患者均有夹层动脉瘤、梭形动脉瘤或血疱样动脉瘤。此外，在26例中，有12例辅助使用弹簧圈栓塞，以提高动脉瘤即刻及完全闭塞率。患者围术期并发症发生率为19.2%，有3例死亡。23例随访血管造影研究显示动脉瘤闭塞率为78.2%。本书其他章中将对血流导向装置治疗破裂动脉进行更全面回顾。

## 6.4 前循环远端和后循环动脉瘤

这些研究便是FDA批准的基础。目前，正在进行的临床试验可能会扩大经批准的适应证，如果能证实与FDA批准的研究有相同的结果，第二次Premier试

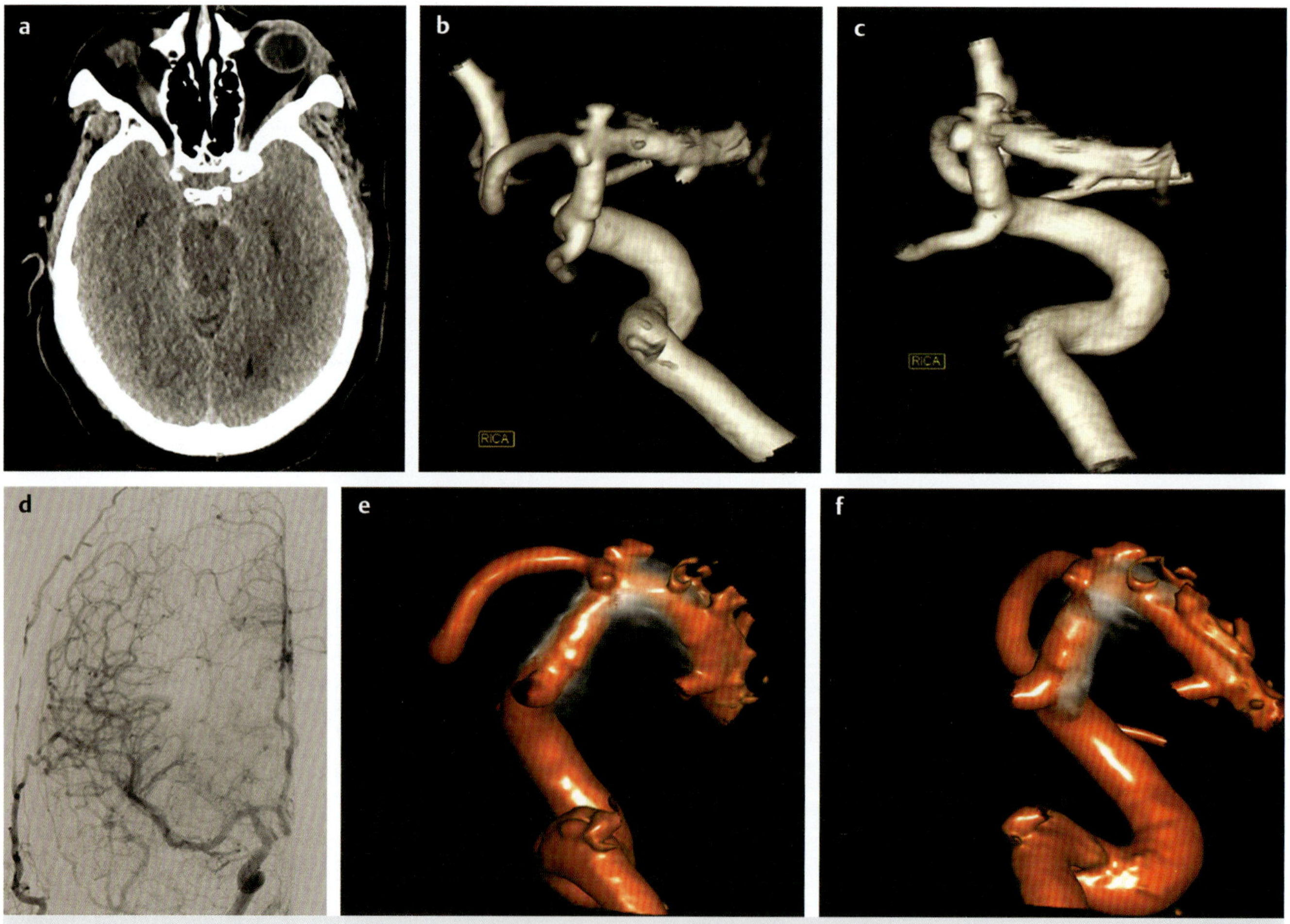


图6.2 一名41岁女性患者主诉轻度头痛，在如厕时忽然出现急性剧烈的头痛。头颅CT(a)显示蛛网膜下隙出血。血管造影包括三维旋转血管造影(b–d)，显示右侧颈内动脉(ICA)末端和大脑中动脉近端有两个形态不规则的小动脉瘤。患者选择血管内治疗，动脉瘤用一个3mm×18mm的Pipeline栓塞装置从ICA远端进入M1段。放置后，血管造影显示动脉瘤的覆盖范围(e,f)。(待续)

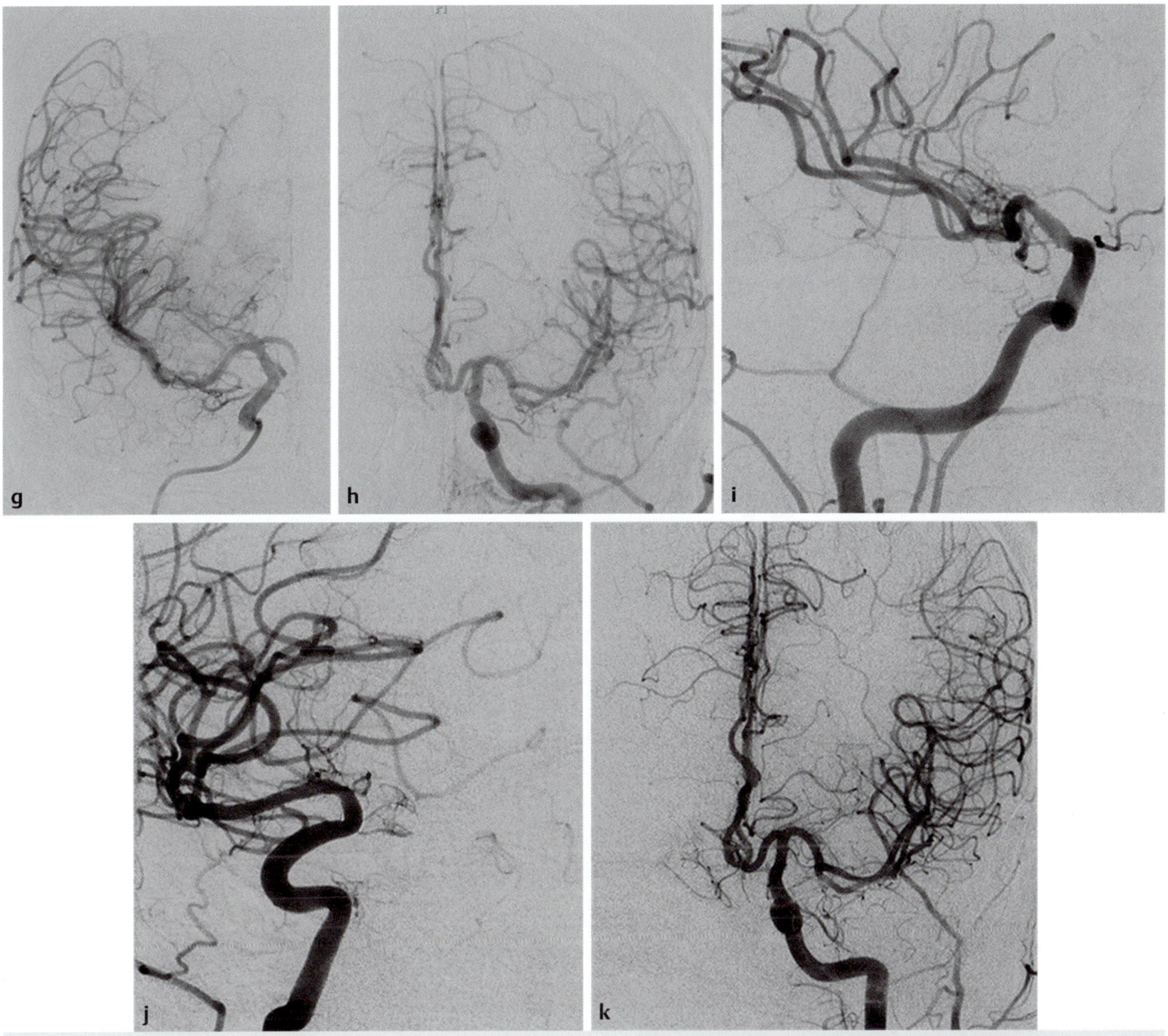


**图 6.2(续)** 放置支架后,血管造影显示左侧大脑前动脉(ACA)交叉充盈增加(g,h)。随访 1 年,动脉瘤完全闭塞,右侧 A1 充盈消失(i,j),左侧颈动脉造影显示(k)双侧 ACA 充盈。

验将适应证扩大到包括颅内 ICA 终末段、椎动脉向上包括小脑后下动脉(PICA)的所有动脉瘤,以及最大径≤12mm 的动脉瘤。在 2016 年晚些时候,Premier 试验收集后期数据,希望这些数据能够扩大适应证范围,将目前的临床实践纳入 FDA 批准的适应证之中。也有可能的是,如果其他血流导向装置被批准使用,其适应证可能比 PED 更加广泛。

目前,使用 PED 是后循环动脉瘤较好的治疗方案,但不在治疗适应证之内(图 6.3 至图 6.5)。在后循环,动脉瘤位置越近,动脉瘤位置越低或动脉瘤位置越靠近近心端(但不是 0)。此外,对于某些原本只能冒着风险进行外科手术的动脉瘤,血管内治疗也可以使风险大大降低。然而,在整个手术过程中,穿支血管通常不可见,随着使用的支架重叠,并发症发生率将会增加[11]。在多项研究中提及较大的分支血管,如 PICA,由于下游的血液需求可保持通畅。在椎动脉 V4 段动脉瘤使用 PED 治疗的小范围研究中,11 例患者中有 8 例 PICA 保持通畅,而且随访时没有临床后遗症。

在后循环远端,血流导向装置效果也较为明确,而其他治疗的缺陷多较为明显(图 6.6)。然而,在血流

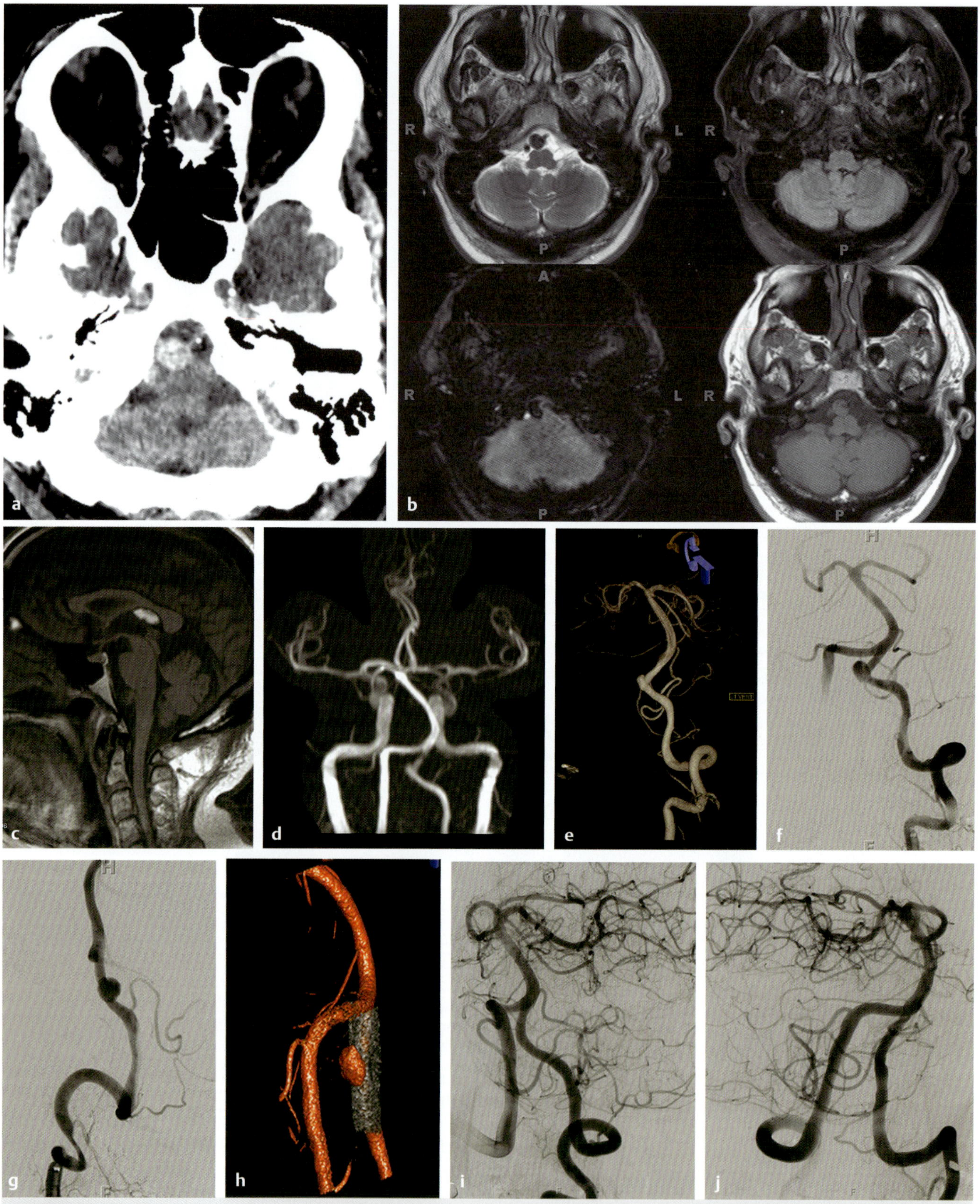


图 6.3 一名 69 岁男性患者，主诉严重头痛 1 周。头部 CT(a)未发现 SAH，脑干前方高密度病变。MRI 检查(b,c)和 MRA 检查(d,e)显示延髓脑桥交界处左侧椎动脉动脉瘤，向后和向上突出。脑血管造影(f,g)显示病变位于左侧椎动脉末端，测量大小为 7.5mm。在椎-基底动脉交界处近端放置 Pipeline 栓塞装置(h)。1 年随访血管造影(i,j)显示动脉瘤完全闭塞。

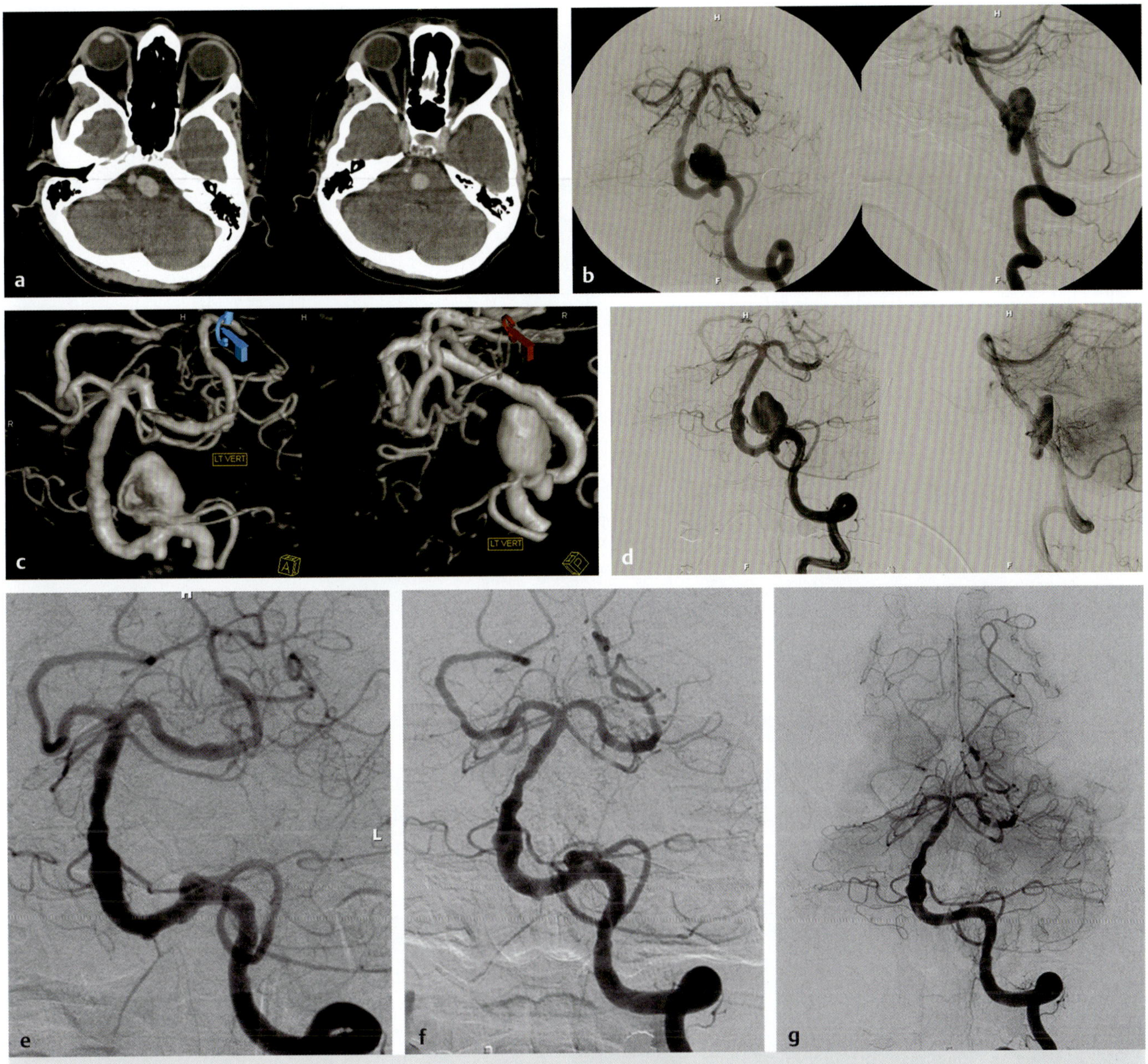

图 6.4　一名 62 岁女性患者，患有多种内科疾病，头部 CT 增强扫描偶然发现左侧椎动脉梭形动脉瘤。血管造影显示左侧椎动脉在左侧小脑后下动脉（PICA）起始部位有梭形动脉瘤样扩张，以及与 PICA（b，c）相邻的 14mm 囊状动脉瘤。使用 Pipeline 栓塞装置 4.5mm×20mm 治疗（d）；这些术中图像显示动脉瘤囊性内造影剂停滞，PICA 显影无改变。随访 6 个月的血管造影显示囊状动脉瘤少量残留，梭形部分改善（e）。在 2 年随访时，仅瘤囊小部分残留（f）。3 年随访时，完全闭塞，PICA 仍然通畅（g）。

导向装置治疗后循环动脉瘤的早期经验中，尤其是梭形动脉瘤，致残率和死亡率都较高，包括穿支血管梗死和延迟破裂[13]。

然而，Albuquerque 等[14]研究的 17 例病例中，有 90%完全或接近完全闭塞。只有 1 例患者出现脑室穿刺有关的严重并发症。Munich 等[11]报道一组 12 例患者使用 PED 治疗的梭形椎–基底动脉瘤，报道 1 例患者死亡，2 例患者出现新发神经系统功能障碍。在后续治疗中，这 2 例患者均有显著改善。随访时，在 90%的病例都发现有影像学闭塞。在对治疗适应证重新分析之后，Buffalo 大学研究 12 例使用血流导向治疗的梭形椎–基底动脉瘤患者[15]，50%的病例使用辅助栓塞治疗。在最后影像随访研究中（平均 14 个月），12 例患者中，有 9 例患者实现动脉瘤完全闭塞，有 2 例患者需要

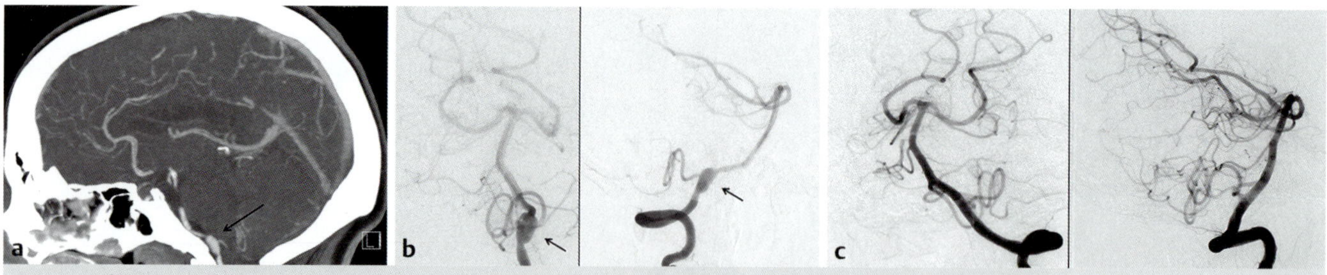

图 6.5 一名 51 岁女性，出现一生中最严重的头痛之后，至我院就诊时病情已耽误。患者使用药物治疗 8 天，然后进一步就诊。CT 扫描和腰椎穿刺均为阴性。CT 血管造影(a，箭头所示)显示左侧椎动脉瘤，患者转院治疗。血管造影显示左侧椎动脉夹层动脉瘤，大小为 11mm×9mm×7mm，横跨小脑后下动脉起源(PICA；b，箭头所示)。双抗血小板治疗后，患者使用单个 PED，尺寸为 4mm×20mm，进行血流导向治疗。治疗后 2.9 年，随访血管造影显示支架内无狭窄，动脉瘤闭塞，椎动脉口径正常，PICA(c)顺行充盈。

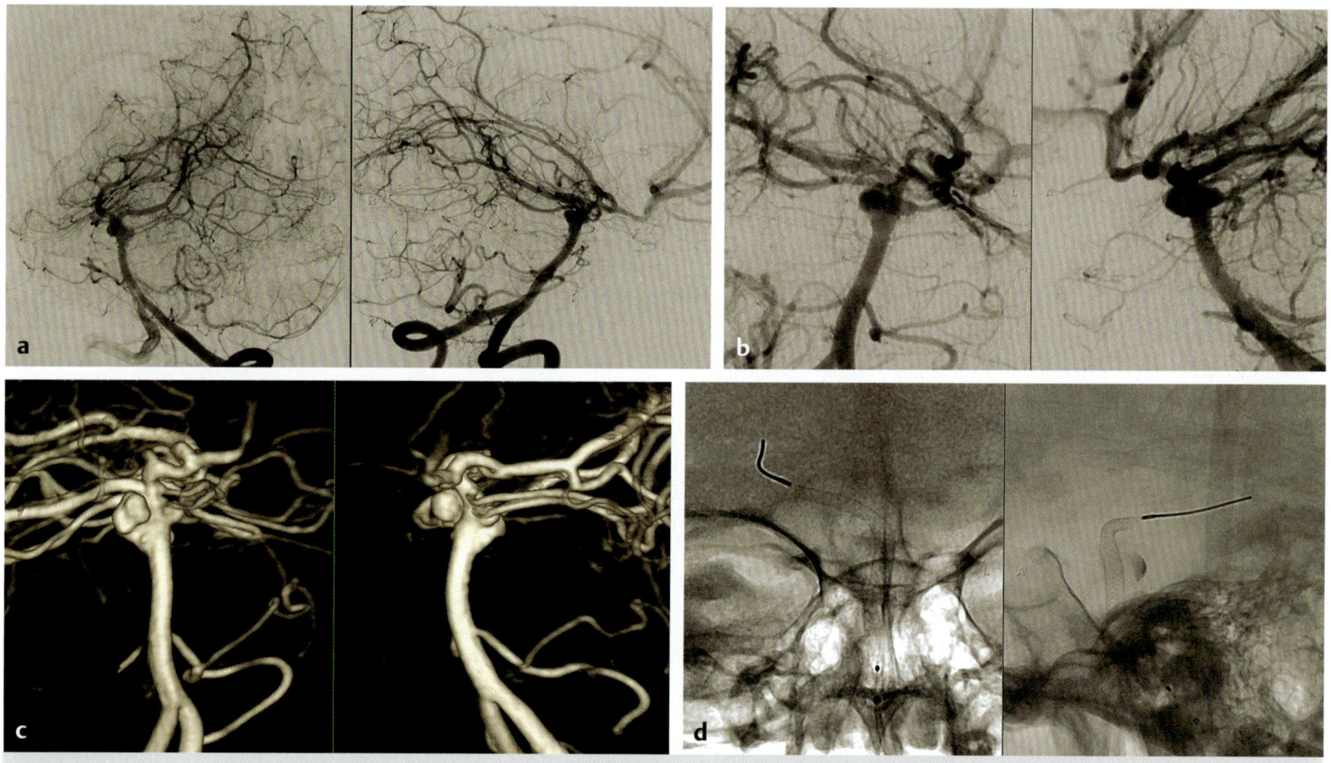

图 6.6 一名 15 岁女性患者，主诉慢性头痛病史，严重头痛 2 周。头颅 CT 表现为弥散性蛛网膜下隙出血、脑室内出血和轻度脑积水。具体出血时间无法从病史明确。放置脑室引流，进行脑血管造影，显示非典型基底动脉瘤，与夹层动脉瘤相一致，位于小脑上动脉(SCA)的下方，左侧 SCA 双干(a–c)。患者在脑脊液引流 11 天后，移除脑室引流。接受双抗血小板治疗后，并用 3.0mm×18mm 的 Pipeline 栓塞装置进行治疗，自右侧大脑后动脉(PCA)，放置到基底动脉。(d)术中造影显示，放置后，动脉瘤内造影剂滞留。(待续)

使用 PED 进行第二次治疗，以实现完全闭塞；只有 1 例患者出现穿支血管梗死。在这些和其他报道中[16]，多种因素可能改善结局，使后循环动脉瘤的治疗目标得以实现。这些策略包括辅助弹簧圈栓塞以减少迟发性破裂，尽可能减少单个病变中装置的使用数量(尤其是随着更长的 Pipeline 栓塞装置出现以及对双抗血小板治疗和依从性关注)。尽管这是一个小的回顾性病例研究，结果多支持血流导向装置治疗，而其他治疗选择，如支架辅助栓塞、夹闭重建联合或不联合搭桥手术，往往难以实现或可能伴随着相当的手术风险。

前循环远端动脉瘤也在目前的治疗适应证之外，随着使用的增加，治疗经验逐渐增加(图 6.7 至图 6.9)。

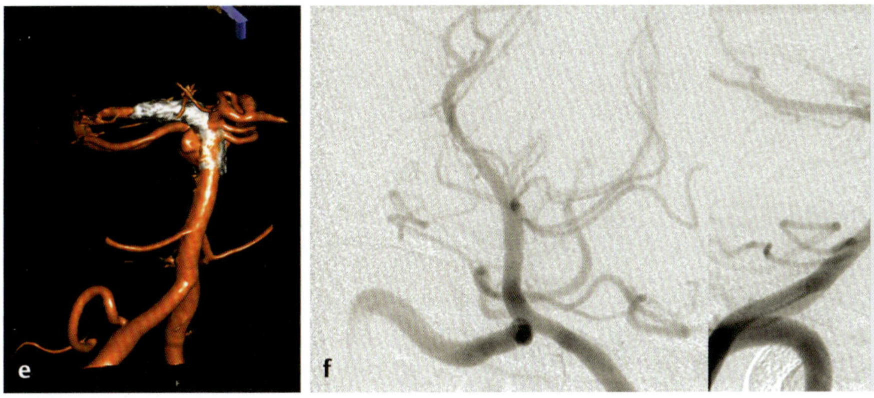


**图 6.6(续)**　(e)双容积三维血管造影，显示支架与动脉瘤和基底动脉末端关系。1年随访(f)，血管造影显示没有残余动脉瘤和双侧 PCA 及小脑上动脉顺行充盈显影。

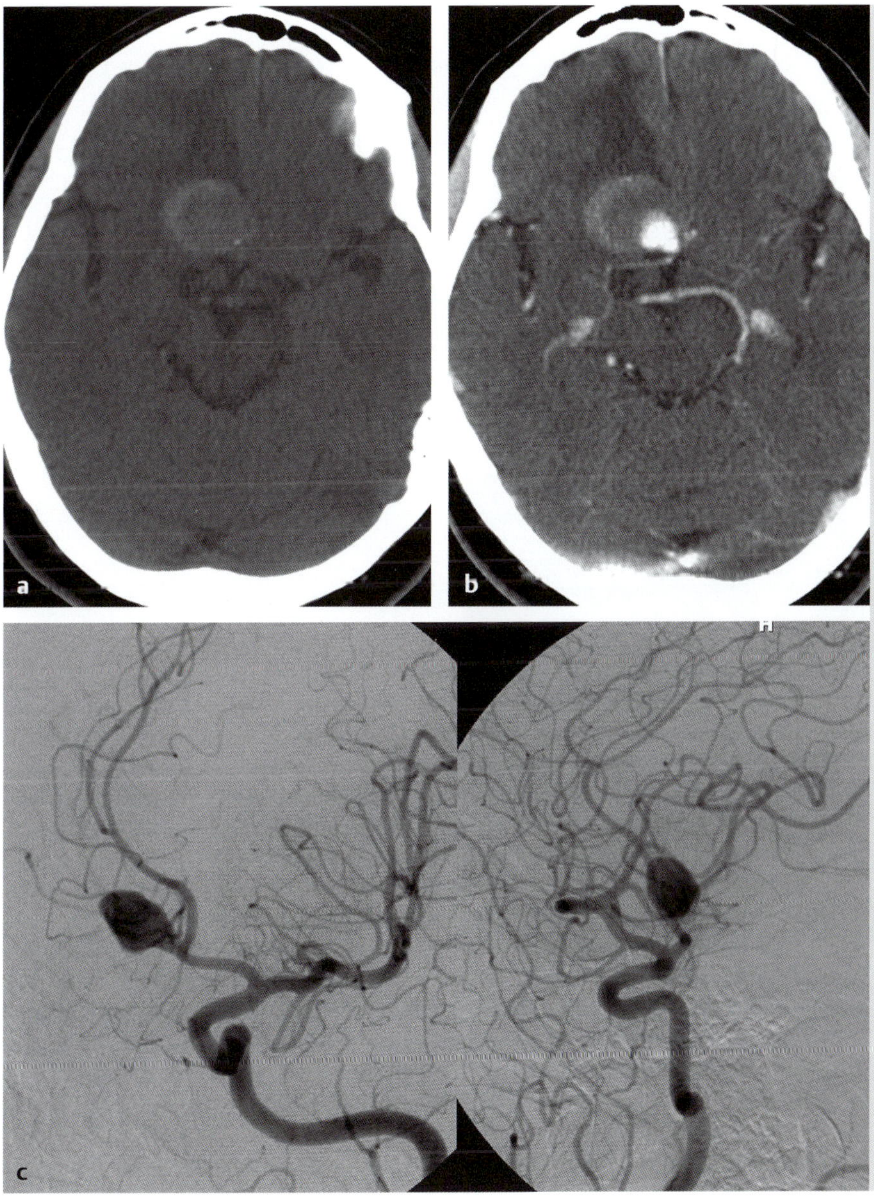


**图 6.7**　一名 66 岁左利手患者，表现为精神状态改变。头颅 CT，显示前交通动脉区局部高密度，邻近血管源性水肿(a)。对比增强 CT 显示，前交通动脉部分血栓形成(b)。脑血管造影证实，仅由左侧 A1 供血(c)左侧前交通动脉部分血栓形成大动脉瘤。(待续)

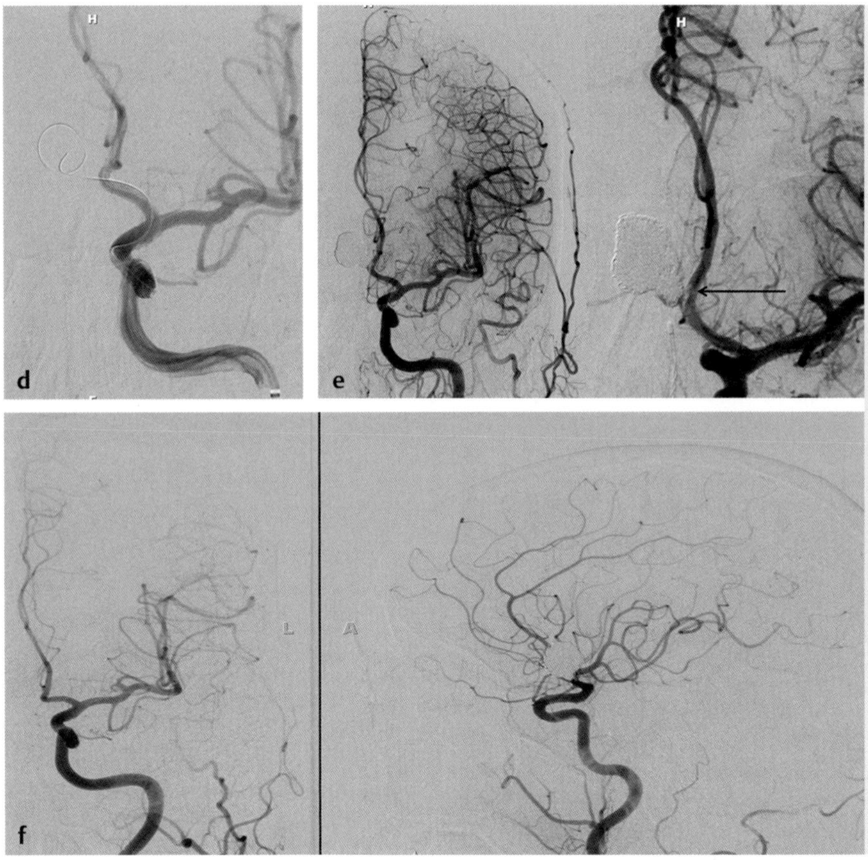

**图 6.7(续)** 左侧大脑前动脉(ACA)放置2.5mm×14mm 的 Pipeline 栓塞装置,从 A2 段至 A1 远端,将 Echelon 微导管置于动脉瘤(d),然后使用 23 枚 Axium 弹簧圈栓塞动脉瘤。动脉瘤完全闭塞。术中出现 Pipeline 内血栓形成(e,箭头所示)。动脉内注射阿昔单抗后血栓消失，术后 12 小时静脉注射阿昔单抗，无神经系统并发症。随访 23 个月,左侧 ACA 通畅,动脉瘤(f)无复发,右侧颈内动脉造影(未显示)显示动脉瘤未充盈。

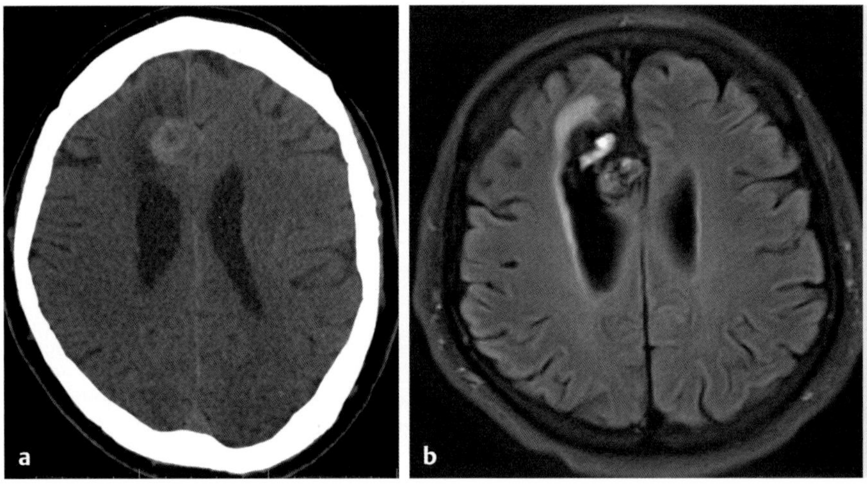

**图 6.8** 一名 49 岁男性患者,3 个月前,被摩托车碰撞后,右额部外伤性脑实质内血肿。患者摔倒后,接受头部 CT 检查,显示右额部病变,为大脑前动脉(ACA)动脉瘤(a)。MRI(b)显示右侧额叶外伤性脑损伤,邻近区圆形异常信号灶,最有可能是假性动脉瘤,另一个区域是假性动脉瘤周围的脑实质内陈旧性出血。(待续)

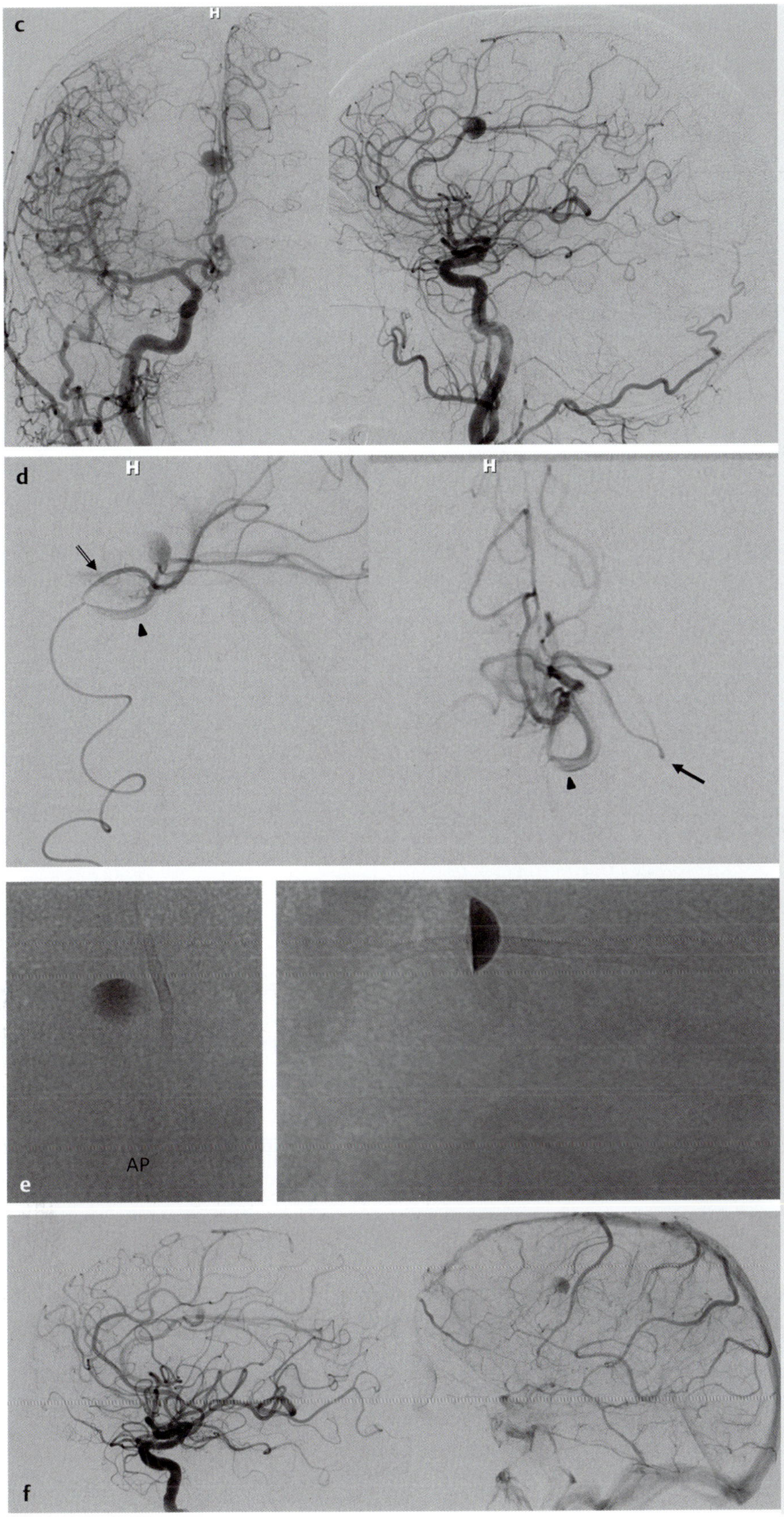


**图 6.8（续）** 血管造影显示左侧 A2 段有 1 个 9mm 大小假性动脉瘤，右侧颈动脉造影（c）显示较模糊，右侧 ACA 血肿和脑软化区域相对无血管。左侧 A2 中微导管（d）显示右侧胼缘动脉（双线箭头所示）起源于左侧 A2，左侧胼周动脉（箭头所示）起源于左侧 A2（箭头所示），导致动脉瘤。在治疗中，最先使用 2.5mm×10mm Pipeline 栓塞装置放置在动脉瘤颈部远端；因此，第二个 2.75mm×10mm Pipeline 栓塞装置放置在近端，并与第一个装置重叠。Pipeline 栓塞装置放置后，动脉瘤内造影剂停滞（e，f）。（待续）

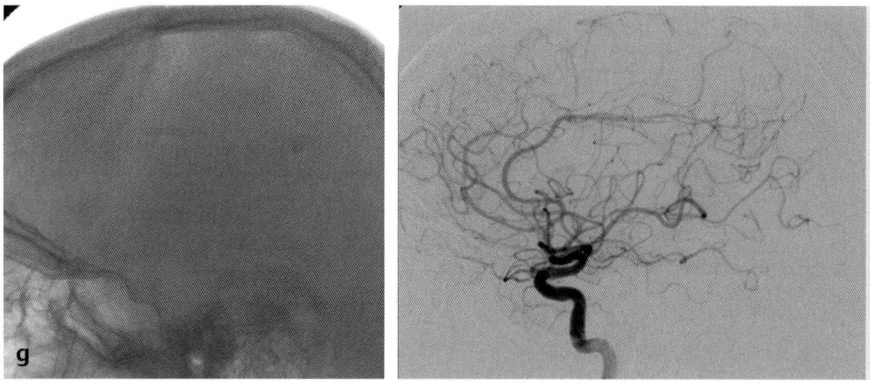

图 6.8(续) 1 年随访时,假性动脉瘤完全闭塞(g)。

最早期发表的文献[17,18]中似乎并没有关于覆盖 A1 和 M1 和穿支血管后的不良后果的报道。此外,将装置输送至更细小的血管的技术可行性已被多方报道。Lin 等报道 27 例 PED 治疗前循环远端动脉瘤,包括梭形(15 例)、夹层(5 例)和囊性(7 例)动脉瘤。他们报道围术期并发症发生率为 10.7%,随访 10.7 个月,动脉瘤闭塞率为 80%。值得注意的是,在 27 例病例中,有 10 例是既往夹闭或栓塞治疗失败的病例。

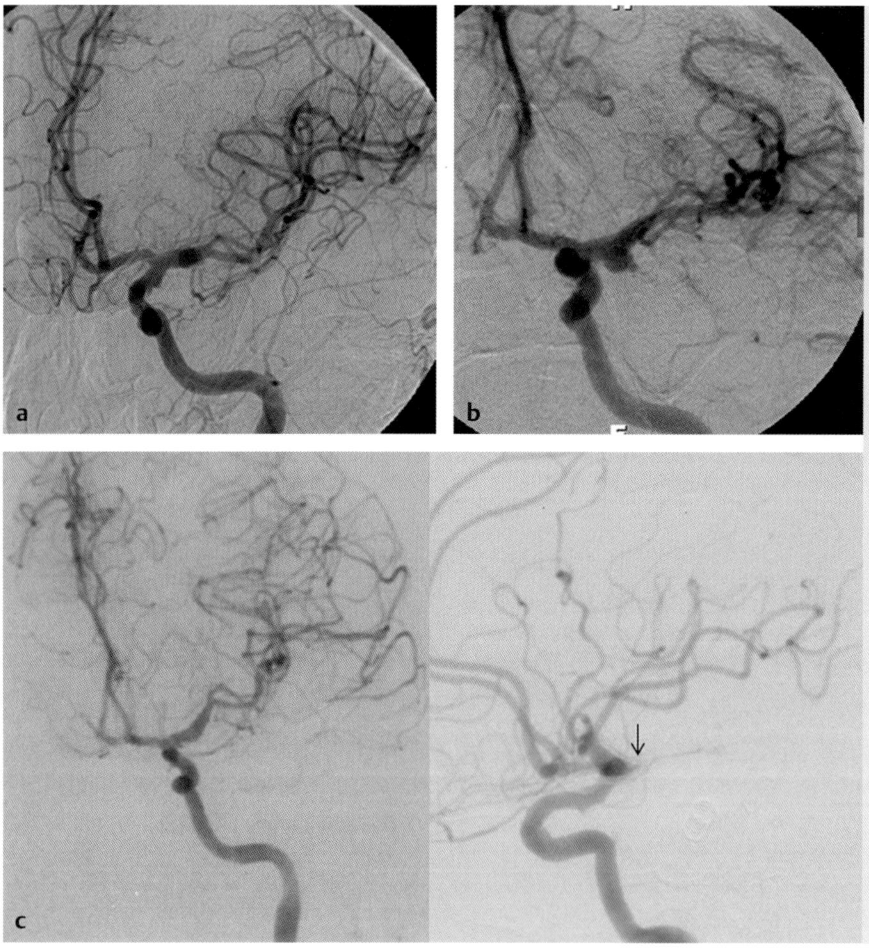

图 6.9 一名 53 岁女性患者,SAH 的 H-H 分级为 2 级。患者左侧 M1 段出现大脑中动脉瘤 (a,b),M1 邻近部分梭形扩张。患者行开颅夹闭术。术中血管造影显示"狗耳朵"残留(侧位箭头所示,c)。(待续)

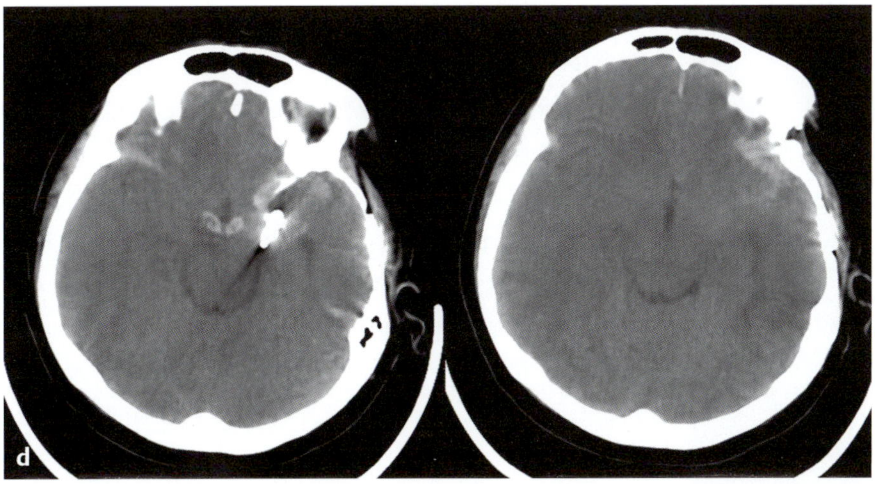


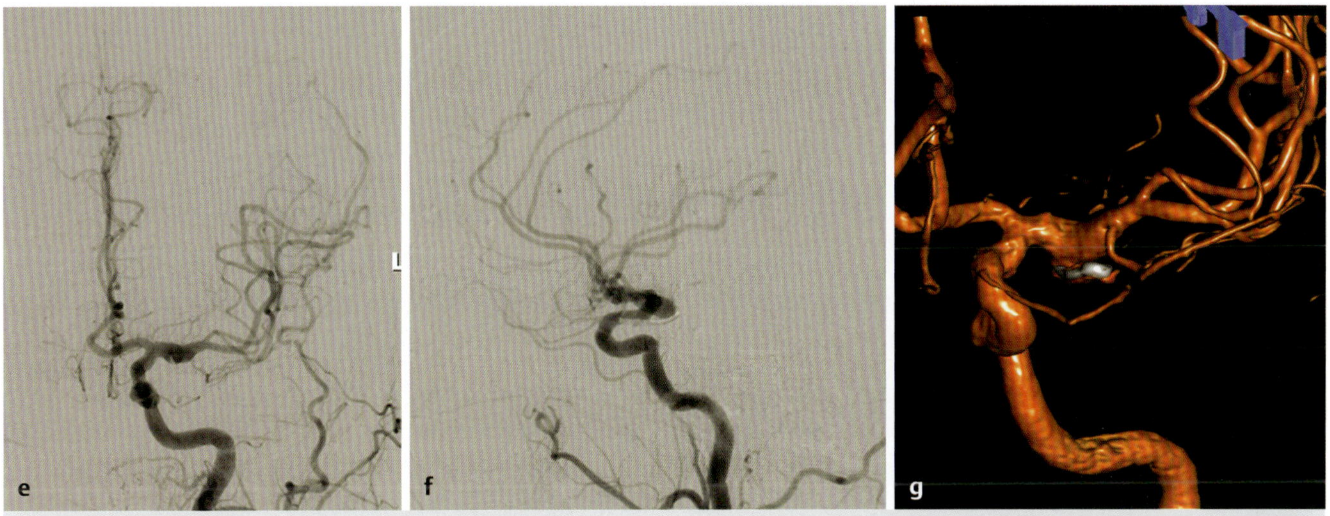


图 6.9(续)　患者出院后,未进行随访。2 年后,患者又出现了复发性 H-H 分级 2 级 SAH(d)。血管造影显示动脉瘤复发和左侧 M1 节段梭形动脉瘤扩大(e-g)。患者服用负荷剂量的阿司匹林和氯吡格雷,并于发病后次日进行血流导向治疗。将 Echelon 微导管超选入动脉瘤,在 M1 段和颈内动脉之间放置 4mm×20mm 的 Pipeline 栓塞装置。(待续)

## 6.5 血疱样动脉瘤

血疱样动脉瘤是另一类可使用 PED 治疗的动脉瘤(图 6.10 和图 6.11)。正如之前的例子一样,这些病变越来越多的使用血流导向装置治疗,这是因为采用其他技术处理这些病变存在特殊困难,如支架辅助弹簧圈栓塞和开放手术进行包裹联合或不联合动脉瘤夹闭。此外,对于这些非常严重的病变,尚缺乏治疗手段共识。在文献中,Rouchaud 等对血疱样动脉瘤血管重建治疗与开放手术进行了比较。在已发表的病例中,开放手术所占比例不到 10%,初始闭塞率较高,但围术期脑卒中发生率较高(29.1%对 5%)。在报道的重建手术中,血流导向装置治疗占 25.8%,相比其他手术,远期完全闭塞率较高(90.8%对 67.9%)。其他几个小样本血运重建报道[20-22]结果较好,尽管有短期内再破裂风险[23]。

## 6.6 颈动脉海绵窦瘘

颈动脉海绵窦瘘(CCF)已有报道,既有血流导向装置治疗的并发症,也有成功使用血流导向装置治疗(图

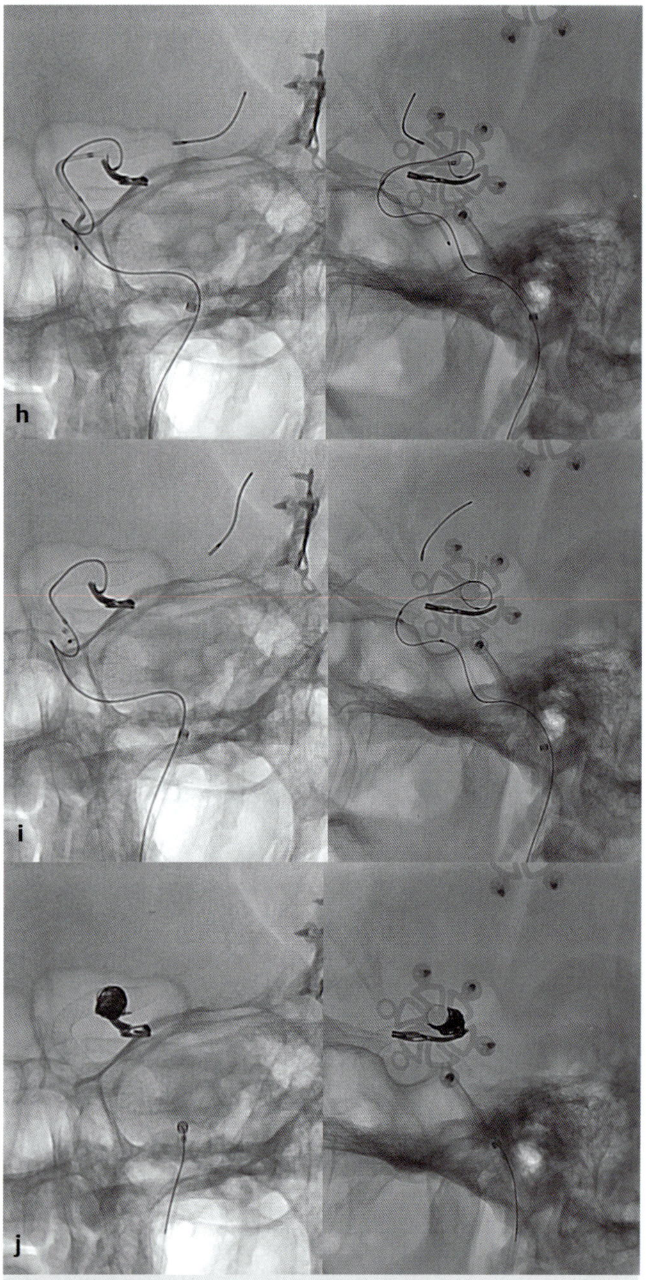

图 6.9(续) (h)释放 FD 过程中保持微导管位于动脉瘤内。微导管内使用微导丝保持稳定性。(i)放置 Pipeline 栓塞装置后，弹簧圈栓塞完全，动脉瘤无残留(j,k)。(待续)

6.12)[24]。大多数病例涉及 ICA 血流导向治疗（经动脉），并结合静脉弹簧圈栓塞进一步消除瘘口[25,26]。这一策略多用于创伤后 ICA 海绵窦段动脉瘤破裂形成的瘘，而不是自发性瘘。

另一个与血流导向装置治疗相关且罕见的并发症，其与医源性颈动脉损伤有关，通常多在鼻外科手术时出现。最近发表的一系列血管内治疗颈动脉损伤的文章中表明，在 105 例患者中，有 5 例患者使用血流导向装置治疗[27]。只有 1 例患者出现轻微技术并发症，但没有永久性神经系统并发症。在许多情况下，这些损伤可出现危及生命的手术出血，因此术中多需要阻断载瘤动脉，所以有很大的缺血性损伤风险。而血流导向装置，不论结合或不结合弹簧圈栓塞假性动脉瘤，多可保护载瘤动脉(图 6.13)。在破裂动脉瘤中，这种治疗潜在的不足在于近期出血患者也须使用双抗血小板治疗，以及经常延迟假性动脉瘤自然闭塞史。

## 6.7 年轻患者的血流导向装置治疗

Pipeline 栓塞装置另一个未获使用许可的适应证是在 21 岁或更年轻患者中使用。动脉瘤在儿科人群中非常罕见，而且可能与遗传综合征有关，而遗传综合征会导致动脉瘤和其他系统性血管疾病，使得治疗较为复杂。然而，在这种情况下，在儿童患者人群中可成功使用血流导向装置治疗(图 6.6)。最近的一个报道详细描述了 3 例未破裂动脉瘤患者，其中 1 例患者为 4 岁[28]。其他研究也报道，在儿童人群中，治疗结果较好。

## 6.8 颅外疾病

颅外血管损伤可导致夹层或假性动脉瘤，以及自发性夹层，这些都曾被成功使用血流导向装置治疗。在某些颈动脉夹层(治疗失败，严重的血流障碍或临床症状，以及颈段或颅底病变)，血流导向装置治疗具有一些优势。由于颅底走行曲折和颈部位置较高，质地较硬的传统颈动脉支架治疗在技术上具有挑战性。此外，颅内自膨式支架(Neuroform，Enterprise)可能无法闭塞动脉瘤。Brzezicki 等[31]报道了 13 例动脉夹层(自发的和创伤性)患者使用 Pipeline 栓塞装置进行治疗后，接近完全闭塞率，为 91%。另外，在放置 Pipeline 栓塞装置后，一半假性动脉瘤即刻消失。在随访中，75%假性动脉瘤痊愈。此外，还有一些报道使用血流导向装置治疗医源性椎动脉假性动脉瘤的病例。

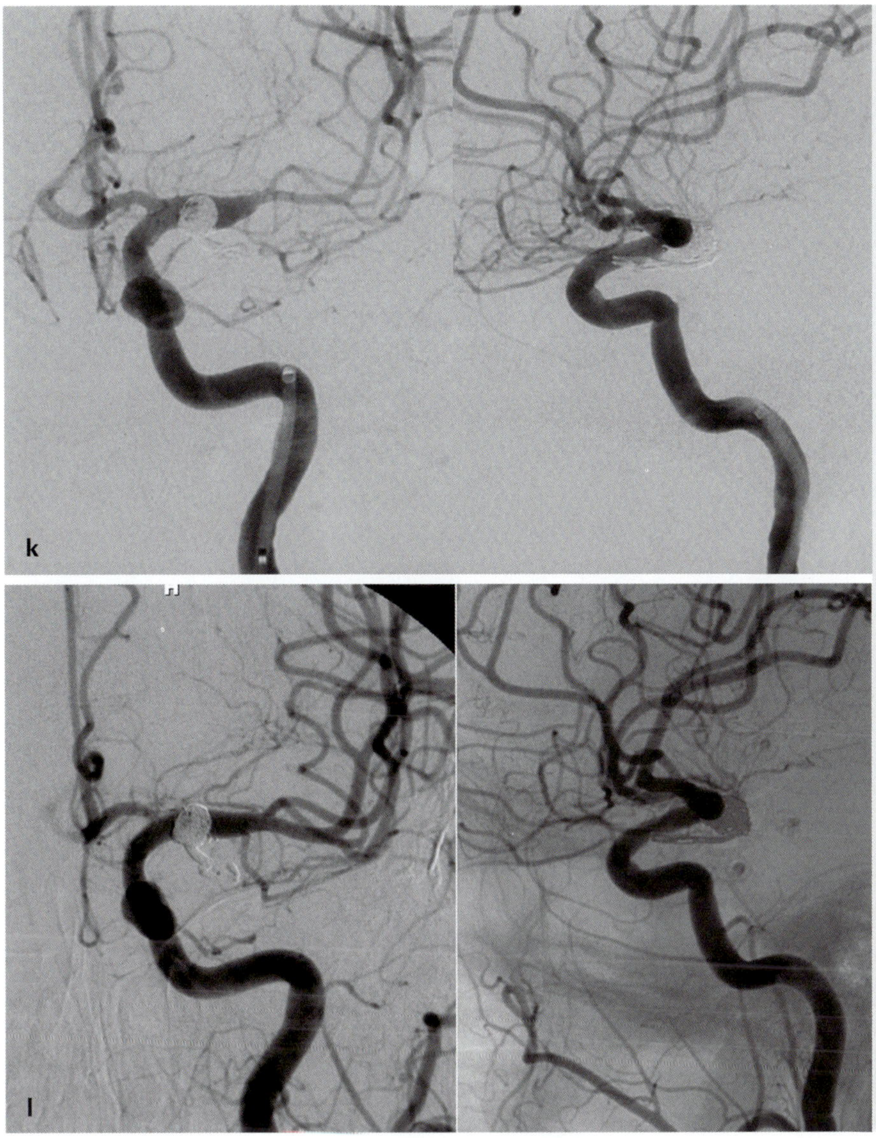


图 6.9（续） 放置 Pipeline 栓塞装置和弹簧圈完全栓塞后，动脉瘤无显影（j，k）。6 个月后，血管造影显示 M1 段动脉瘤梭形扩张减少，动脉瘤无复发（l）。

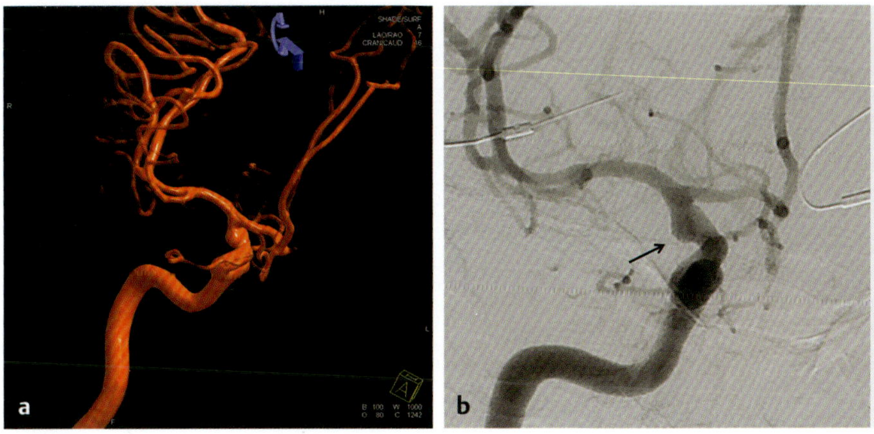


图 6.10 40 岁男性患者，主诉突发严重头痛及尿石症发作。初始 CT 平扫未见出血证据。患者使用镇痛药，自行离开急诊室。患者主因复发持续头痛再次入院，重复 CT 扫描仍然未见出血证据。腰椎穿刺显示有 51 000 个红细胞。CT 血管造影和诊断血管造影显示右侧颈内动脉背侧 4.3mm×4.1mm 血疱样动脉瘤。病变是典型的血疱样动脉瘤，基底较宽，动脉瘤近端有轻度局灶性狭窄（a–c，箭头所示）。（待续）

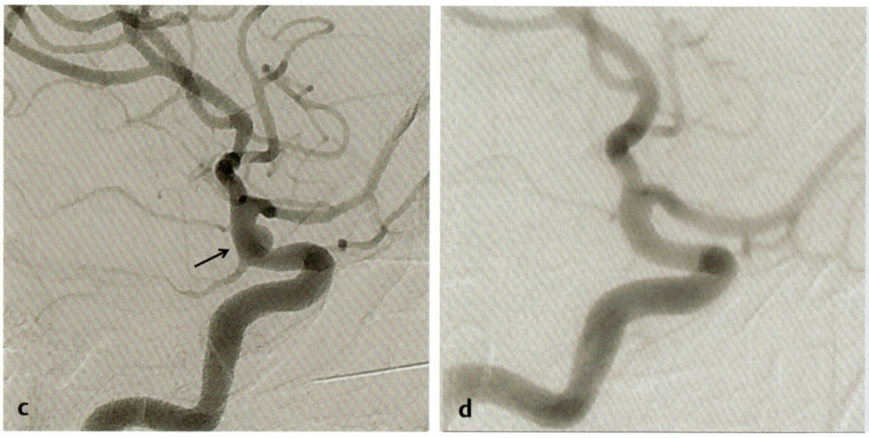


**图 6.10(续)** 外院尝试进行血管内治疗，但未成功。患者被转至我院，使用阿司匹林和氯吡格雷。出血后 7 天，患者放置单个 3.75mm×14mm Pipeline 栓塞装置，无弹簧圈辅助。患者住院期间无特殊病情变化。22 个月时，随访血管造影显示无复发迹象(d)。

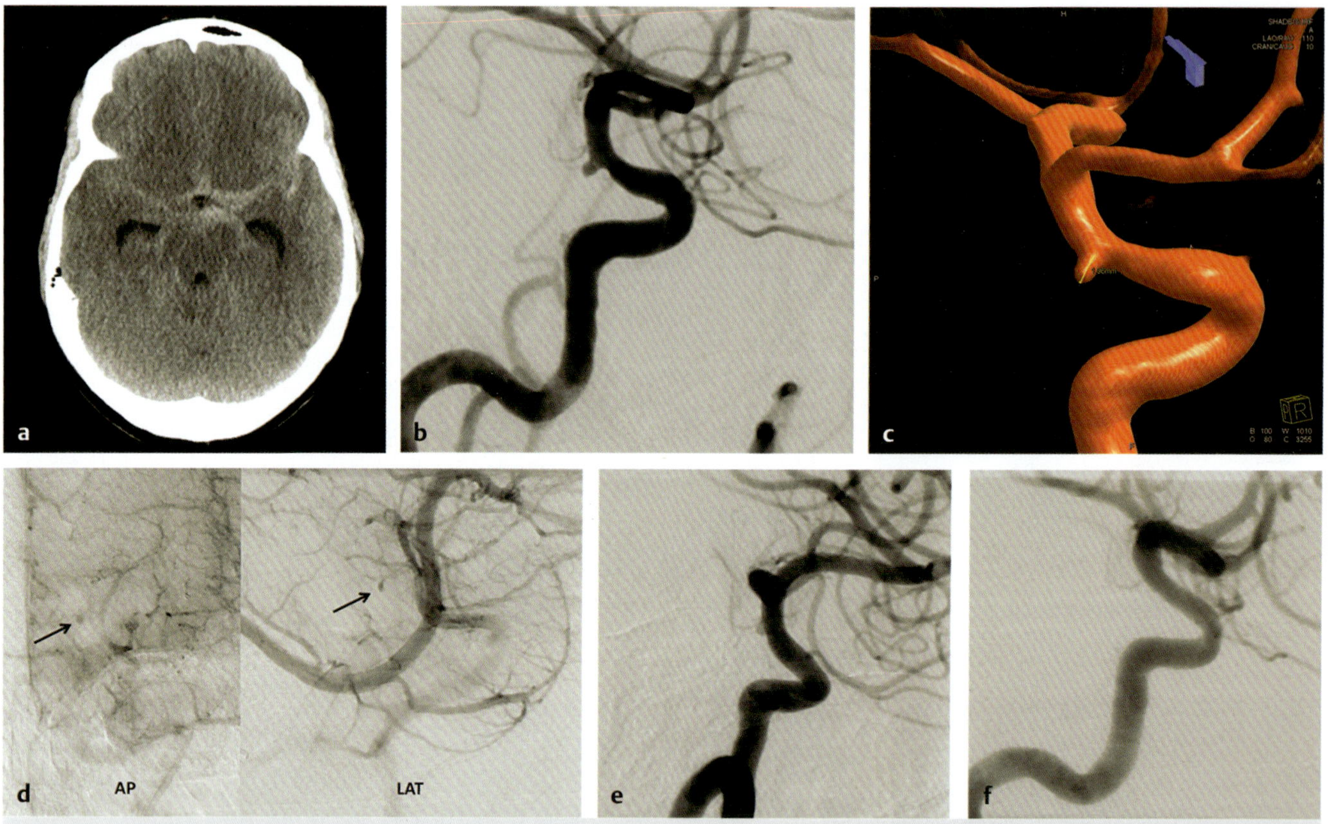


**图 6.11** 一名 47 岁女性患者，有转移性结肠癌病史，出现蛛网膜下隙出血。CT 血管造影没有显示任何动脉瘤或其他病变解释患者的出血。脑动脉造影显示左侧颈内动脉(b,c)血疱型动脉瘤。术中使用双抗血小板药物，使用 3.75mm×14mm Pipeline Flex 栓塞装置，动脉瘤内血流停滞(d，箭头所示)。1 周后，血管造影(e)与最初的血管造影相比，显示动脉瘤减小，动脉瘤内造影剂停滞增加。6 周后，重复血管造影(f)未显示动脉瘤显影。患者没有进一步随访，因为患者出血 7 个月后死于结直肠癌。

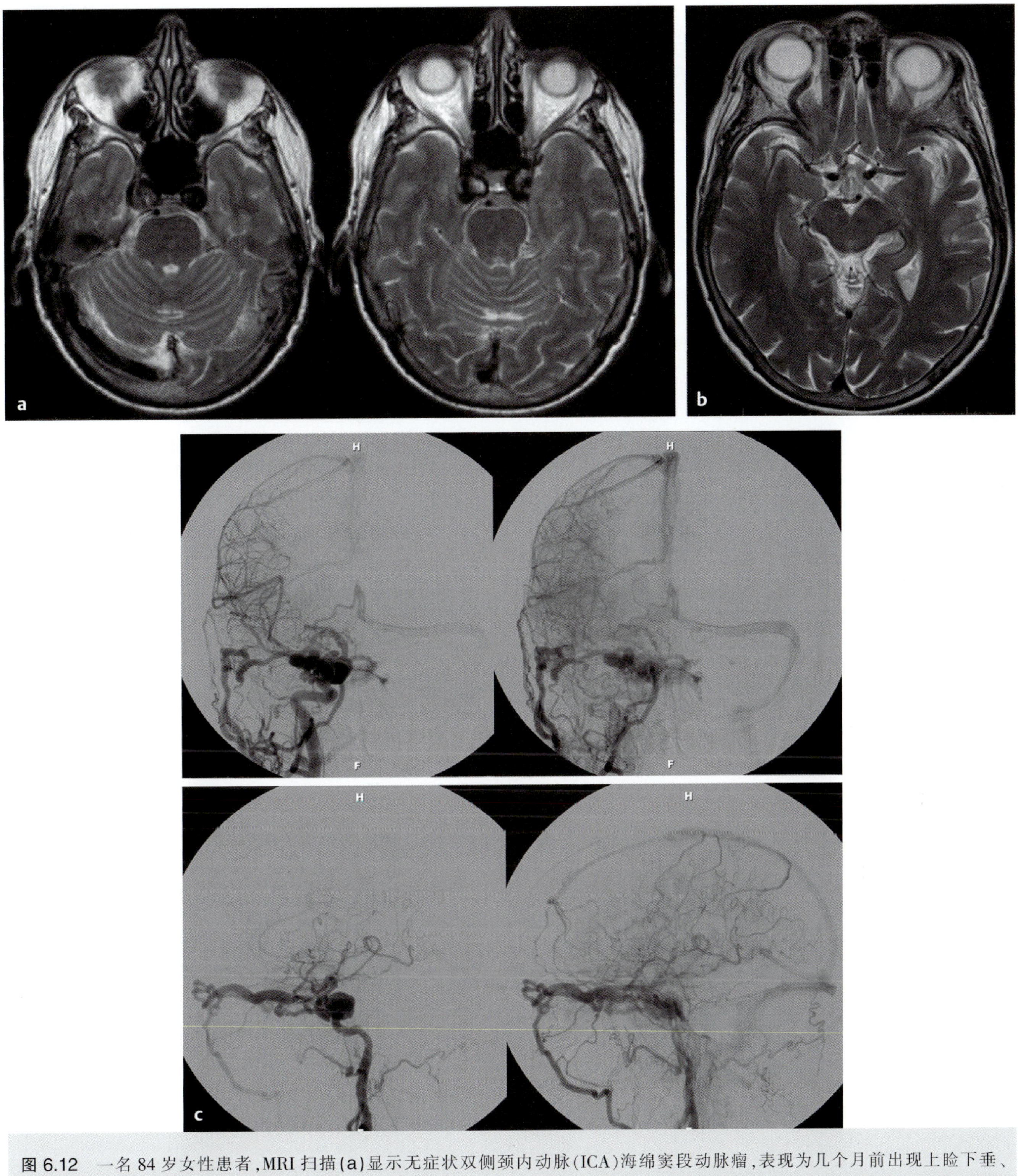


图 6.12　一名 84 岁女性患者，MRI 扫描（a）显示无症状双侧颈内动脉（ICA）海绵窦段动脉瘤，表现为几个月前出现上睑下垂、肿胀和右眼造影发现有搏动的吹风样杂音。体格检查显示左侧上睑下垂。重复 MRI 显示右侧眼上静脉（b）扩张。诊断性血管造影显示双侧 ICA 海绵窦段动脉瘤和颈内动脉-海绵窦瘘（CCF），动脉瘤破裂，直接供血海绵窦。CCF 经右侧眼上静脉、岩下窦和侧裂静脉的皮层反流（RCVD）流出。也可经海绵间窦流入左侧海绵窦（c，d）。试图经岩下窦静脉途径逆行进入海绵窦，封堵海绵窦及海绵窦动脉瘤均未获成功。最终，通过面静脉、内眦静脉支和眼上静脉逆行进入眼静脉和海绵窦交汇处。此区域经静脉导管栓塞。（待续）

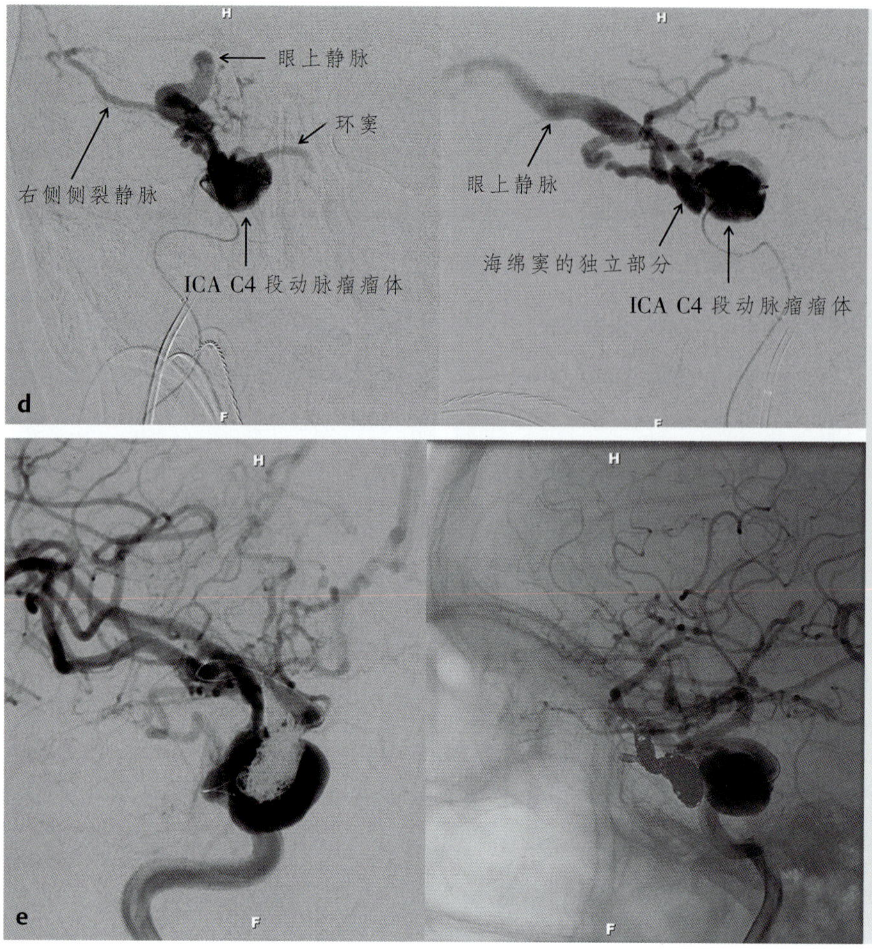


**图 6.12(续)** 栓塞后，仍有通过侧裂静脉向皮层静脉逆流，瘘口的外侧部依然显影(e)，尝试经静脉的 Onyx-18 栓塞。(待续)

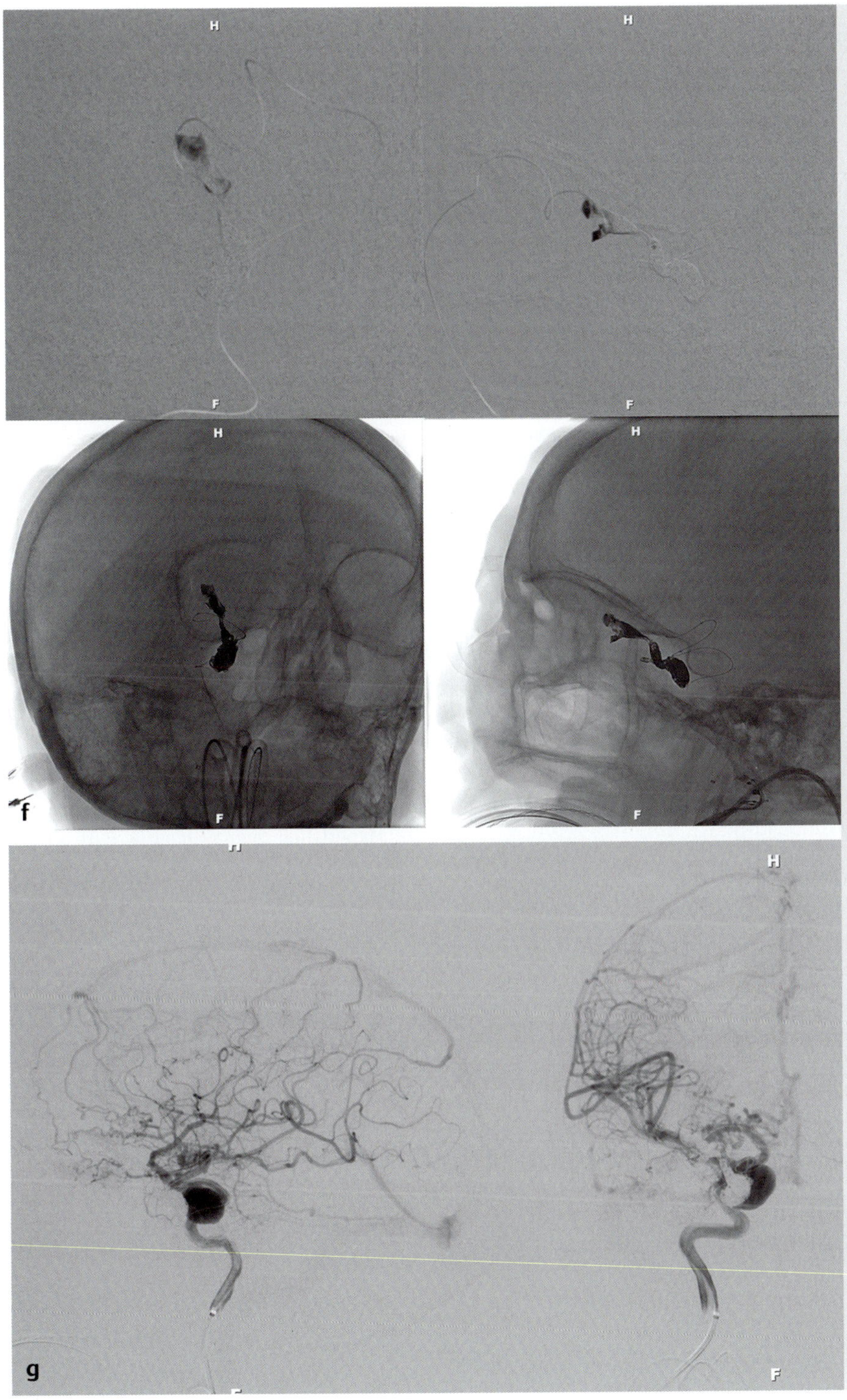


图 6.12（续）　Onyx 胶部分进入残留的海绵窦外侧部，但随后也反流至眼静脉；因此，停止注胶（f）。弹簧圈和 Onyx 栓塞消除眶内引流（g），但 RCVD 及外侧海绵窦囊持续存在。在瘘口部位放置血流导向装置。（待续）

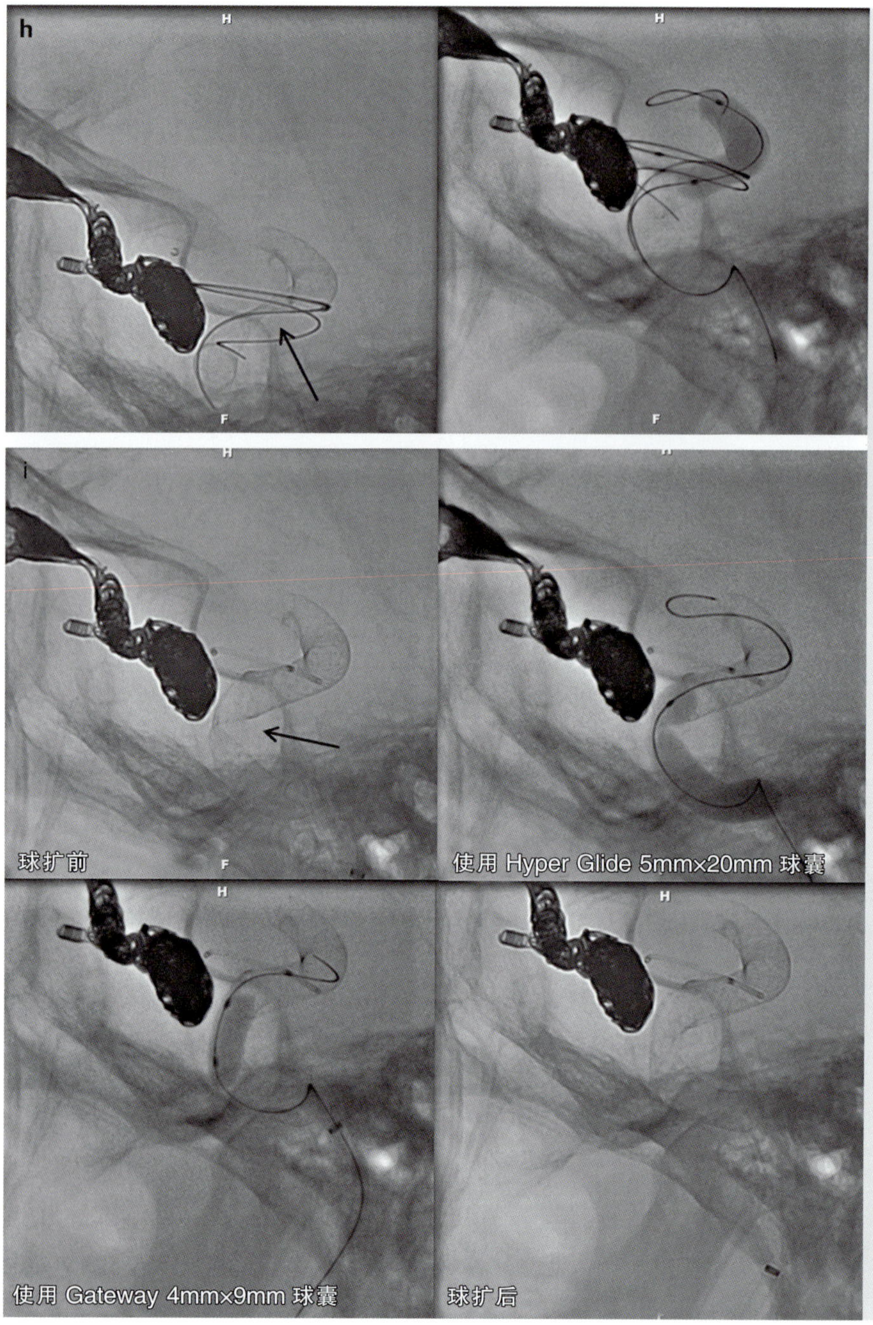


**图 6.12(续)** 首先，使用 Echelon 10 微导管超选动脉瘤内。然后，右侧 ICA 内放置 4.75mm×20mm Pipeline 栓塞装置。放置后，血管造影(h)显示，由于中部血管迂曲，支架没有完全贴附到载瘤动脉（箭头所示）。使用 HyperGlide 5mm×20mm 球囊在 PED 远段及中段未完全打开部分，分别行两次球囊成形术，以实现最佳的血管壁贴合。在解决 PED 打折(Kink)后，PED 贴壁良好，动脉瘤内血流停滞，但 CCF 持续充盈显影。第二个 Pipeline 栓塞装置（5mm×25mm)被放置在近端，稍微重叠第一个装置。再次发现 Pipeline 栓塞装置没有完全贴合血管壁(i，箭头所示)，需要进行血管成形术。使用 Hyperglide 5mm×20mm 球囊未成功，因此用 4mm×9mm Gateway 球囊成功打开装置(i，球囊成形术后)。(待续)

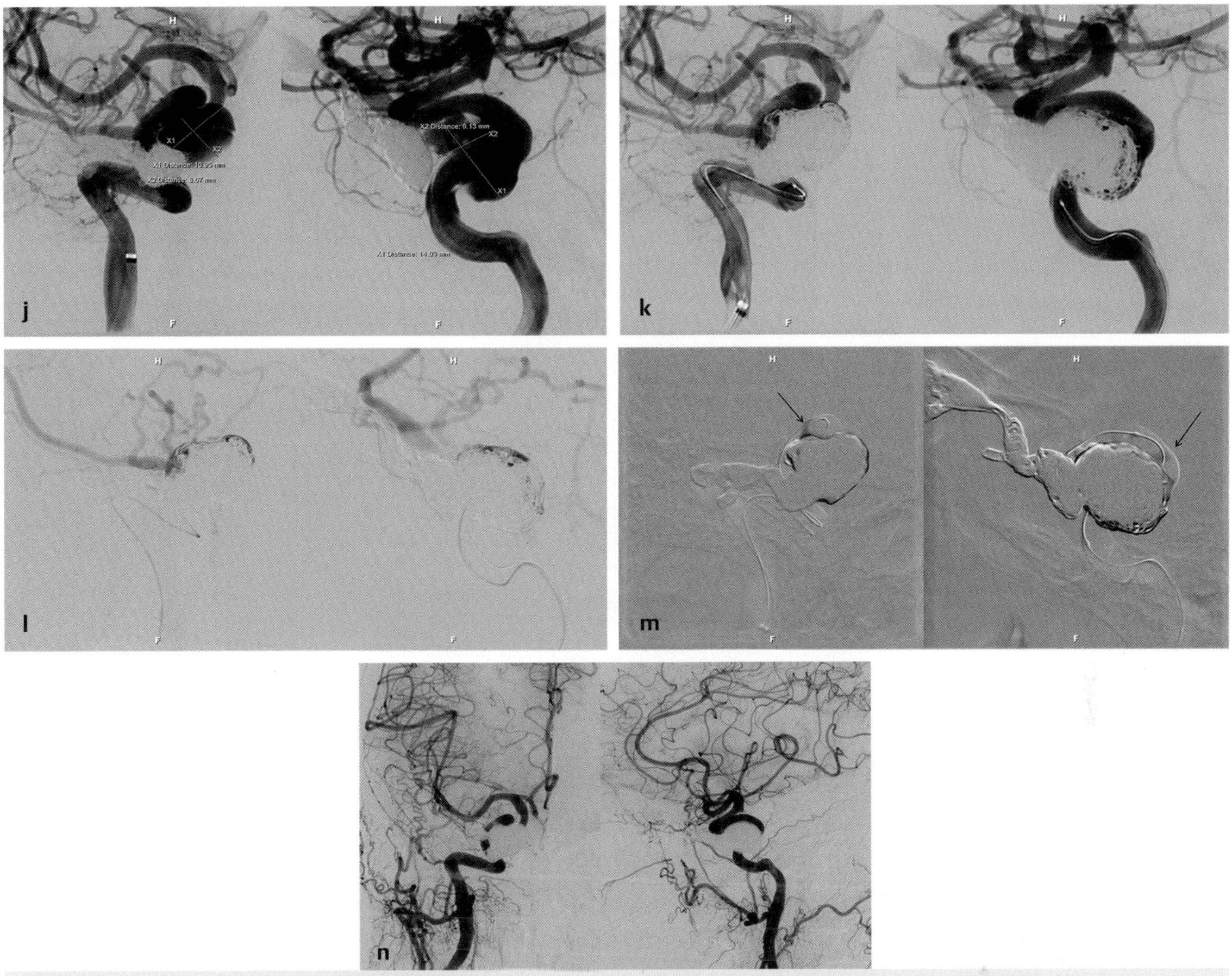


**图 6.12(续)**　残余动脉瘤，然后使用 16 枚 Axium 弹簧圈治疗(j，栓塞前)。栓塞后血管造影(**k**)显示动脉瘤、海绵窦或眼眶静脉未显影。然而，右侧侧裂静脉有持续性动静脉分流，皮层静脉逆流至大脑半球。海绵窦动脉瘤内微导管造影显示 CCF 依然存在(**l**)。为了进一步去除皮层静脉引流，动脉途径尝试用 20%EVO 共聚物(Onyx 500)栓塞瘘口，可减少但并没有消除流入侧裂静脉的血流，但是 Onyx 主要在 PED(m，箭头所示)周围弥散，注胶 2.8mL 后，停止注射。最终治疗后动脉造影显示仍有持续动静脉分流，逆流进入皮层静脉引流，但与基线相比，通过瘘口的流量明显减少。3 个月随访时，瘘口消失。随访 2.5 年，无残余 CCF 或 RCVD，右侧大脑中动脉和大脑前动脉显影正常，无支架内狭窄。

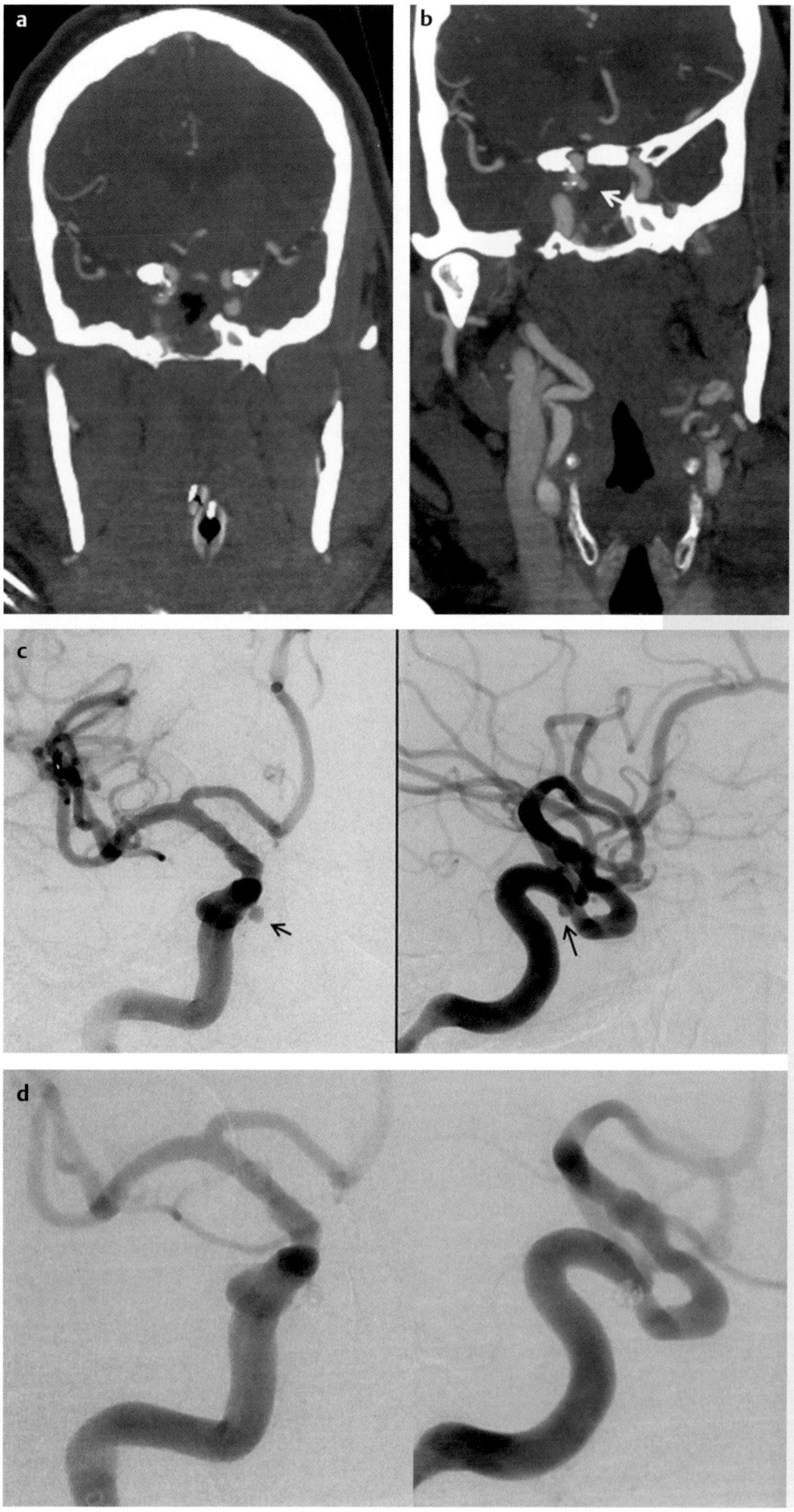

图 6.13 一名 51 岁女性患者，接受复发性非分泌性垂体大腺瘤、经蝶窦切除。既往 9 年前经蝶窦手术切除后，患者左侧大脑半球梗死，残留右侧肢体力弱。术中出血，用凝胶泡沫和 TAMPNADE 予以止血。肿瘤全部切除，术后 CT 扫描和 CT 血管造影检查未见肿瘤床内出血证据，也没有假性动脉瘤或其他血管异常证据(a)。患者于术后第 9 天出院，4 天后，因严重鼻出血就诊。患者至急诊室，立即行后鼻孔填塞，进而插管，最后转至我院进行治疗。CT 血管造影显示右侧颈内动脉 5mm 假性动脉瘤(b，箭头所示)，经 DSA 证实(c，箭头所示)。考虑到既往对侧梗死，前交通动脉存在小残留，采用血流导向和弹簧圈栓塞治疗，闭塞载瘤动脉。动脉瘤内放置 Echelon 微导管，放置 4.75mm×18mm 的 Pipeline Flex 装置。放置 3mm×6mm 的铂金弹簧圈后，动脉瘤(d)没有残余显影。患者无进一步鼻出血，无神经系统并发症。

## 6.9 结论

虽然血流导向装置治疗的最初经验，包括 PED 和其他血流导向装置，均在 FDA 批准的适应证内，但在临床应用中，治疗范围逐渐扩大。通过持续细致的研究和报道，血流导向装置可能也会更新换代，并进一步扩大临床治疗适应证。

## 参考文献


[1] Kallmes DF, Hanel R, Lopes D, et al. International retrospective study of the pipeline embolization device: a multicenter aneurysm treatment study. AJNR Am J Neuroradiol. 2015; 36(1):108–115
[2] Ferns SP, Sprengers ME, van Rooij WJ, et al. Coiling of intracranial aneurysms: a systematic review on initial occlusion and reopening and retreatment rates. Stroke. 2009; 40(8):e523–e529
[3] Crobeddu E, Lanzino G, Kallmes DF, Cloft HJ. Review of 2 decades of aneurysm-recurrence literature, part 1: reducing recurrence after endovascular coiling. AJNR Am J Neuroradiol. 2013; 34(2):266–270
[4] Murayama Y, Nien YL, Duckwiler G, et al. Guglielmi detachable coil embolization of cerebral aneurysms: 11 years' experience. J Neurosurg. 2003; 98(5):959–966
[5] Raymond J, Darsaut TE. An approach to recurrent aneurysms following endovascular coiling. J Neurointerv Surg. 2011; 3(4):314–318
[6] Daou B, Starke RM, Chalouhi N, et al. The use of the Pipeline Embolization Device in the management of recurrent previously coiled cerebral aneurysms. Neurosurgery. 2015; 77(5):692–697, 697
[7] Heiferman DM, Billingsley JT, Kasliwal MK, et al. Use of flow-diverting stents as salvage treatment following failed stent-assisted embolization of intracranial aneurysms. J Neurointerv Surg. 2016; 8(7):692–695
[8] Daou B, Starke RM, Chalouhi N, et al. Pipeline Embolization Device in the treatment of recurrent previously stented cerebral aneurysms. AJNR Am J Neuroradiol. 2016; 37(5):849–855
[9] Lin N, Brouillard AM, Keigher KM, et al. Utilization of Pipeline embolization device for treatment of ruptured intracranial aneurysms: US multicenter experience. J Neurointerv Surg. 2015; 7(11):808–815
[10] Cruz JP, O'Kelly C, Kelly M, et al. Pipeline embolization device in aneurysmal subarachnoid hemorrhage. AJNR Am J Neuroradiol. 2013; 34(2):271–276
[11] Munich SA, Tan LA, Keigher KM, Chen M, Moftakhar R, Lopes DK. The Pipeline Embolization Device for the treatment of posterior circulation fusiform aneurysms: lessons learned at a single institution. J Neurosurg. 2014; 121(5):1077–1084
[12] Mazur MD, Kilburg C, Wang V, Taussky P. Pipeline embolization device for the treatment of vertebral artery aneurysms: the fate of covered branch vessels. J Neurointerv Surg. 2016; 8(10):1041–1047
[13] Siddiqui AH, Abla AA, Kan P, et al. Panacea or problem: flow diverters in the treatment of symptomatic large or giant fusiform vertebrobasilar aneurysms. J Neurosurg. 2012; 116(6):1258–1266
[14] Albuquerque FC, Park MS, Abla AA, Crowley RW, Ducruet AF, McDougall CG. A reappraisal of the Pipeline embolization device for the treatment of posterior circulation aneurysms. J Neurointerv Surg. 2015; 7(9):641–645
[15] Natarajan SK, Lin N, Sonig A, et al. The safety of Pipeline flow diversion in fusiform vertebrobasilar aneurysms: a consecutive case series with longer-term follow-up from a single US center. J Neurosurg. 2016; 125(1):111–119
[16] Phillips TJ, Wenderoth JD, Phatouros CC, et al. Safety of the pipeline embolization device in treatment of posterior circulation aneurysms. AJNR Am J Neuroradiol. 2012; 33(7):1225–1231
[17] Durst CR, Hixson HR, Schmitt P, Gingras JM, Crowley RW. Endovascular treatment of a fusiform aneurysm at the M3-M4 junction of the middle cerebral artery using the Pipeline Embolization Device. World Neurosurg. 2016; 86:511.e1–511.e4
[18] Lin N, Lanzino G, Lopes DK, et al. Treatment of distal anterior circulation aneurysms with the Pipeline Embolization Device: a US multicenter experience. Neurosurgery. 2016; 79(1):14–22
[19] Rouchaud A, Brinjikji W, Cloft HJ, Kallmes DF. Endovascular treatment of ruptured blister-like aneurysms: a systematic review and meta-analysis with focus on deconstructive versus reconstructive and flow-diverter treatments. AJNR Am J Neuroradiol. 2015; 36(12):2331–2339
[20] Linfante I, Mayich M, Sonig A, Fujimoto J, Siddiqui A, Dabus G. Flow diversion with Pipeline Embolic Device as treatment of subarachnoid hemorrhage secondary to blister aneurysms: dual-center experience and review of the literature. J Neurointerv Surg. 2017; 9(1):29–33
[21] Chalouhi N, Zanaty M, Tjoumakaris S, et al. Treatment of blister-like aneurysms with the pipeline embolization device. Neurosurgery. 2014; 74(5):527–532, discussion 532
[22] Çinar C, Oran İ, Bozkaya H, Ozgiray E. Endovascular treatment of ruptured blister-like aneurysms with special reference to the flow-diverting strategy. Neuroradiology. 2013; 55(4):441–447
[23] Mazur MD, Taussky P, MacDonald JD, Park MS. Rerupture of a blister aneurysm after treatment with a single flow-diverting stent. Neurosurgery. 2016; 79(5):E634–E638
[24] Amuluru K, Al-Mufti F, Gandhi CD, Prestigiacomo CJ, Singh IP. Direct carotid-cavernous fistula: a complication of, and treatment with, flow diversion. Interv Neuroradiol. 2016; 22(5):569–576
[25] Pradeep N, Nottingham R, Kam A, Gandhi D, Razack N. Treatment of post-traumatic carotid-cavernous fistulas using pipeline embolization device assistance. BMJ Case Rep. 2015; 2015
[26] Nossek E, Zumofen D, Nelson E, et al. Use of Pipeline Embolization Devices for treatment of a direct carotid-cavernous fistula. Acta Neurochir (Wien). 2015; 157(7):1125–1129, discussion 1130
[27] Sylvester PT, Moran CJ, Derdeyn CP, et al. Endovascular management of internal carotid artery injuries secondary to endonasal surgery: case series and review of the literature. J Neurosurg. 2016; 125(5):1256–1276
[28] Navarro R, Brown BL, Beier A, Ranalli N, Aldana P, Hanel RA. Flow diversion for complex intracranial aneurysms in young children. J Neurosurg Pediatr. 2015; 15(3):276–281
[29] Vargas SA, Diaz C, Herrera DA, Dublin AB. Intracranial aneurysms in children: the role of stenting and flow diversion. J Neuroimaging. 2016; 26(1):41–45
[30] Ashok Vachhani J, Michael Nickele C, Elijovich L, Klimo P, Arthur AS. Flow diversion for treatment of growing A2 aneurysm in a child: case report and review of flow diversion for intracranial aneurysms in pediatric patients. World Neurosurg. 2016; 96:607.e13–607.e17
[31] Brzezicki G, Rivet DJ, Reavey-Cantwell J. Pipeline Embolization Device for treatment of high cervical and skull base carotid artery dissections: clinical case series. J Neurointerv Surg. 2016; 8(7):722–728
[32] Dolati P, Eichberg DG, Thomas A, Ogilvy CS. Application of Pipeline Embolization Device for iatrogenic pseudoaneurysms of the extracranial vertebral artery: a case report and systematic review of the literature. Cureus. 2015; 7(10):e356
[33] Ambekar S, Sharma M, Smith D, Cuellar H. Successful treatment of iatrogenic vertebral pseudoaneurysm using pipeline embolization device. Case Rep Vasc Med. 2014; 2014:341748

第 7 章

# 破裂动脉瘤的血流导向装置治疗

*Arthur Wang, Michael F. Stiefel*

摘要

血流导向装置多用于既往无法血管内介入治疗或手术治疗的复杂动脉瘤。一般限于未破裂动脉瘤，这是因为，其经治疗后仍需要双抗血小板治疗。在SAH 时，只有少数病例报道使用血流导向装置。本章主要讨论的是使用血流导向装置治疗破裂动脉瘤及其相关并发症、抗血小板治疗的管理和动脉瘤闭塞的长期稳定性。

关键词：血流导向；破裂动脉瘤；蛛网膜下隙出血；Pipeline 栓塞装置

## 7.1 简介

血流导向治疗可成功地应用于大型、宽颈动脉瘤、夹层动脉瘤及小的血疱样动脉瘤等，但其形态上却不适应用于传统瘤内栓塞的动脉瘤[1-3]。尽管 Pipeline 栓塞装置(PED)是美国食品药品监督管理局(FDA)批准使用的唯一血流导向支架，其他可商用的血流导向装置还有 SILK、血流重定向腔内装置(FRED)、Surpass 血流导向装置和 P64 (Phenox, Bochum, Germany)。这些装置在血管腔内，可自动打开并干扰动脉瘤内脉冲样血流，并通过改变血流生理机制，可导致动脉瘤血栓形成和载瘤动脉重建[3,4]。

在急性蛛网膜下隙出血(SAH)患者中，使用血流导向装置尚有争议，这主要有 3 个方面的顾忌：需要双抗血小板、动脉瘤可能延迟闭塞和不利于后续的手术治疗(脑室造瘘术、脑室腹腔分流术、减压开颅术和气管造口术等)。因此，其使用仅在几个以破裂的夹层动脉瘤和血疱样动脉瘤为中心的小样本病例中有所描述[1,3,5,6]。另外，抗血小板药物的选择、治疗剂量和疗程的差异，也增加了血流导向装置治疗破裂动脉瘤的复杂性。

## 7.2 患者选择

急性 SAH 患者是否能使用血流导向装置多由动脉瘤的解剖结构，患者的一般情况和神经介入医师操作血流导向装置的熟悉程度决定。

血流导向装置可用于形态极具挑战的动脉瘤，如小的血疱样动脉、血管壁薄弱的夹层动脉瘤，以及大型宽颈动脉瘤[1,3,5,6,8-13]。有选择性地采用血流导向装置，可以重建动脉瘤颈和载瘤动脉，以避免在破裂后早期干扰动脉瘤囊的风险。

治疗前，需要考虑患者的临床分级和状况，以评估外科治疗的潜在可能性。适合的患者包括不伴有脑积水、H-H 评分和 Fisher 得分较低，以及破裂数天后的患者[5,14]。临床情况不佳的患者通常需要其他颅内手术，如脑室外引流(EVD)、脑室-腹腔分流术(VPS/LPS)、插管进食和气管造口。这些患者在抗血小板治疗开始后，EVD 或 LPS 相关的出血风险增加[5,15,16]。另外，这些患者有可能出现症状性血管痉挛风险，可能需要治疗缺血性脑卒中[14]。在这些高危患者中，血流导向治疗可能不理想，因为手术治疗需要终止并逆转抗血小板药物治疗作用，使患者在手术后短期内有支架内血栓形成风险。

## 7.3 抗血小板药物的使用

在血流导向治疗过程中，抗血小板药物的使用依据主要基于心脏疾病和破裂动脉瘤支架辅助弹簧圈栓塞数据[17-21]。通常的用法是在支架植入后使用阿司匹林和氯吡格雷维持。在 SAH 患者动脉瘤破裂后急性期，医生可以在衡量血栓栓塞并发症风险及抗血小板治疗相关出血风险情况下，对抗血小板药物的剂量及方法进行调整。因此，破裂动脉瘤的抗血小板药物、剂量及持续时间，目前有各种各样的治疗方案。

术前关于使用 Neuroform(Boston Science，Fremont，CA)支架和 Enterprise(Codman & ShurtleInc，Raynham，MA)支架辅助弹簧圈栓塞报道认为，动脉瘤破裂急性期和亚急性期可以使用抗血小板药物，并发症发生率可接受[10,13,22-24]。介入心脏病学研究表明，600mg 负荷剂量的氯吡格雷在给药后 4 小时内抑制血小板聚集 55%~59%，抑制时间长达 48 小时[25]。SAH 患者最常用的术前方案是阿司匹林为 325mg 或 650mg，氯吡格雷为 600mg[5,7,8,12,14]。介入治疗前 24~72 小时，患者通常使用两种抗血小板药物的负荷量。

术后抗血小板的持续时间仍然存在争议。早期停止抗血小板药物治疗与晚期支架内血栓形成有关[17,26]。但同时，双抗时间延长也可能阻碍动脉瘤内血栓形成并延迟动脉瘤闭合。文献中破裂动脉瘤最常见的做法是术后持续服用阿司匹林和氯吡格雷 6 个月，即每天服用氯吡格雷 75mg 和阿司匹林 81mg 或 325mg[5,8,12,13,27]。6 个月后，由神经介入医师根据患者的随访血管造影结果决定是否停用氯吡格雷[14]。一些关于迟发性血栓栓塞事件的报道主张，使用双抗血小板可延长至 1 年以上[26,28,29]。Neuroform 支架辅助弹簧圈栓塞的迟发性血栓栓塞事件发生率为 4.6%~8.8%[26,30-32]。当动脉瘤未完全消失时，需要衡量动脉瘤延迟破裂风险[33]。

## 7.4 动脉瘤延迟闭塞/血管影像学结局

与弹簧圈栓塞不同，血流导向装置不会导致动脉瘤立刻闭塞，而是在数天到数周内动脉瘤血栓逐渐形成[5,34]。据报道，用 PED 治疗 3 例破裂的血疱样动脉瘤患者，其中 1 例术后完全闭塞，2 例在 6 周血管造影随访时发现完全闭塞[5]。然而，目前尚没有大宗病例报道提及血流导向装置治疗破裂动脉瘤即刻影像学治愈。双抗血小板可能增加破裂动脉瘤再次破裂的风险。此外，对于临床血管痉挛患者，如果进行升压治疗，这种风险可能会增加。尽管研究表明，在治疗脑血管痉挛时，未破裂动脉瘤破裂风险不增加，但对未处理的破裂动脉瘤，双抗血小板的风险仍不清楚。

未破裂动脉瘤血流导向装置治疗后，随访 6~18 个月的动脉瘤闭塞率为 95%[2,29,36,37]。SAH 患者血流导向治疗的数据有限，而且抗血小板治疗存在并发症风险。表 7.1 列举了几个关于血流导向装置治疗血疱样、夹层和宽颈动脉瘤中小型病例研究(表 7.1)。美国一项多中心研究使用 PED 治疗 26 例破裂颅内动脉瘤，在 6 个月时完全闭塞率为 70%[12]。类似的加拿大多中心研究(使用 PED 治疗 20 例破裂动脉瘤)发现，在 6 个月和 12 个月时，完全闭塞率分别为 75% 和 94%[14]。另一项研究包括 11 例 SAH 患者使用 PED 治疗，6 个月时，完全闭塞率为 73%[38]。最后，一项 23 例夹层动脉瘤患者研究报道表明，6 个月的闭塞率为 69.5%[1]。

在适合放置弹簧圈的动脉瘤患者中，弹簧圈栓塞联合血流导向治疗可能比单独的血流导向更为适合。放置弹簧圈可保护动脉瘤顶，与血流导向治疗相比，也可以提供血栓栓塞微环境。

## 7.5 并发症/手术额外风险

虽然血流导向装置可用于特定的破裂动脉瘤，但仍然存在许多潜在的缺点。其并发症多与启动抗血小板药物治疗有关。在开始抗血小板治疗之前，应该权衡出血性和血栓栓塞并发症的风险/获益情况。按照出现时间，可分为早期/围术期(<30 天)并发症和迟发性并发症。

### 7.5.1 动脉瘤再次破裂

与弹簧圈栓塞不同的是，血流导向治疗不会导致动脉瘤立刻闭塞。即使放置血流导向装置后，在破裂部位形成的纤维-血小板栓不能完全保护破裂动脉瘤

表 7.1 破裂动脉瘤使用血流导向装置治疗文献汇总

| 研究 | 人数/破裂动脉瘤 | 血流导向装置 | 6 个月时的完全闭塞率(%) |
|---|---|---|---|
| Aydin 等[4] | 11/血疱样 | SILK | 82 |
| Chalouhi 等[14] | 20/夹层、囊性 | PED | 80 |
| Cruz 等[8] | 23/血疱样、夹层、巨大型、囊性 | PED | 75 |
| de Barros Faria 等[1] | 23/夹层 | PED | 70 |
| Lin 等[12] | 26/血疱样、夹层、梭形、囊性 | PED | 78 |
| McAuliffe 和 Wenderoth[38] | 11/梭形、囊性 | PED | 73 |
| Yoon 等[3] | 11/血疱样 | PED | 88 |

的圆顶，并且存在潜在的破裂风险[27]。此外，在采用全身性双抗血小板治疗时，动脉瘤破裂可能是致命性的。此外，抗血小板药物可能会延迟动脉瘤破裂后的血小板聚集，理论上可能延长动脉瘤完全闭塞时间[4,39]。据报道，PED 放置后，动脉瘤再破裂发生率为 3.8%~18.2%[1,12,14,38]。

使用 Neuroform 支架和 Enterprise 支架辅助弹簧圈栓塞数据表明，在 SAH 急性期时，可以启动抗血小板治疗，并且并发症发生率可接受[34]。为了降低再次破裂的风险，一些介入医生选择分期治疗动脉瘤，首先栓塞动脉瘤破裂部位，然后放置血流导向装置，继而进行抗血小板治疗和进一步颅内手术[8,14]。

## 7.5.2 EVD 相关的出血

经支架辅助弹簧圈栓塞治疗的患者行 EVD 治疗时，发生出血性并发症的风险较高。研究表明，相比较于非双抗血小板治疗的患者，双抗患者的出血率高。抗血小板药物治疗的 EVD 患者，影像上发现出血率为 32%，有症状性的出血率为 8%，而没有支架和双抗血小板治疗的患者，影像上发现出血率为 15%，有症状性的出血率为 1%[15,39,41,42]。为了尽量减少这种风险，选择在介入治疗前进行 EVD[3,5,6,14]。

## 7.5.3 脑室腹腔分流相关出血

据报道，抗血小板治疗、支架辅助弹簧圈栓塞的破裂动脉瘤患者，在 VPS 治疗时，导管相关的出血风险为 33%[16]。准备进行开颅手术时，通常在术前 24 小时停用抗血小板药物，如氯吡格雷，并在术前输血小板[27]。为进一步降低脑室腹腔分流的出血风险，在放置脑室导管时，多不使用金属芯[5,27,43]。还有一些医生建议，先放置 VPS，再治疗动脉瘤，以完全避免抗血小板相关风险。

## 7.5.4 颅外出血

在 SAH 之后，患者通常需要气管切开和胃造瘘。此外，这些患者有可能出现应激性胃溃疡。一项研究表明，支架辅助弹簧圈栓塞的破裂动脉瘤约有 10%颅外出血风险，包括腹股沟血肿、腹膜后血肿和胃肠道出血[41]。

## 7.5.5 自发性颅内出血

有少量文献指出，血流导向治疗和同时使用抗血小板治疗后出现同侧远端和对侧自发性出血[8,43–47]。这种并发症发生率为 2%~4%，被认为是继发于脑血流自动调节反射障碍、异物体栓塞和缺血性病变的出血性转换[44,45]。

## 7.5.6 支架内血栓形成/血栓栓塞事件

由于金属表面积较大，相比较于传统装置，血流导向支架更容易导致血栓形成。在这些患者中，支架血栓形成和血栓栓塞事件自然成为关注重点。在 SAH 患者中，在开始抗血小板治疗后，必须权衡再次出血与停药后支架内血栓形成风险。为了达到这个目的，神经介入医生会经常修改抗血小板治疗方案，以减轻出血性并发症风险。因此，破裂动脉瘤患者根据所选择的方案不同，支架内血栓形成发生率为 2%~18.8%[12,22,37,43,48,49]。

## 7.6 结论

在破裂动脉瘤患者使用血流导向装置治疗的病例中，显示出闭塞率较高、良好的结果和并发症较低。在决策是否使用血流导向装置前，医生应充分了解动脉瘤形态，并对患者进行筛选。术前，应该权衡抗血小板治疗的风险和益处，并了解动脉瘤破裂后的与短期抗血小板治疗所使用的药物相关的并发症。到目前为止，标准的抗血小板治疗方案或治疗时间仍未达成共识。

## 参考文献


[1] de Barros Faria M, Castro RN, Lundquist J, et al. The role of the pipeline embolization device for the treatment of dissecting intracranial aneurysms. AJNR Am J Neuroradiol. 2011; 32(11):2192–2195

[2] Nelson PK, Lylyk P, Szikora I, Wetzel SG, Wanke I, Fiorella D. The pipeline embolization device for the intracranial treatment of aneurysms trial. AJNR Am J Neuroradiol. 2011; 32(1):34–40

[3] Yoon JW, Siddiqui AH, Dumont TM, et al. Endovascular Neurosurgery Research Group. Feasibility and safety of pipeline embolization device in patients with ruptured carotid blister aneurysms. Neurosurgery. 2014; 75 (4):419–429, discussion 429

[4] Aydin K, Arat A, Sencer S, et al. Treatment of ruptured blood blister-like aneurysms with flow diverter SILK stents. J Neurointerv Surg. 2015; 7(3):202–209

[5] Hu YC, Chugh C, Mehta H, Stiefel MF. Early angiographic occlusion of ruptured blister aneurysms of the internal carotid artery using the Pipeline Embolization Device as a primary treatment option. J Neurointerv Surg. 2014; 6 (10):740–743

[6] Nerva JD, Morton RP, Levitt MR, et al. Pipeline Embolization Device as primary treatment for blister aneurysms and iatrogenic pseudoaneurysms of the internal carotid artery. J Neurointerv Surg. 2015; 7(3):210–216

[7] Faught RWF, Satti SR, Hurst RW, Pukenas BA, Smith MJ. Heterogeneous practice patterns regarding antiplatelet medications for neuroendovascular stenting in the USA: a multicenter survey. J Neurointerv Surg. 2014; 6(10):774–779

[8] Cruz JP, O'Kelly C, Kelly M, et al. Pipeline embolization device in aneurysmal subarachnoid hemorrhage. AJNR Am J Neuroradiol. 2013; 34(2):271–276

[9] Fiorella D, Lylyk P, Szikora I, et al. Curative cerebrovascular reconstruction with the Pipeline embolization device: the emergence of definitive endovascular therapy for intracranial aneurysms. J Neurointerv Surg. 2009; 1(1):56–65

[10] Kulcsár Z, Wetzel SG, Augsburger L, Gruber A, Wanke I, Rüfenacht DA. Effect of flow diversion treatment on very small ruptured aneurysms. Neurosurgery. 2010; 67(3):789–793

[11] Leung GK, Tsang AC, Lui WM. Pipeline embolization device for intracranial aneurysm: a systematic review. Clin Neuroradiol. 2012; 22(4):295–303

[12] Lin N, Brouillard AM, Keigher KM, et al. Utilization of Pipeline embolization device for treatment of ruptured intracranial aneurysms: US multicenter experience. J Neurointerv Surg. 2015; 7(11):808–815

[13] Taylor RA, Callison RC, Martin CO, Hayakawa M, Chaloupka JC. Acutely ruptured intracranial saccular aneurysms treated with stent assisted coiling: complications and outcomes in 42 consecutive patients. J Neurointerv Surg. 2010; 2(1):23–30

[14] Chalouhi N, Zanaty M, Whiting A, et al. Treatment of ruptured intracranial aneurysms with the pipeline embolization device. Neurosurgery. 2015; 76 (2):165–172, discussion 172

[15] Kung DK, Policeni BA, Capuano AW, et al. Risk of ventriculostomy-related hemorrhage in patients with acutely ruptured aneurysms treated using stent-assisted coiling. J Neurosurg. 2011; 114(4):1021–1027

[16] Mahaney KB, Chalouhi N, Viljoen S, et al. Risk of hemorrhagic complication associated with ventriculoperitoneal shunt placement in aneurysmal subarachnoid hemorrhage patients on dual antiplatelet therapy. J Neurosurg. 2013; 119(4):937–942

[17] Fargen KM, Hoh BL, Welch BG, et al. Long-term results of enterprise stent-assisted coiling of cerebral aneurysms. Neurosurgery. 2012; 71(2):239–244, discussion 244

[18] Gurbel PA, DiChiara J, Tantry US. Antiplatelet therapy after implantation of drug-eluting stents: duration, resistance, alternatives, and management of surgical patients. Am J Cardiol. 2007; 100 8B:18M–25M

[19] Mehta SR, Yusuf S, Peters RJ, et al. Clopidogrel in Unstable angina to prevent Recurrent Events trial (CURE) Investigators. Effects of pretreatment with clopidogrel and aspirin followed by long-term therapy in patients undergoing percutaneous coronary intervention: the PCI-CURE study. Lancet. 2001; 358 (9281):527–533

[20] Platz J, Güresir E, Vatter H, et al. Unsecured intracranial aneurysms and induced hypertension in cerebral vasospasm: is induced hypertension safe? Neurocrit Care. 2011; 14(2):168–175

[21] Steinhubl SR, Berger PB, Mann JT, III, et al. CREDO Investigators. Clopidogrel for the Reduction of Events During Observation. Early and sustained dual oral antiplatelet therapy following percutaneous coronary intervention: a randomized controlled trial. JAMA. 2002; 288(19):2411–2420

[22] Akpek S, Arat A, Morsi H, Klucznick RP, Strother CM, Mawad ME. Self-expandable stent-assisted coiling of wide-necked intracranial aneurysms: a single-center experience. AJNR Am J Neuroradiol. 2005; 26(5):1223–1231

[23] Fiorella D, Albuquerque FC, Deshmukh VR, et al. Endovascular reconstruction with the Neuroform stent as monotherapy for the treatment of uncoilable intradural pseudoaneurysms. Neurosurgery. 2006; 59(2):291–300, discussion 291–300

[24] Meckel S, Singh TP, Undrén P, et al. Endovascular treatment using predominantly stent-assisted coil embolization and antiplatelet and anticoagulation management of ruptured blood blister-like aneurysms. AJNR Am J Neuroradiol. 2011; 32(4):764–771

[25] Müller I, Seyfarth M, Rüdiger S, et al. Effect of a high loading dose of clopidogrel on platelet function in patients undergoing coronary stent placement. Heart. 2001; 85(1):92–93

[26] Fiorella D, Hsu D, Woo HH, Tarr RW, Nelson PK. Very late thrombosis of a pipeline embolization device construct: case report. Neurosurgery. 2010; 67 (3) Suppl Operative:E313–E314, discussion E314

[27] Amenta PS, Dalyai RT, Kung D, et al. Stent-assisted coiling of wide-necked aneurysms in the setting of acute subarachnoid hemorrhage: experience in 65 patients. Neurosurgery. 2012; 70(6):1415–1429, discussion 1429

[28] Klisch J, Turk A, Turner R, Woo HH, Fiorella D. Very late thrombosis of flow-diverting constructs after the treatment of large fusiform posterior circulation aneurysms. AJNR Am J Neuroradiol. 2011; 32(4):627–632

[29] Szikora I, Berentei Z, Kulcsar Z, et al. Treatment of intracranial aneurysms by functional reconstruction of the parent artery: the Budapest experience with the pipeline embolization device. AJNR Am J Neuroradiol. 2010; 31(6):1139–1147

[30] Fiorella D, Albuquerque FC, Woo H, Rasmussen PA, Masaryk TJ, McDougall CG. Neuroform stent assisted aneurysm treatment: evolving treatment strategies, complications and results of long term follow up. J Neurointerv Surg. 2010; 2(1):16–22

[31] Yahia AM, Gordon V, Whapham J, Malek A, Steel J, Fessler RD. Complications of Neuroform stent in endovascular treatment of intracranial aneurysms. Neurocrit Care. 2008; 8(1):19–30

[32] Yahia AM, Latorre J, Gordon V, Whapham J, Malek A, Fessler RD. Thromboembolic events associated with Neuroform stent in endovascular treatment of intracranial aneurysms. J Neuroimaging. 2010; 20(2):113–117

[33] Cebral JR, Mut F, Raschi M, et al. Aneurysm rupture following treatment with flow-diverting stents: computational hemodynamics analysis of treatment. AJNR Am J Neuroradiol. 2011; 32(1):27–33

[34] Martin AR, Cruz JP, Matouk CC, Spears J, Marotta TR. The pipeline flow-diverting stent for exclusion of ruptured intracranial aneurysms with difficult morphologies. Neurosurgery. 2012; 70(1) Suppl Operative:21–28, discussion 28

[35] Hoh BL, Carter BS, Ogilvy CS. Risk of hemorrhage from unsecured, unruptured aneurysms during and after hypertensive hypervolemic therapy. Neurosurgery. 2002; 50(6):1207–1211, discussion 1211–1212

[36] Colby GP, Lin LM, Gomez JF, et al. Immediate procedural outcomes in 35 consecutive pipeline embolization cases: a single-center, single-user experience. J Neurointerv Surg. 2013; 5(3):237–246

[37] Lylyk P, Miranda C, Ceratto R, et al. Curative endovascular reconstruction of cerebral aneurysms with the pipeline embolization device: the Buenos Aires experience. Neurosurgery. 2009; 64(4):632–642, discussion 642–643, quiz N6

[38] McAuliffe W, Wenderoth JD. Immediate and midterm results following treatment of recently ruptured intracranial aneurysms with the Pipeline embolization device. AJNR Am J Neuroradiol. 2012; 33(3):487–493

[39] Peschillo S, Caporlingua A, Cannizzaro D, et al. Flow diverter stent treatment for ruptured basilar trunk perforator aneurysms. J Neurointerv Surg. 2016; 8

(2):190–196

[40] Dornbos D, Pilla, i P, Sauvageau E. Flow diverter assisted coil embolization of a very small ruptured ophthalmic artery aneurysm. J NeuroIntervent Surg. 2016; 8(e1):e2–e4

[41] Jankowitz B, Thomas AJ, Vora N, et al. Risk of hemorrhage in combined neuroform stenting and coil embolization of acutely ruptured intracranial aneurysms. Interv Neuroradiol. 2008; 14(4):385–396

[42] Tumialán LM, Zhang YJ, Cawley CM, Dion JE, Tong FC, Barrow DL. Intracranial hemorrhage associated with stent-assisted coil embolization of cerebral aneurysms: a cautionary report. J Neurosurg. 2008; 108(6):1122–1129

[43] Chitale R, Chalouhi N, Theofanis T, et al. Treatment of ruptured intracranial aneurysms: comparison of stenting and balloon remodeling. Neurosurgery. 2013; 72(6):953–959

[44] Brinjikji W, Murad MH, Lanzino G, Cloft HJ, Kallmes DF. Endovascular treatment of intracranial aneurysms with flow diverters: a meta-analysis. Stroke. 2013; 44(2):442–447

[45] Hu YC, Deshmukh VR, Albuquerque FC, et al. Histopathological assessment of fatal ipsilateral intraparenchymal hemorrhages after the treatment of supraclinoid aneurysms with the Pipeline Embolization Device. J Neurosurg. 2014; 120(2):365–374

[46] Park SI, Kim BM, Kim DI, et al. Clinical and angiographic follow-up of stent-only therapy for acute intracranial vertebrobasilar dissecting aneurysms. AJNR Am J Neuroradiol. 2009; 30(7):1351–1356

[47] Velat GJ, Fargen KM, Lawson MF, Hoh BL, Fiorella D, Mocco J. Delayed intraparenchymal hemorrhage following pipeline embolization device treatment for a giant recanalized ophthalmic aneurysm. J Neurointerv Surg. 2012; 4(5):e24

[48] Katsaridis V, Papagiannaki C, Violaris C. Embolization of acutely ruptured and unruptured wide-necked cerebral aneurysms using the neuroform2 stent without pretreatment with antiplatelets: a single center experience. AJNR Am J Neuroradiol. 2006; 27(5):1123–1128

[49] Tähtinen OI, Vanninen RL, Manninen HI, et al. Wide-necked intracranial aneurysms: treatment with stent-assisted coil embolization during acute (<72 hours) subarachnoid hemorrhage–experience in 61 consecutive patients. Radiology. 2009; 253(1):199–208

# 第 8 章 血流导向装置的药物治疗

Amin Nima Aghaebrahim, Andrew F. Ducruet

**摘要**

血流导向装置目前主要应用于治疗颅内动脉瘤。由于其金属表面积较高，抗血小板药物对于预防血栓形成的灾难性后果是至关重要的。本章回顾了目前临床上应用的各种抗血小板药物，并讨论了在血流导向装置治疗颅内动脉瘤过程中抗血小板和抗凝药物的具体问题。

**关键词**：抗血小板；阿司匹林；氯吡格雷；双抗血小板；血流导向装置；糖蛋白Ⅱb/Ⅲa 抑制剂；血小板功能检测；普拉格雷；替格瑞洛；噻氯匹定

## 8.1 简介

颅内复杂、宽颈动脉瘤的血管内治疗仍然具有挑战性，其复杂性往往与动脉瘤大小(大型或巨大型)和形态(发育不良或梭形)有关。最近使用的血流导向装置在治疗这些动脉瘤方面取得了相当大的进步。多项研究均支持血流导向装置治疗的安全性和稳定性[1,2]。一项 PED 治疗颅内动脉瘤的研究显示，93%的动脉瘤在 180 天内完全闭塞[3]。血流导向的概念是基于重塑病变的载瘤动脉，而不是局限于闭塞动脉瘤瘤腔。目前，PED 是唯一一个经美国食品药品监督管理局(FDA)批准的血流导向装置。其他血流导向装置，如 Silk 血流导向装置、Surpass 血流导向装置和 FRED 仍在审核阶段。

为了防止颅内支架植入后神经系统出现血栓栓塞等潜在的灾难性后果，安全有效地进行抗血小板治疗尤为重要。就安全性和有效性而言，阿司匹林和氯吡格雷已经被证明是最理想的选择[4-6]。然而，大约有 1/3 的患者对氯吡格雷和替代性抗血小板药物无反应[7-10]。

## 8.2 抗血小板药物

血小板为血管损伤的修复提供最原始的止血材料，并参与病理性血栓形成，导致心肌梗死、脑卒中和周围血管栓塞，目前也被认为是支架内血栓形成的主要原因。抗血小板药物通过各自的抑制机制实现作用。因此，联合使用时，它们的作用是叠加的，甚至是协同的[11]。

阿司匹林通过不可逆地抑制乙酰化环氧化酶-1(COX-1)从而抑制凝血酶 A2(TxA2)的合成。噻氯匹定、氯吡格雷和普拉格雷不可逆地阻断血小板表面 ADP 的关键受体 P2Y12。坎格雷洛和替格瑞洛是 P2Y12 的可逆抑制剂。阿昔单抗、依替巴肽和替罗非班，通过阻断纤维蛋白原和血管性假血友病因子(vWF)与活化的糖蛋白(GP)Ⅱb/Ⅲa 结合，是抑制血小板聚集的最终共同通路。SCH530348 和 E5555 通过靶向血小板上的主要凝血酶受体——蛋白酶激活受体-1(PAR-1)抑制凝血酶介导的血小板活化。

## 8.3 双抗血小板治疗

通常情况下，由于担心潜在的血栓形成，多在颅内支架植入前进行阿司匹林和氯吡格雷双抗血小板治疗[4-6]。血流导向装置的高金属表面积(通常为30%~35%)可能会增加血栓形成风险。多项研究显示，阿司匹林和ADP受体拮抗剂的双抗血小板治疗预防策略可降低神经介入患者的血栓栓塞率，并广泛应用于冠状动脉和颈动脉支架植入术中[12]。然而，在某些情况下，氯吡格雷抵抗和支架内血栓形成的报道越来越多，促使许多医生使用替代抗血小板药物，并常规使用血小板功能检测[13-17]。

## 8.4 阿司匹林(ASA)

阿司匹林通过抑制COX-1而阻断TxA2的生成。由于血小板不能产生新的蛋白质，因此阿司匹林对血小板COX-1的抑制作用是永久性的，可持续7~10天。每天服用75mg阿司匹林可完全灭活血小板COX-1，而大量的试验表明，阿司匹林作为抗血栓药物被使用时，最大效应剂量为50~320mg/d[18]。更高剂量的阿司匹林并不能增加其有效性；此外，由于其抑制前列环素合成(使用较低剂量阿司匹林可在很大程度上免除抑制其生成)，所以潜在的作用有限[11]。因此，325mg/d剂量常用于血流导向装置和其他颅内支架的治疗中。

## 8.5 氯吡格雷(Plavix)

氯吡格雷是血小板P2Y12受体的不可逆抑制剂，也是一种起效相对较慢的前体药物。常用剂量为75mg/d，初始负荷剂量为300mg或600mg。负荷剂量下，2小时内可在血液中检测到，6小时内达到峰值效应。而维持剂量通常在治疗后第2天可在血液中检测到，第5~7天达到峰值效应。停药5天后，血小板聚集和出血时间逐渐恢复到正常。

### 8.5.1 氯吡格雷抵抗

研究表明，尽管接受了双抗血小板治疗，但支架内血栓形成患者多表现出较高的抗血小板反应性，表明对氯吡格雷治疗无反应可能是血栓形成的主要原因[13-17]。Prabhakaran等发现阿司匹林抵抗相对少见，而在支架植入患者中，氯吡格雷抵抗可能高达半数[19]。氯吡格雷是一种前体药物，必须通过CYP2C19酶在肝脏生成活性代谢物。因此，氯吡格雷可能对携带CYP2C19基因突变的患者无效[20]。目前，氯吡格雷抵抗尚无标准定义。此外，氯吡格雷疗效不佳可能与依从性差、剂量或吸收不足、体重指数、细胞色素P450 3A4和P2Y12受体的基因多态性以及与急性血栓事件相关的血小板活性增加有关[21-24]。高龄与血小板抑制百分比之间存在显著相关性，可能是由于年龄相关的药物吸收或细胞色素P450 3A4的活性降低，而细胞色素P450 3A4是氯吡格雷转化为其活性形式所必需的。此外，药物相互作用也可能影响氯吡格雷的肝脏代谢[26]。具体来说，与已知抑制CYP2C19药物(如质子泵抑制剂)同时使用可能会降低活性代谢物的水平，从而降低临床疗效。

## 8.6 噻氯匹定

与氯吡格雷相似，噻氯匹定通过在药物硫醇与受体胞外游离半胱氨酸残基之间形成二硫醇，永久性抑制P2Y12受体。直到开始治疗后的8~11天才能观察到噻氯匹定对血小板聚集的最大抑制作用，常用剂量为250mg，每天2次。有时给予500mg负荷剂量，以达到更快起效的目的。然而，在上市前的临床试验中，该药物与重度中性粒细胞减少症相关，2.4%的卒中患者发生重度中性粒细胞减少症。因此，在美国已不再使用[11]。

## 8.7 普拉格雷(Effient)

普拉格雷是第三代噻吩吡啶类药物。其起效更快，更完全地转化为活性形式，但与氯吡格雷相比，其出血的相对风险增加了30%[28]。除了起效迅速，其可更长久地抑制ADP诱导的血小板聚集。实际上，所有被吸收的普拉格雷都可被激活；相反，只有15%被吸收的氯吡格雷被代谢激活，其余被酯酶灭活。普拉格雷不可逆地结合P2Y12受体，因此停药后，药效较长久(通常为5天)[11]。

在急性冠脉综合征支架治疗患者中，普拉格雷相较于氯吡格雷而言，除可降低支架内血栓发生率外，还可显著降低心血管死亡、心肌梗死和脑卒中风险。然而，其也可增加致死、危及生命的出血发生率。由于这种风险，有脑血管病史的冠状综合征患者禁用该药进行冠状动脉介入治疗。与氯吡格雷相反，CYP2C19 多态性似乎不是普拉格雷激活的决定因素；因此，对于 CYP2C19 等位基因功能缺失患者，普格拉雷可能是氯吡格雷的理想替代药物[28]。

尽管目前支持其在脑血管方面使用的证据有限，但已有多篇关于普拉格雷成功治疗的报道，典型的负荷剂量为 60mg，每天的维持剂量为 5~10mg，具体取决于年龄或体重（表 8.1）。目前的治疗建议为体重<60kg 或年龄>75 岁的患者，每天药物剂量由 10mg 减至 5mg。

## 8.8 替格瑞洛(Brilinta)

替格瑞洛是一种口服活性的、可逆的 P2Y12 抑制剂。与氯吡格雷相比，其起效更快，但必须每天服药两次。在急性冠状动脉综合征患者中使用替格瑞洛与使用氯吡格雷相比[30]，可减少 1 年心血管死亡、心肌梗死和脑卒中发生率。而大出血发生率相似。与氯吡格雷不同，替格瑞洛不需要肝脏活化，其主要通过 CYP34A 酶进行代谢。因此，这种药物对 CYP2C19 酶基因突变的患者有利。尽管报道有限，但在神经介入治疗手术中，对氯吡格雷无作用的患者接受替格瑞洛治疗是安全的[31]。负荷剂量为 180mg，维持剂量为 90mg，每天 2 次。

## 8.9 糖蛋白 Ⅱb/Ⅲa 抑制剂

糖蛋白Ⅱb/Ⅲa 是一种血小板表面整合物，对静止的血小板无活性，但当血小板被血小板激动剂，如凝血酶、胶原或 TxA2 激活时，会发生构象转变。这种转变使得糖蛋白Ⅱb/Ⅲa 具有作为纤维蛋白原和 vWF 受体的能力，将血小板锚定在外表面并彼此相连，从而介导聚集。抑制与该受体的结合可阻断血小板聚集。目前有 3 种药物经批准使用(表 8.2)。这些都是静脉注射药物。阿昔单抗是人单克隆抗体的 Fab 片段，可阻滞 aⅡbβ3 受体。未结合的抗体在 30 分钟内从血液循环中清除，但停止用药后，抗体仍可与“受体”结合，并抑制血小板聚集长达 18~24 小时。另一方面，依替巴肽作用持续时间相对较短，在停止用药后 6~12 小时内，可恢复血小板聚集[11]。在心脏病患者中，糖蛋白Ⅱb/Ⅲa 抑制剂已被证明，可以增强氯吡格雷的抗血小板聚集作用。

这些抑制剂的主要副作用是出血。在临床试验中，出血率为 1%~10%，取决于与肝素联合使用的抗凝强度。此外，血小板减少(血小板计数低于 5 万)发生率约为 2%。

表 8.1 口服抗血小板药物

| 特征 | 阿司匹林 | 氯吡格雷 | 普拉格雷 | 替格瑞洛 |
|---|---|---|---|---|
| 商品名 | ASA | Plavix | Effient | Brilinta |
| 描述 | 通过抑制 COX-1 从而抑制血栓素 A2 的生成 | 抑制 ADP 诱导的血小板-纤维蛋白原聚集 | 抑制 ADP 诱导的血小板-纤维蛋白原聚集 | 抑制 ADP 诱导的血小板-纤维蛋白原聚集 |
| 负荷量 | 325mg | 300~600mg | 60mg | 180mg |
| 维持量 | 50~325mg/d | 75mg | 5~10mg/d | 90mg 每天 2 次 |
| 起效时间 | 1 小时 | 负荷量:2 小时<br>维持:2 天 | 负荷量<30 分钟 | 负荷量:30 分钟 |
| 达峰时间 | 1~2 小时非肠溶包衣；3~4 小时肠衣 | 负荷量:6 小时<br>维持:5~7 天 | 高脂/高热量膳食 30 分钟，1.5 小时 | 2 小时 |
| 持续时间 | 血小板寿命(10 天) | 5 天 | 5~9 天 | 3 天 |

表 8.2 静脉抗血小板药物

| 特征 | 阿昔单抗 | 依替巴肽 | 替罗非班 |
|---|---|---|---|
| 描述 | 人小鼠单克隆抗体 Fab 片段 | 含七肽的环形 KGD | 非肽类 RGD 类似物 |
| GP Ⅱb/Ⅲa | 否 | 是 | 是 |
| 血浆半衰期 | 短(分钟) | 长(2.5 小时) | 长(2 小时) |
| 血小板结合半衰期 | 长(天) | 短(秒) | 短(秒) |
| 肾脏清除率 | 否 | 是 | 是 |
| 剂量 | 0.25mg/kg 推注,0.125μg/(kg·min) 维持 12 小时 | 180μg/kg,继而 2μg/(kg·min) 持续 96 小时 | 0.4μg/(kg·min)持续约 30 分钟,然后 0.1mg/(kg·min)维持 12~24 小时 |

## 8.10 肝素

虽然目前缺乏特定的肝素化阈值的数据,但血流导向装置治疗通常需要进行完全肝素化的情况下,活化凝血时间(ACT)超过 250s。

## 8.11 双抗血小板治疗方案和持续时间

一般来说,在手术开始前至少 7~10 天开始使用双抗血小板药物。对于累及载瘤动脉较短的动脉瘤,如典型的囊性动脉瘤,患者需持续进行 3~6 个月的双抗血小板治疗。如果在该时间间隔结束时,脑血管造影显示动脉瘤完全闭塞,患者可以转变为单一抗血小板治疗。对于更复杂的动脉瘤,如梭形动脉瘤,需要使用多个装置治疗动脉瘤,患者可以接受长达 1 年的双抗血小板治疗,然后由神经介入医生决定是否改为单一药物治疗。如果动脉瘤仍未闭塞,可延长双抗血小板治疗时间,因为这表明内皮化尚未完成。延长双抗血小板治疗时间的基本原因是初次治疗后,血流导向装置晚期血栓形成可能需要 1 年或更长时间。

## 8.12 血小板功能检测

在准备进行血流导向治疗时,通常会进行血小板功能检测,但具体的指南尚未确定。床旁检测可用于评估对阿司匹林和氯吡格雷的反应性。虽然对阿司匹林无反应患者很少见,但对氯吡格雷无反应却更常见[19]。许多医生依赖检测确定对氯吡格雷的反应过度和不足的患者。

在我们中心,我们使用 VerifyNow 来检测血小板 P2Y12 受体阻滞的水平,这是一种在实验室或床旁进行的全血测试。已知特定阻断 P2Y12 受体的药物,包括噻吩吡啶类药物,如氯吡格雷、普拉格雷和替卡格雷。这项检测基于活化血小板结合纤维蛋白原的能力。在全血中以纤维蛋白为基础的微颗粒聚集,与表达 GP IIb/IIIa 的血小板数量成正比。如果血小板被激活,微粒子聚合和再生的速度会更快;因此,试剂腺嘌呤-5-二磷酸(ADP/PGE1)被导入测试通道以诱导血小板激活而无纤维蛋白形成。该试剂根据 P2Y12 介导的血小板聚集而研制。光透射率随着被激活的血小板和聚合的纤维蛋白增加而增加。该仪器测量光信号中的这种变化,并以 P2Y12 反应单位(PRU)的报告为结果。如果 PRU 超过 194,意味着药物无反应;如果结果低于 194,意味着有药物反应,数值越低意味着血小板抑制水平越高。一般情况下,对于氯吡格雷高反应患者,PRU<60,剂量可减至 75mg,隔天服用。另一方面,对于氯吡格雷无反应患者,PRU>194,可以使用另一种 ADP 拮抗药物,如普拉格雷。另一种指标,根据下面的公式,可以使用 PRU 减少百分比来识别无反应患者。PRU 抑制率超过 30%,可认为是一种适当的治疗药物[34,35]。

$$减少百分比=\frac{(基线\ PRU-服药后\ PRU)\times 100}{基线\ PRU}$$

同样,VerifyNow 阿司匹林试验也可以用于定性检测在柠檬酸盐全血或床边或实验室环境中由于阿司匹林摄入引起的血小板功能障碍,并以阿司匹林反应单位(ARU)报告为结果。结果>550,意味着没有药物反应,结果<550,意味着有药物反应。然而,阿司匹林抵抗与氯吡格雷抵抗相比较少见,因此临床上该试验并没有常规进行[19]。目前,仍然有许多神经介入医生不常规评估血小板功能[36]。今后评估将有助于确保治疗的有效性,以及确定适当的临界值。

血流导向装置治疗急性期颅内破裂动脉瘤也有报道[37]。在这种情况下,抗血小板药物的管理对于减少血栓栓塞和出血并发症风险至关重要。目前,这种治疗经验有限,并没有实践指南。最小化手术相关出血性并发症的最安全途径可能是将脑积水患者的动脉瘤治疗延迟至脑室造口术或脑室腹膜分流术后。

然而,患者存在潜在的未愈动脉瘤再次破裂风险。在急需使用血流导向装置治疗破裂动脉瘤的情况下,对于有症状的脑积水患者,强烈推荐植入血流导向装置前放置 EVD。

即使是在急性 SAH 情况下,也推荐在治疗前使用双抗血小板药物负荷量方案。在这种情况下,血流导向治疗前的再出血报道极少[37]。在测试血小板反应性的中心,放置血流导向装置之前进行有效的抗血小板治疗是很关键的。更常见的是,氯吡格雷/阿司匹林至少在计划治疗前一天使用。在某些情况下,如遇到需要血流导向治疗的计划外情况,放置血流导向装置之前,可静脉输注 GPⅡb/Ⅲa,而氯吡格雷则为术后使用。使用普拉格雷或替格瑞洛可以避免抗血小板药物无反应的问题,并且替格瑞洛的可逆性和短半衰期,使其在这种情况下具有潜在的使用价值。

## 8.13 结论

血流导向装置的出现改变了颅内动脉瘤的治疗方式。这些设备的金属覆盖面积使得有必要优化抗血小板治疗方案,以尽量减少并发症。一般而言,建议使用阿司匹林和氯吡格雷进行至少 3~6 个月的双抗血小板治疗。血小板试验可以用来识别无反应患者,而替代性治疗药物正在出现。今后需要进一步的研究来确定血小板功能检测的作用和最佳的抗血小板功能阈值。

## 参考文献


[1] Kallmes DF, Ding YH, Dai D, Kadirvel R, Lewis DA, Cloft HJ. A second-generation, endoluminal, flow-disrupting device for treatment of saccular aneurysms. AJNR Am J Neuroradiol. 2009; 30(6):1153–1158

[2] Kallmes DF, Ding YH, Dai D, Kadirvel R, Lewis DA, Cloft HJ. A new endoluminal, flow-disrupting device for treatment of saccular aneurysms. Stroke. 2007; 38(8):2346–2352

[3] Nelson PK, Lylyk P, Szikora I, Wetzel SG, Wanke I, Fiorella D. The pipeline embolization device for the intracranial treatment of aneurysms trial. AJNR Am J Neuroradiol. 2011; 32(1):34–40

[4] Heer T, Juenger C, Gitt AK, et al. Acute Coronary Syndromes (ACOS) Registry Investigators. Efficacy and safety of optimized antithrombotic therapy with aspirin, clopidogrel and enoxaparin in patients with non-ST segment elevation acute coronary syndromes in clinical practice. J Thromb Thrombolysis. 2009; 28(3):325–332

[5] Bowry AD, Brookhart MA, Choudhry NK. Meta-analysis of the efficacy and safety of clopidogrel plus aspirin as compared to antiplatelet monotherapy for the prevention of vascular events. Am J Cardiol. 2008; 101(7):960–966

[6] Cooke GE, Goldschmidt-Clermont PJ. The safety and efficacy of aspirin and clopidogrel as a combination treatment in patients with coronary heart disease. Expert Opin Drug Saf. 2006; 5(6):815–826

[7] Cuisset T, Quilici J, Cohen W, et al. Usefulness of high clopidogrel maintenance dose according to CYP2C19 genotypes in clopidogrel low responders undergoing coronary stenting for non ST elevation acute coronary syndrome. Am J Cardiol. 2011; 108(6):760–765

[8] Srinivas NR. Genetic CYP2C19 polymorphism dependent non-responders to clopidogrel therapy-does structural design, dosing and induction strategies have a role to play? Eur J Drug Metab Pharmacokinet. 2009; 34(3–4):147–150

[9] Gurbel PA, Bliden KP. Interpretation of platelet inhibition by clopidogrel and the effect of non-responders. J Thromb Haemost. 2003; 1(6):1318–1319

[10] Müller I, Besta F, Schulz C, Massberg S, Schönig A, Gawaz M. Prevalence of clopidogrel non-responders among patients with stable angina pectoris scheduled for elective coronary stent placement. Thromb Haemost. 2003; 89(5):783–787

[11] Brunton L, Chabner BA, Knollmann BC. Goodman & Gilman's The Pharmacological Basis of Therapeutics. 12th ed. McGraw-Hill; 2011

[12] Kang HS, Kwon BJ, Kim JE, Han MH. Preinterventional clopidogrel response variability for coil embolization of intracranial aneurysms: clinical implications. AJNR Am J Neuroradiol. 2010; 31(7):1206–1210

[13] Matetzky S, Shenkman B, Guetta V, et al. Clopidogrel resistance is associated with increased risk of recurrent atherothrombotic events in patients with acute myocardial infarction. Circulation. 2004; 109(25):3171–3175

[14] Gurbel PA, Bliden KP, Samara W, et al. Clopidogrel effect on platelet reactivity in patients with stent thrombosis: results of the CREST Study. J Am Coll Cardiol. 2005; 46(10):1827–1832

[15] Gurbel PA, Bliden KP, Guyer K, et al. Platelet reactivity in patients and recurrent events post-stenting: results of the PREPARE POST-STENTING Study. J Am Coll Cardiol. 2005; 46(10):1820–1826

[16] Ajzenberg G, Aubry P, Huisse MG, et al. Enhanced shear-induced platelet aggregation in patients who experienced stent thrombosis. J Am Coll Cardiol. 2005; 45:1653–1656

[17] Cuisset T, Frere C, Quilici J, et al. High post-treatment platelet reactivity identified low-responders to dual antiplatelet therapy at increased risk of recurrent cardiovascular events after stenting for acute coronary syndrome. J Thromb Haemost. 2006; 4(3):542–549

[18] Collaboration AT, Antithrombotic Trialists' Collaboration. Collaborative meta-analysis of randomised trials of antiplatelet therapy for prevention of death, myocardial infarction, and stroke in high risk patients. BMJ. 2002; 324(7329):71–86

[19] Prabhakaran S, Wells KR, Lee VH, Flaherty CA, Lopes DK. Prevalence and risk factors for aspirin and clopidogrel resistance in cerebrovascular stenting. AJNR Am J Neuroradiol. 2008; 29(2):281–285

[20] Cattaneo M. Ticagrelor versus clopidogrel in acute coronary syndromes. N Engl J Med. 2009; 361(24):2386–, author reply 2387–2388

[21] Feher G, Koltai K, Alkonyi B, et al. Clopidogrel resistance: role of body mass and concomitant medications. Int J Cardiol. 2007; 120(2):188–192

[22] Lau WC, Gurbel PA, Watkins PB, et al. Contribution of hepatic cytochrome P450 3A4 metabolic activity to the phenomenon of clopidogrel resistance.

Circulation. 2004; 109(2):166–171
[23] Taubert D, Kastrati A, Harlfinger S, et al. Pharmacokinetics of clopidogrel after administration of a high loading dose. Thromb Haemost. 2004; 92 (2):311–316
[24] Soffer D, Moussa I, Harjai KJ, et al. Impact of angina class on inhibition of platelet aggregation following clopidogrel loading in patients undergoing coronary intervention: do we need more aggressive dosing regimens in unstable angina? Catheter Cardiovasc Interv. 2003; 59(1):21–25
[25] Neubauer H, Günesdogan B, Hanefeld C, Spiecker M, Mügge A. Lipophilic statins interfere with the inhibitory effects of clopidogrel on platelet function–a flow cytometry study. Eur Heart J. 2003; 24(19):1744–1749
[26] Serebruany VL, Midei MG, Malinin AI, et al. Absence of interaction between atorvastatin or other statins and clopidogrel: results from the interaction study. Arch Intern Med. 2004; 164(18):2051–2057
[27] Ho PM, Maddox TM, Wang L, et al. Risk of adverse outcomes associated with concomitant use of clopidogrel and proton pump inhibitors following acute coronary syndrome. JAMA. 2009; 301(9):937–944
[28] Wiviott SD, Braunwald E, McCabe CH, et al. TRITON-TIMI 38 Investigators. Prasugrel versus clopidogrel in patients with acute coronary syndromes. N Engl J Med. 2007; 357(20):2001–2015
[29] Jones GM, Twilla JD, Hoit DA, Arthur AS. Prevention of stent thrombosis with reduced dose of prasugrel in two patients undergoing treatment of cerebral aneurysms with pipeline embolisation devices. BMJ Case Rep. 2012; 2012: bcr2012010482
[30] Wallentin L, Becker RC, Budaj A, et al. PLATO Investigators. Ticagrelor versus clopidogrel in patients with acute coronary syndromes. N Engl J Med. 2009; 361(11):1045–1057
[31] Hanel RA, Taussky P, Dixon T, et al. Safety and efficacy of ticagrelor for neuroendovascular procedures. A single center initial experience. J Neurointerv Surg. 2014; 6(4):320–322
[32] Gurbel PA, Bliden KP, Zaman KA, Yoho JA, Hayes KM, Tantry US. Clopidogrel loading with eptifibatide to arrest the reactivity of platelets: results of the Clopidogrel Loading With Eptifibatide to Arrest the Reactivity of Platelets (CLEAR PLATELETS) study. Circulation. 2005; 111(9):1153–1159
[33] Fiorella D, Hsu D, Woo HH, Tarr RW, Nelson PK. Very late thrombosis of a pipeline embolization device construct: case report. Neurosurgery. 2010; 67 (3) Suppl Operative:E313–E314, discussion E314
[34] Malinin A, Pokov A, Spergling M, et al. Monitoring platelet inhibition after clopidogrel with the VerifyNow-P2Y12(R) rapid analyzer: the VERIfy Thrombosis risk ASsessment (VERITAS) study. Thromb Res. 2007; 119(3):277–284
[35] Serebruany VL, Steinhubl SR, Berger PB, Malinin AI, Bhatt DL, Topol EJ. Variability in platelet responsiveness to clopidogrel among 544 individuals. J Am Coll Cardiol. 2005; 45(2):246–251
[36] Lin L-M, Colby GP, Kim JE, Huang J, Tamargo RJ, Coon AL. Immediate and follow-up results for 44 consecutive cases of small (< 10 mm) internal carotid artery aneurysms treated with the pipeline embolization device. Surg Neurol Int. 2013; 4:114
[37] Kulcsár Z, Wetzel SG, Augsburger L, Gruber A, Wanke I, Rüfenacht DA. Effect of flow diversion treatment on very small ruptured aneurysms. Neurosurgery. 2010; 67(3):789–793

# 第 9 章 现有血流导向装置概述

*Pedro Aguilar-Salinas, Bartley Mitchell, Douglas Gonsales, Ricardo A. Hanel, Eric Sauvageau*

**摘要**

在过去的 20 年里，颅内动脉瘤的治疗伴随着微创技术的发展取得了令人瞩目的进步。然而，大型或巨大型宽颈动脉瘤的治疗仍然具有挑战性，因为动脉瘤形态复杂，使用显微手术或血管内介入栓塞治疗，再通率仍然较高。因此，在治疗这些复杂动脉瘤时，血流导向技术具有重要作用。尽管血流导向装置最近刚被引入临床，但是目前已有多种装置类型可供选择。它们均有相同的作用机制，但在支架设计和植入技术方面略有不同。Pipeline 栓塞装置(PED)、Silk 血流导向装置(SILK)、Surpass 血流导向装置(SUR-PASS)和血流重定向腔内装置(FRED)等内容将在本章中讨论。PED 是使用最广泛的支架，也是美国食品药品监督管理局(FDA)唯一批准使用的血流导向装置。而 SILK 是第一个可用的血流导向装置。这两种装置都有 48 条编织丝作为网格设计，并且可能需要可伸缩的支架来增加金属表面覆盖率。Surpass 血流导向装置为单层网格样设计，在所有可用的尺寸上都保持恒定的孔隙率，因此可能减少可伸缩支架的需求。相反，FRED 有独特的双层网格设计，由一个低孔隙的内网和高孔隙度的外支架组成。双层设计可以提高支架效果，同时也能增加全支架长度的透视下可视效果。

**关键词**：血管内；血流导向装置；血流重定向腔内装置；颅内动脉瘤；Pipeline 栓塞装置；Silk 血流导向装置；Surpass 血流导向装置

## 9.1 简介

在过去的 20 年里，颅内动脉瘤的治疗方式，随着微侵袭技术的发展取得很大进步。目前，越来越多的文献确定神经介入治疗的有效性和安全性[1,2]。然而，当使用弹簧圈栓塞或支架辅助栓塞治疗形态复杂的动脉瘤时，动脉瘤闭塞率差距较大[3-6]。血流导向装置在神经介入治疗中发挥着关键作用，动脉瘤闭塞率随着时间推移而不断增加，与病变形态无关[7-10]。这些装置可通过改变载瘤动脉的血流动力学，诱导动脉瘤生理性和生物学性闭塞[10,11]。随着血流导向装置获得越来越多文献的支持，不同类型的血流导向装置的研发速度不断增加。本章的目的是概述当前可用的血流导向装置。下面将详细讨论每个血流导向装置的技术和操作中的细微差别。

## 9.2 血流导向装置

孔隙率、孔隙密度、动脉瘤颈部金属覆盖率和植入过程等几个特征有助于确定血流导向装置治疗的有效性。然而，实验模型表明，低孔隙率和高孔隙密度是减少流入动脉瘤内血流的主要因素，最佳范围为 60%~76%[12-14]。尽管作用原理相同，但目前可用的血流导向装置在上述特性中略有不同。下面将会讨论以下 4 种血流导向装置：Pipeline 栓塞装置(PEDM)、

Silk 血流导向装置（SILK）、Surpass 血流导向装置（SUR-PASS）和血流重定向腔内装置（FRED）。表 9.1 总结了它们的特点。

## 9.2.1 Pipeline 栓塞装置(PED)

PED 是美国食品药品监督管理局（FDA）唯一批准使用的血流导向装置，同时也是世界上使用最广泛的血流导向装置。2008 年 6 月，第一代血流导向装置获得了欧洲 CE 认证，并于 2011 年 4 月，其对无法栓塞和治疗失败的动脉瘤进行治疗试验（PUFS）后，在美国获得了使用许可[8]。PED 是一种自膨胀支架，在标准模式下由 48 根编织丝组成，由 75%铬钴和 25%铂钨合金微丝组成。网格大小为 0.02~0.05mm。它的孔隙率为 65%~75%，血流导向装置正确展开后，动脉壁表面覆盖率为 30%~35%。其可用长度为 10~35mm，直径为 2.5~5.0mm。当扩张时，该装置的直径可能会比规定超出 0.25mm 或者更多[11,15]。

该装置的第二代被称为 Pipeline Flex 栓塞装置（PED Flex）。其于 2014 年 3 月获得 CE 认证，并于 2015 年 2 月获得了 FDA 批准。新一代装置保留了前一代的支架设计、材料和结构，但采用了新的传送系统，使其几乎完全可以重新回收[16,17]。

## 9.2.2 Silk 血流导向装置(SILK)

2008 年，SILK 获得了欧洲 CE 认证，是神经血管领域首个可用的血流导向装置，但在美国尚不能用于临床。SILK 是一种自膨式支架，由 48 根相互交织的镍钛丝和 4 个铂金微丝组成的封闭网状结构，其孔隙率为 45%~60%，金属表面覆盖率约为 35%。它有多种直径（2~5mm）和长度（15~40mm）可供选择。此外，支架可以放置在比说明书直径小约 0.5mm 或大约 0.25mm 的血管。新一代的“Silk+”已经出现，其设计的孔隙率较低，径向力更大，还有 8 处铂金标志[18,19]。

## 9.2.3 Surpass 血流导向装置(SURPASS)

SURPASS 在 2010 年获得 CE 认证后，已在欧洲使用。目前，美国正在进行一项“SCENT 试验”，评估研究该设备安全性和有效性[20]。这是一个可自行膨胀的编织管状支架，其孔隙率为 70%，孔隙密度范围为 21~32 孔/mm$^2$，金属表面覆盖率为30%。其可用直径为 2.0~5.0mm，长度为 12~50mm。其设计使孔隙率相对恒定（70%），而增加网丝数量，2mm 的支架有 48 根丝，3mm 和 4mm 支架有 72 根丝，5mm 支架有 96 根丝线。此外，在弯曲动脉段，编织角可避免孔隙密度改变，12 根铂金线相互交织，以改善X 线透视可视化[13,21-23]。

## 9.2.4 血流重定向腔内装置(FRED)

FRED 有一个独特的双层设计，由镍钛合金制成。目前只获得了 CE 认证，在美国正进行临床试验评估。FRED 包括一个低孔隙率的内网(48 根镍钛合金丝）和一个高孔隙率的外支架(16 根镍钛合金丝）。

表 9.1 目前血流导向装置介绍

| 血流导向装置 | FDA/CE 标识 | 网格设计 | 表面覆盖(%) | 直径和长度(mm) |
|---|---|---|---|---|
| PED | FDA/CE | 48 根编织丝线，75%钴铬/25%钛钨绞线 | 30~35 | D:2.5~5<br>L:10~35 |
| SILK | CE | 48 编织镍钛合金丝和铂金线 | 30~35 | D:2~5<br>L:15~40 |
| SURPASS | CE | 钴铬铂合金丝 | 30 | D:2~5<br>L:12~50 |
| FRED | CE | 双层设计：低孔隙率内网(48 根镍钛合金线）和高孔隙率外支架(16 根镍钛合金线） | 30 | D:3~5.5<br>L:7~56[a] |

缩写：CE，欧共体，欧洲合规性；D，直径；FDA，美国食品药品监督管理局；FRED，血流重定向腔内装置；L，长度；PED，Pipeline 栓塞装置；SILK，Silk 血流导向装置；SURPASS，Surpass 血流导向装置。

[a] 工作长度（双层段）。

装置内支架的设计局限于设备的中间部分，可覆盖动脉瘤颈部。跨越整个内层网的两个螺旋标记将两层连接。两层覆盖了设备长度的 80%，即所谓的工作长度。FRED 双层系统增强了径向力，提高了全支架的 X 线透视可视化，并可改善其支撑效果。支架两端均外扩，并用 4 个不透射线头端标记。其可提供 3.5~5.5mm 的完全扩张直径和 7~48mm 的各种工作长度[25,26]。

## 9.3 技术说明和适应证

任何血流导向装置的放置都遵循类似的血管内治疗方案。由于这些设备金属覆盖率较高，容易导致血栓形成，患者应该在手术前 5~7 天，开始接受阿司匹林（100~325mg/d）和噻吩吡啶衍生物（氯吡格雷，75mg/d）的双抗血小板治疗。然而，抗血小板治疗方案应该根据具体情况来决定，可以在全身麻醉下进行。载瘤动脉近端和远端放置区的最佳视图至关重要，应根据工作角度血管造影和三维重建确定。因此，支架可通过微导管适当地进行放置，并在 X 线透视下证实支架贴壁。在手术后，使用双抗血小板治疗维持 6 个月，然后改为单一的阿司匹林。表 9.2 比较了各种血流导向装置的特征和适应证。

### 9.3.1 Pipeline 栓塞装置(PED)

该装置仅获准用于治疗成人（>22 岁）颈内动脉（ICA）岩骨段至垂体上动脉段大型或巨大型宽颈动脉瘤。然而，它是一种上市前被批准（PMA）器械，美国医生可将其用于有适应证的动脉瘤。将 PED 安装在一根 0.016 英寸不锈钢推进丝上，并在导引鞘内进行压缩。其可通过一个 0.027 英寸的微导管（3 F）放置，如 Marksman （Covidien/Medtronic）、Headway27 （MicroVention，Tustin，CA）和 Excelsior XT-27（Stryker Neurovascular）。与经典的 PED 相比，PED Flex 具有不同的传输系统。远端弹簧圈抓取装置被两片聚四氟乙烯保护套管取代。这些保护套管可以让器械立即释放，而无须扭转输送导丝。该新系统允许将器械重新入鞘直至展开超过 90%，并使其更易于精确控制和放置。当支架展开时，其径向扩张，纵向缩短（达 50%~60%）。此外，其设计还可用重叠多支架技术以增加金属表面覆盖率或重塑血管的长度。如果计划这样做，应该首先放置较小的支架，以便让大的支架在较小的支架内扩张[27,28]。

### 9.3.2 Silk 血流导向装置(SILK)

SILK 适用于治疗大型、巨大型、梭形宽颈动脉

表 9.2　各种血流导向装置的特征及适应证的比较

| 血流导向装置 | 导引导管 | 传送微导管（英尺） | 特征 | 适应证 |
|---|---|---|---|---|
| PED | 6F | 0.027 | 放置后纵向缩短（50%~60%）。只有使用 PED Flex 才可能重新置鞘和重新定位。可使用伸缩支架 | 年龄≥22 岁，颈内动脉岩段至垂体上段的大型或巨大型宽颈动脉瘤 |
| SILK | 6F | 0.021（Vasco+21） | | |
| | | 0.027（Vasco+27） | 展开后纵向缩短（50%~60%）。可以回撤和（或）重新定位，直至 90%展开长度。可使用可伸缩支架 | 大型或巨大型宽颈动脉瘤。巨大型动脉瘤应考虑弹簧圈辅助栓塞 |
| SURPASS | 6F | Surpass 传送导管 0.057 | 展开后纵向缩短（35%）。支架直径的恒定孔隙率和高孔隙密度可以减少对可伸缩支架的需要 | 大型或巨大型宽颈动脉瘤 |
| FRED | 6F | 0.027 | 放置后纵向缩短（60%）<br>动脉瘤在 50%展开长度内都可能被重新捕获 | 大型或巨大型宽颈动脉瘤 |

缩写：ICA，颈内动脉；FRED，血流重定向腔内装置；PED，Pipeline 栓塞装置；SILK，Silk 血流导向装置；SURPASS，Surpass 血流导向装置。

瘤。然而，制造商强烈建议对巨大型动脉瘤进行辅助弹簧圈栓塞。该装置安装在具有 9mm 远端不透射线尖端的不锈钢输送导丝上。当使用直径为 2.0~4.5mm 的装置时，其可通过称为 Vasco+21(Balt，Montmorency，France)的 0.021 英寸(2.4F)微导管放置。对于直径为 5.0mm 和 5.5mm 的装置，需要 0.027 英寸的微导管(Vasco + 27，Balt，Montmorency，France)。整个放置技术包括在保持输送导丝稳定的同时回撤微导管。这种张力对于维持装置在正确的位置至关重要。可能需要轻轻推动装置，以正确打开装置。该器械可以撤回并重新定位至 90%的展开位置[19,29]。

### 9.3.3 Surpass 血流导向装置(SURPASS)

SURPASS 适用于治疗大型或巨大型宽颈动脉瘤。该装置安装在其自身的微导管上。其由内部导管(推送器)和外部导管(输送导管)组成。输送系统的远端外径为 3.9 F，近端为 3.7 F。该系统(内导管)可通过任何 0.014 英寸微导丝进行操作，并且可以通过交换技术或直接推送来完成设备放置。一旦系统放置位置确定，缓慢推进推送杆，同时保持外导管稳定或回撤以释放张力并保持适当位置。该装置的设计可精确放置，保持孔隙率(70%)恒定，并在所有直径上保持高孔隙密度，以减少套叠支架的必要性[21,22,30]。

### 9.3.4 血流重定向腔内装置(FRED)

FRED 的设计是为了治疗大型或巨大型动脉瘤。该装置可由 0.027 英寸的微导管输送。支架通过不透射线远端尖端和近端标记与输送微导丝连接。远端不透射线标记应放置在超过动脉瘤颈部约 7mm 的位置，以确保双层膜能充分覆盖动脉瘤。通过推-拉方式进行设备的放置。该设备在展开至 50%时，仍可回收[25,26,31]。

## 9.4 结论

随着新一代设备的发展，血流导向技术继续快速发展。这是设备设计持续创新和放置简化后的结果。在本文撰写之时，关于 PED 和 SILK 的安全性和有效性研究较多[7,32]。尽管其他可用装置的数据较为有限，但其网格设计、放置技术和临床结果效果显著。

血流导向装置扩展了颅内动脉瘤的治疗选择，特别是针对复杂病变。此外，由于对血流中断的理解更好更深入，这些设备正在不断改进。长期的临床数据仍然有限，正在进行的试验结果将阐明新一代设备的安全性和有效性。

## 参考文献


[1] Spetzler RF, McDougall CG, Zabramski JM, et al. The Barrow Ruptured Aneurysm Trial: 6-year results. J Neurosurg. 2015; 123(3):609–617

[2] Molyneux AJ, Birks J, Clarke A, Sneade M, Kerr RS. The durability of endovascular coiling versus neurosurgical clipping of ruptured cerebral aneurysms: 18 year follow-up of the UK cohort of the International Subarachnoid Aneurysm Trial (ISAT). Lancet. 2015; 385(9969):691–697

[3] King B, Vaziri S, Singla A, Fargen KM, Mocco J. Clinical and angiographic outcomes after stent-assisted coiling of cerebral aneurysms with Enterprise and Neuroform stents: a comparative analysis of the literature. J Neurointerv Surg. 2015; 7(12):905–909

[4] Moret J, Cognard C, Weill A, Castaings L, Rey A. The "remodelling technique" in the treatment of wide neck intracranial aneurysms. Angiographic results and clinical follow-up in 56 cases. Interv Neuroradiol. 1997; 3(1):21–35

[5] White PM, Lewis SC, Gholkar A, et al. HELPS trial collaborators. Hydrogel-coated coils versus bare platinum coils for the endovascular treatment of intracranial aneurysms (HELPS): a randomised controlled trial. Lancet. 2011; 377(9778):1655–1662

[6] Ferns SP, Sprengers ME, van Rooij WJ, et al. Coiling of intracranial aneurysms: a systematic review on initial occlusion and reopening and retreatment rates. Stroke. 2009; 40(8):e523–e529

[7] Kallmes DF, Hanel R, Lopes D, et al. International retrospective study of the pipeline embolization device: a multicenter aneurysm treatment study. AJNR Am J Neuroradiol. 2015; 36(1):108–115

[8] Becske T, Kallmes DF, Saatci I, et al. Pipeline for uncoilable or failed aneurysms: results from a multicenter clinical trial. Radiology. 2013; 267(3):858–868

[9] Gross BA, Frerichs KU. Stent usage in the treatment of intracranial aneurysms: past, present and future. J Neurol Neurosurg Psychiatry. 2013; 84(3):244–253

[10] Lylyk P, Miranda C, Ceratto R, et al. Curative endovascular reconstruction of cerebral aneurysms with the pipeline embolization device: the Buenos Aires experience. Neurosurgery. 2009; 64(4):632–642, discussion 642–643, quiz N6

[11] Fiorella D, Lylyk P, Szikora I, et al. Curative cerebrovascular reconstruction with the Pipeline embolization device: the emergence of definitive endovascular therapy for intracranial aneurysms. J Neurointerv Surg. 2009; 1(1):56–65

[12] Aurboonyawat T, Blanc R, Schmidt P, et al. An in vitro study of silk stent morphology. Neuroradiology. 2011; 53(9):659–667

[13] Sadasivan C, Cesar L, Seong J, et al. An original flow diversion device for the treatment of intracranial aneurysms: evaluation in the rabbit elastase-induced model. Stroke. 2009; 40(3):952–958

[14] Wakhloo AK, Tio FO, Lieber BB, Schellhammer F, Graf M, Hopkins LN. Self-expanding nitinol stents in canine vertebral arteries: hemodynamics and tissue response. AJNR Am J Neuroradiol. 1995; 16(5):1043–1051

[15] Nelson PK, Lylyk P, Szikora I, Wetzel SG, Wanke I, Fiorella D. The pipeline embolization device for the intracranial treatment of aneurysms trial. AJNR Am J Neuroradiol. 2011; 32(1):34–40

[16] Duckworth EA, Nickele C, Hoit D, Belayev A, Moran CJ, Arthur AS. The first North American use of the Pipeline Flex flow diverter. BMJ Case Rep. 2015 Jan 30; 2015. DOI: doi:10.1136/bcr-2014-011548

[17] Colby GP, Lin LM, Caplan JM, et al. Immediate procedural outcomes in 44 consecutive Pipeline Flex cases: the first North American single-center series. J Neurointerv Surg. 2016; 8(7):702–709

[18] Maimon S, Gonen L, Nossek E, Strauss I, Levite R, Ram Z. Treatment of intracranial aneurysms with the SILK flow diverter: 2 years' experience with 28 patients at a single center. Acta Neurochir (Wien). 2012; 154(6):979–987

[19] Alghamdi F, Morais R, Scillia P, Lubicz B. The Silk flow-diverter stent for endo-

vascular treatment of intracranial aneurysms. Expert Rev Med Devices. 2015; 12(6):753–762

[20] Stryker N. The Surpass Intracranial Aneurysm Embolization System Pivotal Trial to Treat Large or Giant Wide Neck Aneurysms (SCENT Trial). In: ClinicalTrials.gov. Bethesda, MD: National Library of Medicine (US). 2012 [cited January 8, 2016]. Available at: https://clinicaltrials.gov/ct2/show/NCT01716117; NLM Identifier: NCT01716117

[21] De Vries J, Boogaarts J, Van Norden A, Wakhloo AK. New generation of Flow Diverter (surpass) for unruptured intracranial aneurysms: a prospective single-center study in 37 patients. Stroke. 2013; 44(6):1567–1577

[22] Wakhloo AK, Lylyk P, de Vries J, et al. Surpass Study Group. Surpass flow diverter in the treatment of intracranial aneurysms: a prospective multicenter study. AJNR Am J Neuroradiol. 2015; 36(1):98–107

[23] Seong J, Wakhloo AK, Lieber BB. In vitro evaluation of flow diverters in an elastase-induced saccular aneurysm model in rabbit. J Biomech Eng. 2007; 129(6):863–872

[24] Microvention-Terumo, Inc. Pivotal Study of the FRED Stent System in the Treatment of Intracranial Aneurysms. In: ClinicalTrials.gov. Bethesda, MD: National Library of Medicine (US). 2013 [cited January 8, 2016]. Available at: https://clinicaltrials.gov/ct2/show/NCT01801007; NLM Identifier: NCT01801007

[25] Möhlenbruch MA, Herweh C, Jestaedt L, et al. The FRED flow-diverter stent for intracranial aneurysms: clinical study to assess safety and efficacy. AJNR Am J Neuroradiol. 2015; 36(6):1155–1161

[26] Kocer N, Islak C, Kizilkilic O, Kocak B, Saglam M, Tureci E. Flow Re-direction Endoluminal Device in treatment of cerebral aneurysms: initial experience with short-term follow-up results. J Neurosurg. 2014; 120(5):1158–1171

[27] Pereira VM, Kelly M, Vega P, et al. New Pipeline Flex device: initial experience and technical nuances. J Neurointerv Surg. 2015; 7(12):920–925

[28] Martínez-Galdámez M, Gil A, Caniego JL, et al. Preliminary experience with the Pipeline Flex Embolization Device: technical note. J Neurointerv Surg. 2015; 7(10):748–751

[29] Lubicz B, Collignon L, Raphaeli G, et al. Flow-diverter stent for the endovascular treatment of intracranial aneurysms: a prospective study in 29 patients with 34 aneurysms. Stroke. 2010; 41(10):2247–2253

[30] Colby GP, Lin LM, Caplan JM, et al. Flow diversion of large internal carotid artery aneurysms with the surpass device: impressions and technical nuance from the initial North American experience. J Neurointerv Surg. 2016; 8 (3):279–286

[31] Poncyljusz W, Sagan L, Safranow K, Rać M. Initial experience with implantation of novel dual layer flow-diverter device FRED. Wideochir Inne Tech Malo Inwazyjne. 2013; 8(3):258–264

[32] Briganti F, Leone G, Marseglia M, et al. Endovascular treatment of cerebral aneurysms using flow-diverter devices: a systematic review. Neuroradiol J. 2015; 28(4):365–375

第 10 章

# Pipeline 栓塞装置放置技术细节

*Edison P. Valle-Giler, Ryan Hebert, Mebert J. Lang, Stavrapola I. Tjoumakaris, Pascal Jabbour, Robert H. Rosenwasser*

**摘要**

血流导向装置是治疗脑动脉瘤的重要工具，特别是 Pipeline 栓塞装置(PED)。通过适当的术前管理、血管成像和对放置技术细节理解，可避免并发症的发生。我们建议三维旋转和高倍放大的二维血管造影检查，以准确地测量动脉瘤瘤颈和载瘤动脉流入及流出处直径。PED 的尺寸取决于流入血管直径。使用长鞘，可让中间导管和 0.027 英寸的输送导管形成三轴装置，有助于装载和卸载 PED 系统时，对装置进行精确控制，以便控制其扩张和放置。“推-拉”技术可将装置在动脉瘤瘤颈上的金属覆盖率最大化，并增加与载瘤动脉的贴壁程度，但代价是缩短了标称长度的 50%。手术上的细微差别可以避免最常见的设备故障，如在高度曲折的血管中装置扩张不完全，装置从推进导丝中脱离不完全，以及内漏。我们建议使用单一的 PED，即使无造影剂也不会立即停滞，但复杂病例除外，如梭形扩张、巨大型动脉瘤，或显著流入-流出不匹配。第二代 PED Flex 具有改良的输送系统。第一枚 PED 可以套叠技术的方式进行放置，但需要维持放置装置的远端通道。巨大型动脉瘤通过微导管放置小量弹簧圈栓塞，防止因血栓重塑和炎症反应导致延迟破裂。

**关键词**：内漏；血流导向；巨大型动脉瘤；流入-流出不匹配；Pipeline 栓塞装置；技术

## 10.1 简介

血流导向装置是神经介入治疗领域的一项重大突破，可治疗极具挑战性的动脉瘤[1-3]。在所有的血流导向装置(FD)中，Pipeline 栓塞设备(PED)自 2011 年首次获得批准以来，在全球范围内受到了广泛关注。

与传统的弹簧圈栓塞相比，PED 治疗动脉瘤有效性较高（两者的动脉瘤闭塞率分别是>80%和 66%）。目前，有研究表明，其是一种有效的治疗方法，动脉瘤的复发率较低[2-10]。

PED 是目前成人(22 岁以上)唯一可用的血管内治疗设备，仅被批准用于颈内动脉岩段至垂体上动脉段、大型或巨大型宽颈颅内动脉瘤。

为了扩大 PED 的适应证，一项前瞻性研究，即 Pipeline 栓塞装置栓塞颅内动脉瘤试验(PREMIER)评估了前循环宽颈动脉瘤的 PED 治疗。

尽管仍未标明，但 PED 用于治疗梭形动脉瘤和既往治疗过的动脉瘤残余。对于位于血管弯曲处非常小或血泡样动脉瘤，进行动脉瘤囊内治疗会增加动脉瘤的破裂风险，这时使用 PED 治疗也是一种非常好的治疗选择[4]。

PED 的治疗禁忌证是活动性细菌感染和无法使用双抗血小板治疗的患者。

## 10.2 PED 特性

PED 是一种高度灵活的、可拉伸和压缩的、具有高金属覆盖率(低孔隙率)的编织支架,其具有血流导向特征[1-3,11,12]。其由 48 根编织丝组成,编织丝由 75% 钴铬合金和 25%铂钨合金组成。每根丝直径为 28~33μm,支架直径为 2.5~5mm,大小增量为 0.25mm。设备的长度为 10~35mm,10~20mm 设备的长度增量为 2mm,25~35mm 设备的长度增量为 5mm[4]。

当扩张至标称直径时，该支架金属表面积为 30%~35%,平均孔隙大小为 0.02~0.05mm$^2$,径向力为 2.0mN/mm(3.0mm 血管直径)。

低孔隙率降低了动脉瘤和载瘤动脉之间的血流动力学交换,促进了动脉瘤内血栓形成。其还为动脉瘤颈部新生内膜生长提供支撑,为动脉瘤治疗提供更持久的治疗效果[2,6]。动脉瘤的转变阶段如下所述[2,13]。

• 机械–解剖学改变:支架放置后,血流的初始形式发生改变。

• 生理学变化:几天到几周后,动脉瘤内的血液形成血栓。

• 生物学改变:几个月后,装置内皮化,血栓再吸收。在载瘤动脉内出现永久性生物学闭塞,并且保护载瘤动脉和邻近分支血管血流。

## 10.3 术前抗血小板治疗

在下面的段落中,我们将描述血流导向治疗的双抗血小板治疗方案。在 PED 治疗前 10 天,患者每天服用 75mg 氯吡格雷和 81mg 阿司匹林。同时，使用 P2Y12 分析 (VerifyNow,Accumetrics,San Diego,CA)进行血小板功能测试来获得患者的监测基线,并以其确定血小板抑制百分比。

血小板抑制为 30%~90%的患者,可以进行手术。抑制<30%的患者需要重新用药,并需要重新检查。对氯吡格雷反应不佳的患者,可改用普拉格雷(40mg 负荷剂量,然后是每天 5mg 维持量)。抑制 90%以上的患者收住入院,取消患者手术,暂停服用氯吡格雷,直到血小板抑制水平降至 90%以下[9]。术后,患者继续进行双抗血小板治疗 6 个月,然后,终身服用阿司匹林(81mg/d)。

## 10.4 术中措施

我们多在气管插管全身麻醉和持续神经电生理监测下进行手术,包括脑电图、体感诱发电位和脑干听觉诱发电位。有一些研究中心表明,患者在清醒镇静状态下进行手术同样安全[14]。

一旦放射学检查确认股动脉血管通道良好,立即静脉团注 100U/kg 肝素。测量活化凝血时间(ACT)基线数值,然后每 30 分钟检查一次,目标是使 ACT 数值达到基线值的 2~3 倍。手术结束时,停用肝素,但无须中和。

为了选择正确的 PED 尺寸，我们建议采用三维旋转血管造影和高倍放大造影(前后位及侧位)来测量载瘤动脉和动脉瘤。在所有角度视图中测量载瘤动脉流入和流出血管直径以及需要覆盖的长度。为了达到最佳的血流导向效果及良好的编织支架贴壁,需要匹配标称 PED 直径和动脉瘤颈部(流入直径)及近端放置区血管直径[4,12]。PED 的良好贴壁需要支架直径与目标血管的直径相等或非常接近。

在选择正确的 PED 尺寸时，需要考虑的其他因素如下:

• 在选择装置的长度时,必须牢记展开过程中约 50% 的纵向短缩和可能的装置移位。

• 在输送过程中，装置可能扩张至其最大尺寸，大约比标称直径长 0.25mm。

• 对于巨大型动脉瘤,近端和远端载瘤动脉血管直径可能存在明显的不匹配,那么就需要使用多个装置进行相互连接以实现良好的贴壁和最大限度地血流导向。

如果放置尺寸较小的 PED，可能导致贴壁不良，并有可能在未来导致内漏及血管内皮化不足。此外，还可能导致 PED 移动,造成动脉瘤破裂[15]。植入尺寸较大的装置会导致编织孔隙增加,这主要是由于支架贴合血管不完全,进而导致缺乏血流导向作用,动脉瘤无法闭塞。

## 10.5 放置技术

我们建议使用三轴系统(长鞘、导管和标准的内径 0.027 英寸输送导管)。一般来说,使用 8F 股动脉鞘，6F 长鞘(Cook Medical，Bloomington，IN)，0.058 英寸 Navien 导管(Medtronic Inc)，以及 0.027 英寸 Marksman 微导管(Medtronic Inc)。一旦确定适当尺寸的 PED，将导引鞘部分插入导管座，旋转加压阀并密封。确认导引鞘的近端可回冲盐水，并推进导引鞘，直至其与导管座完全接合。推动 PED 直至看到传送导丝上的透视安全标记，然后开始 X 线透视。

三轴系统用于最大限度地提高系统的支撑力，从而促进 PED 的初始扩张，使其与载瘤动脉结构保持一致，同时避免回跳[16]。长鞘通常放置在颈动脉球部；中间导管放置颈动脉岩部；在高倍透视路图控制下，操纵输送微导管和 SynchroII 型导丝(Stryker Neurovascular，Fremont，CA)通过动脉瘤颈。将导丝塑成"J"形标记，并通过动脉瘤颈部。Marksman 导管远端需要超过动脉瘤至少 20mm。

选择直形血管段(一般为 M1 或 M2)开始释放 PED，并将 PED 导丝远端部分送出微导管。在放置之前，通过缓慢回拉 Marksman 微导管和输、送导丝，减少系统中的负载非常重要。一旦头端完全打开，并在载瘤血管内的预期展开位置，结合使用"推-拉"技术结合推送 PED (在拉动输送导管的同时推动输送导丝)[17]。

PED 放置的"艺术"在于放置时，通过回收和释放编织网增加或减少金属覆盖面积。释放输送导丝将增加金属覆盖面积直至将 PED 压扁打折；而回收输送导管释放 PED 的方式将降低金属覆盖率，并最终拉长编织支架。很重要的一点是，较高的金属覆盖面积可促进动脉瘤早期闭塞(图 10.1)[18]。

PED 放置后，需要将输送导丝远端的弹簧线圈拉入 Marksman(Metronic Inc)，这样回拉导丝时就不会被编织支架夹住。为了完成这一步，顺着输送导丝将微导管重新通过支架。必须小心操作微导管，尽量减少装置近端与微导管的碰撞，以免将装置推入动脉瘤。一旦 Marksman(Medtronic Inc)头端通过 PED 编织网，将输送弹簧圈回撤至微导管头端内。如果输送弹簧圈无法回撤至微导管内，则将 Marksman 推进至直线血管段(一般为 M1)，并再次尝试回撤导丝。如果这一操作不起作用，回拉输送导丝，直至远端弹簧圈和输送导管相互重叠，然后同时取出，注意不要使 PED 从原来的位置移位。识别可能的放置失败非常重要。

- 当把 PED 送至输送导管远端时，如果输送力开始过度增加，应停止推送导丝，避免对微导管造成损伤(有时 Marksman 可发生套叠)。此时，尝试通过将微导管和传送导丝拉在一起拉直系统，以形成不同的展开向量。这一概念被称为"卸载"，在弯曲的血管内放置 PED 时尤其重要。
- 当在弯曲的解剖结构中时，回收系统张力、推进和扭转输送导丝，PED 仍然不扩张，将 Navien 导管(Medtronic Inc)送入颅内以获得更多支持。将 Navien 经 Marksman(Medtronic Inc)推进至 PED 的未打开部分。然后，PED 在 Navien 导管内完全释放张力。在此时，PED 的放置是 Navien 的回收和 Marksman 的推送的结合(Navien 起到 Marksman 的作用，Marksman 起到推进器/输送导丝的作用)[19]。

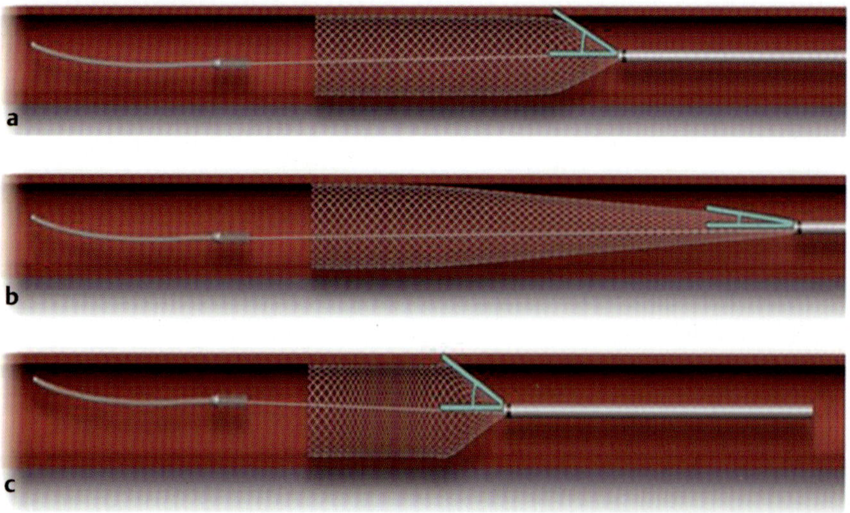


图10.1 (a)适当地向前推送输送导丝。(b)由于输送导管的后退支架过多导致编织网过度拉伸。(c)向前推动输送导丝过多可能导致支架压缩。(Reproduced with permission of Medtronic, Inc)

● 如果在血管凸面放置 PED 时,PED 不能打开,换个方向或位置,重新尝试打开 PED。此时,可将系统拉向血管的内侧弯释放张力,并通过推送导丝继续放置,也就是所谓的中心推动技术(center-push technique)[16](图 10.2)。

● 如果放置后,血管壁贴壁不良(内漏),可将 Synchro Ⅱ(Stryker Neurovascular,Fremont,CA)导丝上塑成大的“J”形并将其通过 PED 数次,以使装置推至血管壁。另一种选择是使用 hyperglide 球囊(Medtronic,Inc)确保装置与血管壁贴合,但在我们的临床实践中并不经常使用。球囊扩张可能与机械性血管损伤有关,可导致内膜增生和支架内狭窄[4,20]。实现最佳血流导向作用时的支架使用数量,仍然是一个值得讨论的问题。对于最终的动脉瘤内血栓形成,并不需要在最初的栓塞过程中发生动脉瘤腔内血流完全停滞[4,11,20]。我们倾向于使用单枚 PED,但对于那些 6 个月随访时动脉瘤仍然存在或没有明显减少的情况,可使用多个血流导向装置[15,21]。在我们研究中,不到 24%的患者需要使用多个 PED[9]。不过放置多个装置,可增加手术时间和手术并发症[20]。

对于复杂病例,如动脉瘤颈部覆盖不佳、长梭形动脉瘤、非常宽颈动脉瘤、重建扩张的长血管以及破裂动脉瘤需要立即闭塞,可使用多个血流导向装置。当远近端载瘤动脉直径明显不匹配时,可使用多个血流导向装置;第一个 PED 尺寸基于远端载瘤动脉直径,第二个 PED 尺寸基于近端载瘤动脉直径。使用多个 PED 可以增加装置的稳定性以及金属的覆盖面积,并防止 PED 移动至动脉瘤内[4,15,20]。

当使用多个 PED 时,保护动脉瘤远端的血管通道非常重要。当第一个 PED 放置完成后,将 Marksman(Medtronic Inc)顺着输送导丝推至直血管段,以捕获动脉瘤远端弹簧圈并撤出输送导丝。我们的目标是在已经放置的 PED 中输送和叠加第二个 PED 装置。在直血管段将支架远端远端弹簧圈推出输送导管,所以第二个装置就位于微导管头端并准备输送。此时,回撤整个系统,并将其推送至已经放置的 PED 内计划放置的区域。最初的“推动”对输送第二个 PED 装置非常需要,推送输送导丝和 PED 回拉(脱鞘)Marks-man(Medtronic,Inc)的组合对 PED 的释放是必须的。当装置重叠时,避免“拖动”第二个装置非常重要,因为会对已经放置的 PED 造成损坏。

对于巨大型动脉瘤患者,我们的做法是填塞少量的弹簧圈,并使用类固醇来防止动脉瘤延迟破裂,并减弱动脉瘤内血栓形成,降低占位效应和神经系统缺陷发生率[21,22]。在将 Marksman 微导管(Medtronic,Inc)定位在动脉瘤颈远端后,我们操控第二个平行于 Navien 的微导管,通过“jailing”技术进入动脉瘤囊内放置弹簧圈。PED 放置后,弹簧圈栓塞动脉瘤,不需闭塞覆盖了 PED 的动脉瘤颈部[22]。动脉瘤填塞不完全可减少动脉瘤颈部使用弹簧圈的必要,从而降低弹簧圈突入载瘤动脉的风险[22]。有时,巨大型动脉瘤的远端血管超选较为困难。有时,在确定动脉瘤远端出口之前,需要在动脉瘤内将 Marksman 微导管形成一个“环”。这种情况需要在放置 PED 之前将输送导管拉直,而大多数时候都可以通过回撤系统来实现。少数情况下,Marksman 微导管解袢操作可导致其退回动脉瘤内而失败。此时,可将 Marksman 尽可能前送至半直的 M1 段后,可在 Navien 中间导管外再平行超选另一根 Marksman 微导管,通过第二根微导管半释放 Solitaire 支架,使其在远端锚定输送 PED 的 Marksman 微导管。在这种情况下,成袢的 Marksman 可以安全地解袢,但不会退出动脉瘤的远端出口[23]。

## 10.6 经典与柔性

市场上有两种装置,即经典 Pipeline 栓塞装置和

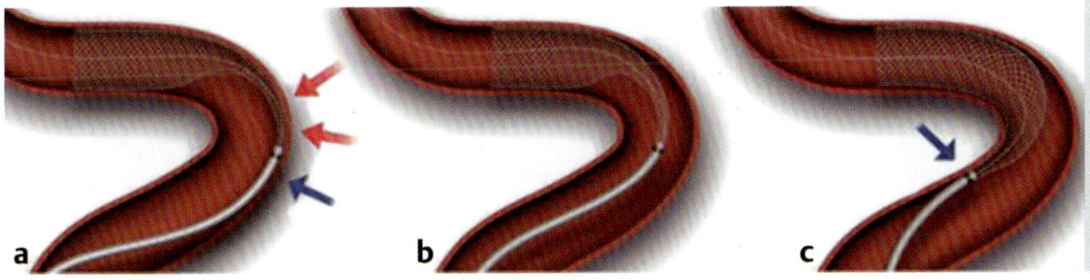


图10.2 中心推送技术。当编织支架由于靠在血管凸面而无法扩张时(a),通过同时回拉微导管和输送导丝,卸去系统张力使支架位于血管中线(b)。以此方式,继续释放FD(c)。这就是所谓的中心推送技术。(Reproduced with permission of Medtronic, Inc.)

Pipeline Flex 装置。两者的变化仅限于输送系统(图 10.3)。

### 10.6.1 经典 Pipeline 装置的放置特殊属性

在 PED 末端,不透射线的 15mm 铂金尖端延伸,将 PED 推送至 Marksman 远端约 5mm 处, 或直至PED 部分位于微导管外端,呈枕头样/雪茄样形状。如果放置位置较好,则将扭控器连接到输送导丝上,“推和转”导丝,以便将远端编织网支架与支架的弹簧固定线圈分离。在远端分离后,采用推拉技术来确保支架的充分打开[16,17]。

当经典 Pipeline 装置放置完成后,向上推进Marksman,通过传送导丝重新捕获弹簧圈,并将其与传送系统一起移除,而不会移动或损坏已放置的 PED 装置。

放置经典 Pipeline 装置失败需要识别以下几点:

- 如果将远端装置从 Marksman 推出(Medtronic Inc),设备形成雪茄形状,但没有打开(并没有将固定支架的弹簧线圈释放), 则通过将 Marksman 和传送导丝同时回拉,从而消除/降低系统张力。然后,在扭控装置帮助下,顺时针方向旋转扭矩 3 次,同时推动输送导丝,将装置推出固定弹簧线圈之外。通过推动和转动传送导丝,实现弹簧线圈与装置分离,支架完全膨开。
- 如果远端弹簧线圈无法重新捕获,可回拉输送导丝,直至可感受到阻力(远端弹簧线圈与 Marksman 扭结),所以整个系统就可以通过 PED 拉出,而不会拉动或损坏已经放置的设备。

### 10.6.2 Pipeline Flex 装置的放置特殊属性

15mm 不透射线的铂金弹簧圈尖端柔软度为PED classic 的 30%,并允许 55°旋转(经典款为 25°),以便于在迂曲的解剖结构中放置。

固定的铂金弹簧圈被 PTFE 叶片取代(polytetrafluoroethylene;Teflon-Dupont Co)。PTFE 在微导管外 5mm 以内范围内,PED Flex 被 PTFE 限制固定。在最开始的释放时不需要扭转导丝,可提供较好的远端放置区域精度(图 10.3)。

PipelineFlex 装置在其近端拥有可回撤点, 可允许重新入鞘 2 次。该装置近端有一标记,用于定义“不可返回”位置点(图 10.4)。

输送导丝稍微大一些,但更灵活,更易于通过迂曲的解剖结构。一旦系统放置在理想的位置,输送导丝上初始推力把 PED 推出 Marksman(至少 5mm),与

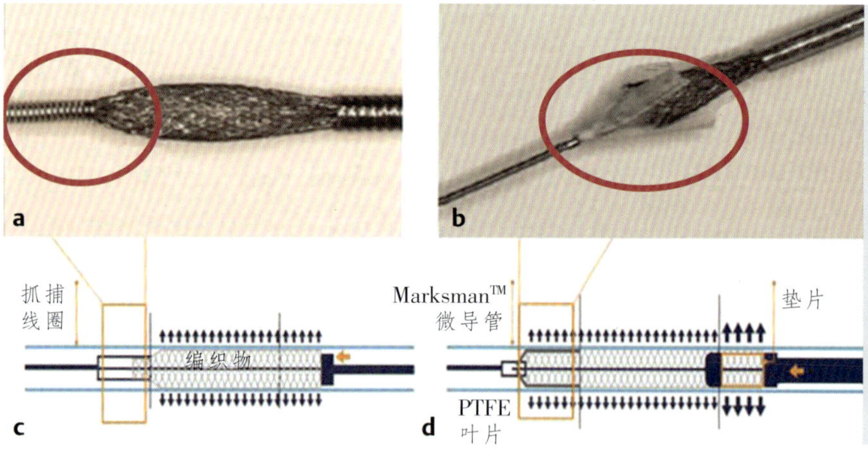


图10.3 Pipeline classic和Flex的放大图和示意图(a,c)。PED classic远端由抓捕线圈固定,红圈(a)所示抓捕线圈设计使得术者必须通过推送和扭转输送导丝 (不超过三圈)以保证PED头端能够打开。(d)PED Flex近端具有垫片可帮助支架回收。远端PED是由2片3mm的PTFE叶片固定(b),这种创新设计使PED推出Marksman微导管头端5mm外即可以轻松释放。(Reproduced with permission of Medtronic, Inc.)

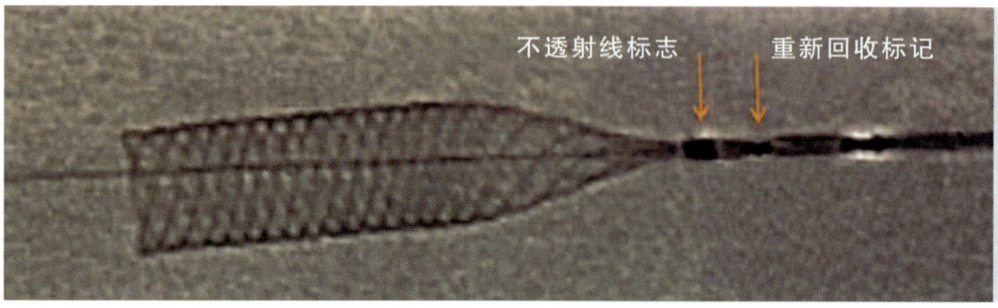


图10.4 PipelineFlex装置中的重新回收标记。在此不透射线标志以近即无法将编织支架重新回收。(Reproduced with permission of Medtronic, Inc.)

PTFE 叶片分离，让 PED 完全膨开。在此处，放置技术与经典的系统一样，是一种"推-拉"技术。如果需要重新入鞘，移除系统中的任何力量，向前推动 Marksman，同时回拉输送导丝。为了移除远端 PTFE 叶片，沿着输送导丝推动 Marksman，而不需要推动已放置的装置拆卸下来。然后，在装置的远端找到一个直管段，并将远端弹簧圈撤回到微导管尖端。在输送导丝回撤入 Marksman 之前(PTFE 叶片回撤入 Marksman)，可能会感到轻微的阻力。

识别 PipelineFlex 系统放置中存在的失败很重要：

• 如果在最初的推动力作用下，支架头端未打开，可能是因为 PTFE 叶片没有脱离编织网。在这种情况下，PED 回收支架以便 Marksman 可以向前推动 PTFE 叶片，并使支架打开(图 10.5)。当面对迂曲的解剖结构并需要精确展开时，这种"在最终展开前重新入鞘"技术尤其有用。一旦 PTFE 叶片与编织支架分离，在初始放置时，就会有更少的反冲，在预定位置可更好、精确地控制装置。

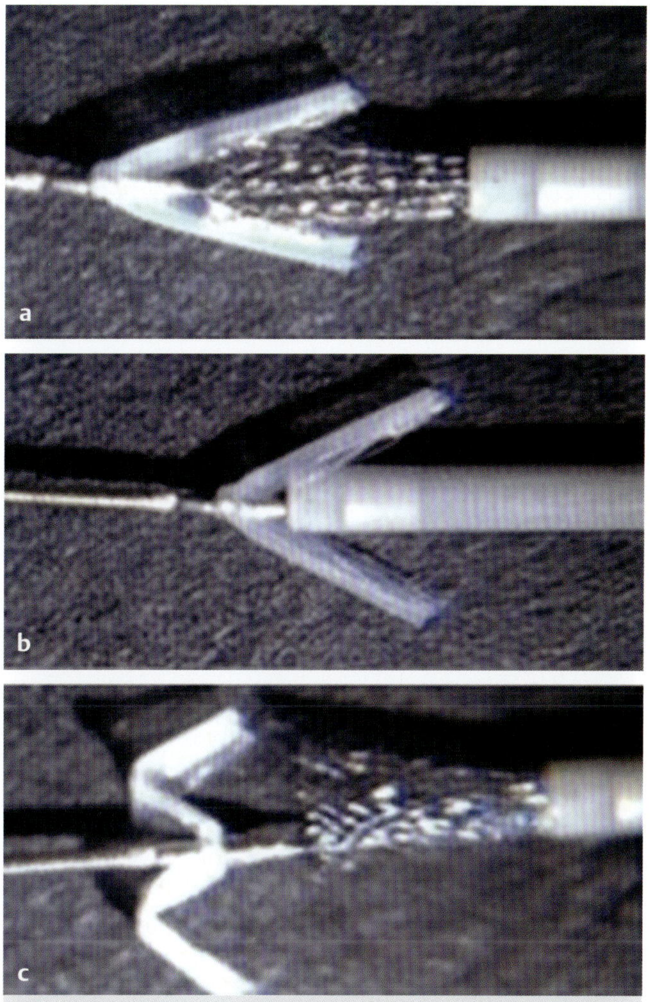


图 10.5 远端编织支架的打开。如果 PTFE 叶片没有与编织支架分离(并且被钉在血管壁上)，则会限制 PED 远端的打开(a)，回收远端编织支架并向前推送(b)，在此情况下，已在微导管外的 PTFE 叶片不再限制 PED 远端的打开(c)。(Reproduced with permission of Medtronic, Inc.)

## 10.7 避免并发症

Pipeline 装置放置期间的并发症的范围，从腹股沟相关问题，到严重的颅神经病变和缺血性/出血性脑卒中。依据既往研究，发生率约为 5.6%[3,6,21]，相比较于前循环系统，后循环系统血管疾病更常见(几乎是前循环的 2 倍)[5]。

我们建议采取以下策略来避免并发症：

• 只有在股动脉血管造影证实通道建立良好之后，才可使患者肝素化。这一操作最大限度地减少了出血和腹膜后血肿相关的腹股沟并发症。

• 尽可能缩短手术时间。相比较于多个装置，使用单个 Pipeline 装置的动脉瘤闭塞率相似，但并发症发生率较低。

• 使用三维以及二维高倍放大的血管造影视图测量血管并选择正确的装置尺寸。如果流入部分和流出部分血管直径不匹配且装置选择不正确时，通常会发生装置移动。装置位移可能与出血或血栓栓塞事件相关[15]。

• 在确认装置位置良好之前，不要移去 Pipeline 装置远端的血管通道。当试图重新捕获远端弹簧圈时，Marksman 很少会将装置推入动脉瘤。在这种情况下，重要的是不要撤出远端传送导丝，使用导丝可将 Marksman 送过装置。如果输送微导管没有通过装置近端(微导管与装置近端编织网发生碰撞)，将输送导丝推至 M2 或 M3 段。在此点上，缓慢回撤系统，在输送导丝上形成新的张力，以便 Marksman 导航通过 PED。

• 对于巨大型动脉瘤患者，我们通常使用 2 周的地塞米松，每 6 个小时 8mg 剂量。这种治疗可以缓解头痛症状并降低颅内神经病变发生率[16]。

## 10.8 术后病程和随访

股动脉入路鞘管通常在术后立即取出并缝合。不适合关闭切口的患者，在拔鞘后，需要手动按压。在这些患者拔鞘之前，我们需等到部分凝血活酶时间或ACT恢复至基线水平。患者进入重症监护室(ICU)接受神经检查和腹股沟情况评估至少24小时。如果没有并发症，患者在术后第一天就可出院。患者服用氯吡格雷(75mg/d)和阿司匹林(81mg/d)，直到6个月后，返院进行后续血管造影和MRI检查。

## 参考文献


[1] Nelson PK, Lylyk P, Szikora I, Wetzel SG, Wanke I, Fiorella D. The pipeline embolization device for the intracranial treatment of aneurysms trial. AJNR Am J Neuroradiol. 2011; 32(1):34–40

[2] Fiorella D, Lylyk P, Szikora I, et al. Curative cerebrovascular reconstruction with the Pipeline embolization device: the emergence of definitive endovascular therapy for intracranial aneurysms. J Neurointerv Surg. 2009; 1(1):56–65

[3] Lylyk P, Miranda C, Ceratto R, et al. Curative endovascular reconstruction of cerebral aneurysms with the pipeline embolization device: the Buenos Aires experience. Neurosurgery. 2009; 64(4):632–642, discussion 642–643, quiz N6

[4] Fischer S, Vajda Z, Aguilar Perez M, et al. Pipeline embolization device (PED) for neurovascular reconstruction: initial experience in the treatment of 101 intracranial aneurysms and dissections. Neuroradiology. 2012; 54(4):369–382

[5] Kallmes DF, Hanel R, Lopes D, et al. International retrospective study of the pipeline embolization device: a multicenter aneurysm treatment study. AJNR Am J Neuroradiol. 2015; 36(1):108–115

[6] Becske T, Kallmes DF, Saatci I, et al. Pipeline for uncoilable or failed aneurysms: results from a multicenter clinical trial. Radiology. 2013; 267(3):858–868

[7] Briganti F, Leone G, Marseglia M, et al. Endovascular treatment of cerebral aneurysms using flow-diverter devices: a systematic review. Neuroradiol J. 2015; 28(4):365–375

[8] Molyneux AJ, Kerr RS, Yu LM, et al. International Subarachnoid Aneurysm Trial (ISAT) Collaborative Group. International subarachnoid aneurysm trial (ISAT) of neurosurgical clipping versus endovascular coiling in 2143 patients with ruptured intracranial aneurysms: a randomised comparison of effects on survival, dependency, seizures, rebleeding, subgroups, and aneurysm occlusion. Lancet. 2005; 366(9488):809–817

[9] Chalouhi N, Tjoumakaris S, Starke RM, et al. Comparison of flow diversion and coiling in large unruptured intracranial saccular aneurysms. Stroke. 2013; 44(8):2150–2154

[10] Raymond J, Guilbert F, Weill A, et al. Long-term angiographic recurrences after selective endovascular treatment of aneurysms with detachable coils. Stroke. 2003; 34(6):1398–1403

[11] Shapiro M, Raz E, Becske T, Nelson PK. Building multidevice pipeline constructs of favorable metal coverage: a practical guide. AJNR Am J Neuroradiol. 2014; 35(8):1556–1561

[12] Shapiro M, Raz E, Becske T, Nelson PK. Variable porosity of the pipeline embolization device in straight and curved vessels: a guide for optimal deployment strategy. AJNR Am J Neuroradiol. 2014; 35(4):727–733

[13] D'Urso PI, Lanzino G, Cloft HJ, Kallmes DF. Flow diversion for intracranial aneurysms: a review. Stroke. 2011; 42(8):2363–2368

[14] Rangel-Castilla L, Cress MC, Munich SA, et al. Feasibility, safety, and periprocedural complications of pipeline embolization for intracranial aneurysm treatment under conscious sedation: University at Buffalo Neurosurgery Experience. Neurosurgery. 2015; 11 Suppl 3:426–430

[15] Chalouhi N, Satti SR, Tjoumakaris S, et al. Delayed migration of a pipeline embolization device. Neurosurgery. 2013; 72(2) Suppl Operative:ons229–ons234, discussion ons234

[16] Chitale R, Gonzalez LF, Randazzo C, et al. Single center experience with pipeline stent: feasibility, technique, and complications. Neurosurgery. 2012; 71(3):679–691, discussion 691

[17] Ma D, Xiang J, Choi H, et al. Enhanced aneurysmal flow diversion using a dynamic push-pull technique: an experimental and modeling study. AJNR Am J Neuroradiol. 2014; 35(9):1779–1785

[18] Jou LD, Chintalapani G, Mawad ME. Metal coverage ratio of pipeline embolization device for treatment of unruptured aneurysms: reality check. Interv Neuroradiol. 2016; 22(1):42–48

[19] Lin LM, Colby GP, Jiang B, et al. Intra-DIC (distal intracranial catheter) deployment of the Pipeline embolization device: a novel rescue strategy for failed device expansion. J Neurointerv Surg. 2016; 8(8):840–846

[20] Chalouhi N, Tjoumakaris S, Phillips JL, et al. A single pipeline embolization device is sufficient for treatment of intracranial aneurysms. AJNR Am J Neuroradiol. 2014; 35(8):1562–1566

[21] Jabbour P, Chalouhi N, Tjoumakaris S, et al. The Pipeline Embolization Device: learning curve and predictors of complications and aneurysm obliteration. Neurosurgery. 2013; 73(1):113–120, discussion 120

[22] Nossek E, Chalif DJ, Chakraborty S, Lombardo K, Black KS, Setton A. Concurrent use of the Pipeline Embolization Device and coils for intracranial aneurysms: technique, safety, and efficacy. J Neurosurg. 2015; 122(4):904–911

[23] Clarençon F, Wyse G, Fanning N, et al. Solitaire FR stent as an adjunctive tool for pipeline stent deployment in the treatment of giant intracranial aneurysms. Neurosurgery. 2013; 72(2) Suppl Operative:onsE241–E244, discussion E244

# 第 11 章

# Silk 血流导向装置释放技术细节

*Or Cohen-Inbar, Jason M. Davies, Yaaqov Amsalem, Elad I. Levy*

**摘要**

Silk 血流导向装置是第一代血管内血流导向装置，用于颅内动脉瘤微创治疗。该装置可用于治疗未破裂动脉瘤，尤其是具有复杂解剖结构、栓塞或支架辅助栓塞和显微手术夹闭都无法治疗的动脉瘤。在治疗后 1 年内，血管造影显示，这种装置可使得超过80%的患者载瘤动脉通畅、动脉瘤消失，80%以上的动脉瘤出现动脉瘤消失或缩小。放置大小适当的 Silk 血流导向装置和严格监控抗血小板治疗，可限制缺血性并发症发生。在 Silk 血流导向装置治疗后，动脉瘤的出血风险仍然存在(范围为 0~5%)，因此需要更好地了解相关的病理生理学特征。我们在这里简要回顾围术期治疗方式和支架技术。

**关键词**：镍钛合金；闭塞；渐进性动脉瘤闭塞；自膨式支架；Silk 血流导向装置

## 11.1 简介

在过去的 10 年中，我们对颅内血管疾病及其与治疗装置相互作用有进一步理解。计算机和实验模型已经证明了血管结构和血流动力学因素对颅内动脉瘤(IA)形成和破裂的重要性，这可为治疗装置的设计提供重要依据。动脉瘤内闭塞理念长期应用于动脉瘤病变的治疗，但是这种技术的局限性使得一些病变，如宽颈、巨大型和梭形动脉瘤没有合适的血管内治疗方式。为了治疗这些病变，不断发展的治疗装置和技术突破了这一界限，而治疗方法也从球囊辅助栓塞过渡到到支架辅助栓塞。对这些技术的研究，为治疗机制提供了有趣的见解：尽管支架最初的目的是简单地将弹簧圈和载瘤动脉分离，但有证据表明，血液流向发生改变是促进动脉瘤继续生长的血流动力学因素[1,2]。单纯改变血流的支架起初在动物模型中得到证实，随后，其有效性在人体试验中也得到证实[3]。

Silk 血流导向装置是我们治疗 IA 方式的一种转换。其不仅有其他颅内支架的基本形式，而且有更紧密的网状结构，这种额外的金属覆盖可以使血液从动脉瘤转移至下游动脉。这种血管内重建导致血管腔外血流量减少[4]。随着时间推移，载瘤动脉的流入和流出部分血流发生改变——导致动脉瘤囊腔内血栓形成[5,6]。Silk 血流导向装置的继发作用机制包括新生血管内膜的过度生长等。支架壁的密集网状作为一种支撑，细胞可经此向内生长，最终覆盖支架，重建载瘤动脉壁并消除动脉瘤与载瘤动脉的血管界面。作为一种潜在的过程，新生内膜过度生长已经被证明，可以通过一种需求机制来保护穿支血管[7,8]。在短期内，动脉瘤血栓形成可能导致炎症的发生，周围脑实质出现动脉瘤性水肿，甚至是短暂的神经功能障碍[9]。然而，随着时间的推移，动脉瘤顶部往往会收缩，装置周围动脉瘤塌陷，局部的占位效应和相关症状会消失[4,10]。

自 2007 年以来，Silk 血流导向装置逐渐被用于临床实践中，尤其是不适合传统栓塞治疗的颅内动脉瘤(IA)[10-12]。这些病变包括梭形、夹层动脉瘤[13]，巨大型或大型颈动脉动脉瘤[14,15]，颈动脉岩段动脉瘤[16]，以及血疱样动脉瘤[17]。梭形颅内动脉瘤(IA)是典型的环状血管病变，考虑到其没有良好的组织行夹闭或缝合治疗，而且梭形节段通常不能被闭塞或栓塞而保留载瘤动脉内血流，因此，其难以使用先前的技术来重建血管。血流导向装置可重建内皮覆盖的血管通道，与载瘤动脉方向保持一致[7]。血疱样动脉瘤是小的、宽基底的假性动脉瘤，通常位于无分支血管部位；传统血管内治疗或显微外科治疗多较为困难[17,18]。随着 Silk 血流导向装置使用经验增加，临床医生认识到，随着时间推移，Silk 血流导向装置可使动脉瘤闭塞，其放置后 6~12 个月时，闭塞率进一步增加[11,12]。这种作用机制通常生理耐受性良好。

本章以下的部分将讨论如何使用 Silk 血流导向装置治疗颅内动脉瘤(IA)，回顾已发表的文献和操作技术上的细节。

## 11.1.1 镍钛合金

大多数现代支架包括 Silk 支架，都使用镍钛记忆合金，该合金于 2013 年被用作装置材料[19]。镍钛合金的形状记忆特性，使其特别适合用于自膨胀式支架(SES)[19-21]，如 Silk 支架，在传统支架材料和天然材料(头发，骨头，肌腱)之间实现一个独特的平衡。传统可变形的金属弹性限制在 1%左右，随着应力增加和减少，支架可成比例延长和缩短。另一方面，天然材料(如头发、肌腱和骨骼)可以发生弹性变形，在某些情况下，为 10%非线性拉伸变形(图 11.1)[22]。镍钛合金 SES 释放后，不需进行加热就能使支架获得超强弹性，因此可以挤压恢复[19-21]。在释放后，这些支架会产生轻微地慢性外向力，在生理上通常比球囊扩张支架更兼容。尽管镍钛含量高，但其耐腐蚀性和生物相容性与其他移植材料相同[19-21]。

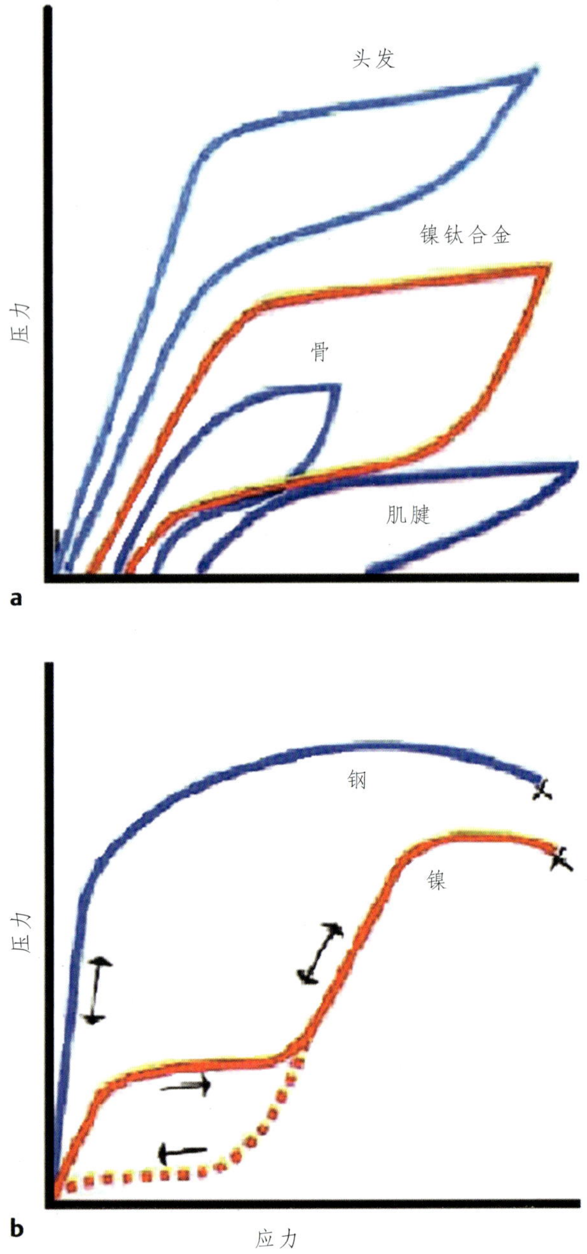


**图 11.1** 镍钛合金的生物力学相容性。(a)镍钛合金和活体组织的形变特性；(b) 镍钛合金和不锈钢的应力-形变示意图。[Modified from Cohen-Inbar et al 21(http://www.SciRP.org/journal/ojmn).]

## 11.1.2 Silk 血流导向装置参数

在 2008 年，Silk 血流导向装置获得 CE 标志，由 48 根 35μm 编织微丝，包括 44 根镍钛合金丝和 4 根铂金丝组成的闭环设计圆柱形支架。这一结构的金属表面覆盖范围为 35%~60%，孔隙大小为 110~250μm²，取决于释放过程中支架压缩/拉伸程度[23,24]。其有两个喇叭形末端，支架全长有 4 个放射线下不透明的铂金标记。通过推进输送导丝和回撤微导管，经输送微导管释放血流导向装置(Vasco+21，Balt Extrusion)，使得操作者可以随意调整支架位置。放置过程与其他自膨式颅内支架相似；然而，与其他不同的是，即使已经释放 90%长度，Silk 血流导向装置可重新覆盖和定位[20-24]。

Silk 血流导向装置直径(2~5.5mm)和长度范围很广(15~40mm)，用于治疗大小和位置不同的动脉瘤。图 11.2 显示动脉瘤的形态、形状和大小。最初的 Silk 支架虽然相当灵活，但相对于其他闭环结构支架，如 Enterprise(Codman，Raynham，MA)，径向力相对较低，可导致支架移位，甚至血管阻塞。因此，有时使用(稍

| | 参考 | 血管直径(mm) | 不同型号 SILK 的标称长度(mm) | 输送导管 | 支架完全无限制状态 | |
|---|---|---|---|---|---|---|
| | | | | | 0(mm) | 长度(mm) |
| SILK+2,0 | SILK2,0x15 | 1.50~2.25 | 15 | VASCO+21 (2.4F) | 2.5 | 7 |
| | SILK2,0x20 | | 20 | | | 9 |
| SILK+2,5 | SILK2,5x15 | 2.00~2.75 | 15 | VASCO+21 (2.4F) | 3.0 | 5 |
| | SILK2,5x20 | | 20 | | | 7 |
| | SILK2,5x25 | | 25 | | | 10 |
| SILK+3,0 | SILK3,0x15 | 2.50~3.25 | 15 | VASCO+21 (2.4F) | 3.5 | 6 |
| | SILK3,0x20 | | 20 | | | 8 |
| | SILK3,0x25 | | 25 | | | 10 |
| | SILK3,0x30 | | 30 | | | 12 |
| SILK+3,5 | SILK3,5x15 | 3.00~3.75 | 15 | VASCO+21 (2.4F) | 4.0 | 7 |
| | SILK3,5x20 | | 20 | | | 9 |
| | SILK3,5x25 | | 25 | | | 12 |
| | SILK3,5x30 | | 30 | | | 13 |
| | SILK3,5x35 | | 35 | | | 17 |
| SILK+4,0 | SILK4,0x15 | 3.50~4.25 | 15 | VASCO+21 (2.4F) | 4.5 | 8 |
| | SILK4,0x20 | | 20 | | | 11 |
| | SILK4,0x25 | | 25 | | | 14 |
| | SILK4,0x30 | | 30 | | | 17 |
| | SILK4,0x35 | | 35 | | | 21 |
| | SILK4,0x40 | | 40 | | | 23 |
| SILK+4,5 | SILK4,5x15 | 4.00~4.75 | 15 | VASCO+21 (2.4F) | 5.0 | 7 |
| | SILK4,5x20 | | 20 | | | 10 |
| | SILK4,5x25 | | 25 | | | 13 |
| | SILK4,5x30 | | 30 | | | 16 |
| | SILK4,5x35 | | 35 | | | 19 |
| | SILK4,5x40 | | 40 | | | 22 |
| SILK+5,0 | SILK5,0x25 | 4.50~5.25 | 25 | VASCO+25 (3F) | 5.5 | 13 |
| | SILK5,0x30 | | 30 | | | 15 |
| | SILK5,0x40 | | 40 | | | 21 |
| SILK+5,5 | SILK5,5x25 | 5.00~5.75 | 25 | VASCO+25 (3F) | 6.0 | 11 |
| | SILK5,5x30 | | 30 | | | 15 |
| | SILK5,5x40 | | 40 | | | 19 |

a

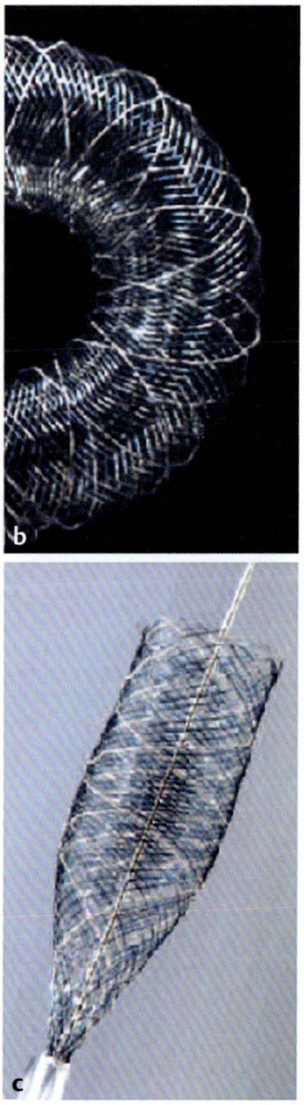


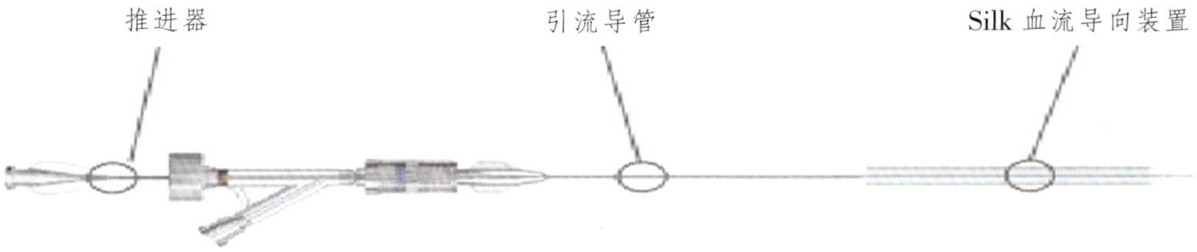


图 11.2 产品手册和尺寸大小。(a)直径和长度目录。(b,c)Silk 支架。(d)Silk 血流导向装置，由钴钴合金制成，内部为输送导丝。

后讨论)辅助装置与其他具有较大径向力的装置[25,26]。Silk 血流导向装置的径向力增加 15%时,不需要使用额外装置。

## 11.2 报道的动脉瘤闭塞率和并发症发生率——文献回顾

Silk 血流导向装置的文献回顾详见表 11.1[4,14,17,24,26,27,29,30-37]。治疗的最终目标是预防出血和破裂相关的致残率和死亡率, 以及局部动脉瘤相关的占位效应。幸运的是,这些事件在临床随访过程中很少遇到。因此,动脉瘤闭塞和再通率通常可评估动脉瘤破裂发生率/发生风险[3]。表 11.1 中所提供的数据回顾显示, 释放失败发生率大约为 3%, 释放困难发生率为 11%。鉴于治疗中心,操作者经验,以及发表日期的不同,动脉瘤完全闭塞率为 59%~90.9%[2,12,15,24-35]。Velioglu 等[36]报道了随访时长为 17.5±11.1 月(范围为 2~48 个月)的相关病例,结果提示动脉瘤完全闭塞率为 87.9%,未报道再通病例。在上述研究中,围术期并发症发生率平均为 12.5%(95% CI:8.7%~16.3%),延迟并发症率平均为 9.9%(95%CI:6.4%~13.4%)。缺血性术后并发症 (包括载瘤动脉闭塞) 发生率为 0~6%。一项主要研究 Silk 血流导向装置治疗基底动脉动脉瘤的报道显示,缺血性发生率为 25%[25]。支架内狭窄的发生率为 1%~10%,颅内出血发生率为 0~5%。整体致死和致残率分别为 0~6%和 0~4%。

## 11.3 技术说明

### 11.3.1 支架大小选择

Silk 支架尺寸应尽量与载瘤动脉直径相匹配。一般的经验法则是选择标准直径的支架,小于载瘤动脉直径 0.25mm(参考“镍钛合金”和“Silk 参数”的基本原理),使其在释放时能够达到最大直径。支架的长度应该是血管直径加上动脉瘤颈部宽度的 3 倍。考虑到释放时可能出现支架缩短,这一点必须重视。已释放的 Silk 血流导向装置长度通常不超过内部释放导管的 50%。另一种确保有效长度的方法是使支架两端超出动脉瘤至少 1cm 或者载瘤动脉直径的 1.5 倍。对于近端和远端动脉直径不一致的病例,支架的大小应与较大的载瘤动脉相匹配。另外,可以考虑使用锥形支架或放置两个支架, 选择与载瘤动脉大小合适的支架,首先释放尺寸较小支架,然后再释放较大的支架与之套叠。

### 11.3.2 释放技术

在靠近支架预计的释放位置建立良好导管通道很重要。支架正确释放需要保证导引导管和微导管的绝对稳定和推拉动作的严格控制。上述过程可通过使用三轴系统来实现,该系统由一个长鞘、一个柔软的中间远端导管和一个可操作的输送微导管组成。三轴系统形成了一个有效结构,在血管远端中建立稳定系统,并确保 1:1 的可操作性。这可以通过在颈内动脉或椎动脉邻近动脉瘤附近释放 Fargo 导引导管(Balt Extrusion) 或 Neuron 导管 (Pneumbra Inc,Alameda,CA)来实现。导管远端被释放在颈动脉虹吸部远端或大脑前动脉 A1 段。这有助于防止在释放支架过程中出现设备反跳。当释放的 Silk 血流导向装置覆盖 A1 段动脉瘤,还可以防止在颈动脉末端的近端部位释放位置不当[38]。当导管到达释放位置时,应该进行三维血管造影,找到最佳的工作投影角度,以及载瘤动脉远近端血管的最佳视野。

#### 微导管通路

正如所讨论的,Silk 支架和 Vasco 微导管(BaltExtrusion)一起使用。Vasco+21 则用于直径为 2~4.5mm 的支架,而 Vasco+25 则用于直径为 5~5.5mm 的支架。在路图指导下,Vasco 微导管通过 0.14 英寸的输送导丝到达动脉瘤远端 10~20mm 的直段动脉中。缓慢取出微导丝,消除微导管内的所有松弛部分,直到完全移除[3]。

#### 植入和放置

导引鞘套入支架,植入可旋转的止血阀或辅助操作装置。使用盐水冲洗导引鞘。当导引鞘顶住微导管时,收紧可旋转的止血阀,避免血液反流。在路线图的引导下,支架被放置在输送导管的尖端,避免血管受到损伤。植入技术包括将导管的远端放置在动脉瘤,然后将 Silk 血流导向装置推进到其所附着的输送导丝顶端。当到达放置位置时,支架必须以动脉瘤为中心,因为装置放置后会出现短缩[39]。

表 11.1　Silk 血流导向装置文献汇总

| 作者(年) | 患者数量 | 治疗动脉瘤的数量 | 随访时间 | 既往填塞治疗率(%) | 装置释放失败(%)/困难(%) | 动脉瘤位置(A/P) | 动脉瘤大小(S/L/G) | 12 个月内的闭塞率(%) |
|---|---|---|---|---|---|---|---|---|
| Byrne 等[14] (2010) | 70 | 70 | 4 | 14.3 | 3(4.3)/15(21.4) | A=71.4 P=28.6 | S=26,L=53, G=21 | 82.8 |
| Kulcsár 等[29] (2010) | 12 | 12 | 4 | 50 | 0(0)/1(8.3) | P=100 | NA | 58.3 |
| Lubicz 等[31] (2010) | 29 | 34 | 6~18 | 0 | 3(8.8)/NA | A=83.9 P=16.1 | S=54.8,L=38.7, G=6.5 | 69 |
| Leonardi 等[30] (2011) | 25 | 25 | 6~19 | 0 | 0(0)/NA | A=92 P=8 | S=20,L=40, G=40 | 60 |
| Berge 等[4] (2012) | 65 | 77 | 12 | 33.8 | 1(1.3)/9(11.7) | A=88.3 P=11.7 | S=37.7,L=39, G=23.3 | 84.3 |
| Briganti 等[27] (2012) | 143 | 143 | 3~12 | 5.2 | 5(3.5)/5(3.5) | A=89.2 P=10.8 | < 5mm:10.8% 5~15mm:42.2% >15mm:46.9% | 85 |
| Maimon 等[26] (2012) | 28 | 32 | 6~24 | 25 | 0(0)/NA | A=75 P=25 | S=10.7,L=71.4, G=18.9 | 80 |
| Pistocchi 等[33] (2012) | 20 | 24 | 13 | 20.8 | 0(0)/NA | A=30 | S=96.7,L=3.3, G=0 | 78.9 |
| Tähtinen 等[24] (2012) | 24 | 24 | 7.5 | 16.7 | 1(4.2)/7(29.2) | A=79.2 P=20.8 | NA | 69.6 |
| Velioglu 等[36] (2012) | 76 | 87 | 17.5±11.1 (2~48) | NA | 0(0)/18(20.6) | A=95.4 P=4.6 | S=48.3,L=33.3, G=18.4 | 87.9 |
| Wagner 等[37] (2012) | 22 | 26 | 13.2 | 42.3 | 0(0)/NA | A=73 P=26 | S=50,L=46.2, G=3.8 | 85.7 |
| Shankar 等[34] (2013) | 19 | 29 | 6~24 | 0 | 0(0)/NA | A=84.2 P=15.8 | S=10.5,L=89.5, G=0 | 59 |
| Buyukkaya 等[28] (2014) | 32 | 34 | 12 | 11.7 | 0(0)/5(14.7) | A=88.2 P=11.8 | NA | 87.9 |
| Aydin 等[17] (2015) | 11 | 11 | 6 | 0 | 0(0)/0(0) | A=81.8 P=18.2 | S=100,L=0, G=0 | 90.9 |
| Slater 等[35] (2015) | 14 | 14 | 6~24 | 0 | 0(0)/NA | NA | NA | 78.6 |

缩写:A,前循环;P,后循环;S,小动脉瘤<10mm;L,大型动脉瘤 10~25mm;G,巨大型动脉瘤>25mm;NA,无数据。

一旦该系统到达动脉瘤，就可以将自膨胀的Silk支架从微导管中释放，同时保持输送导丝稳定。这一过程包括推进输送导丝，同时回撤微导管，使Silk血流导向装置可以扩张，弥补产生的任何支架短缩。通常情况下，支架和微导管之间可能存在摩擦，需要在输送导丝上施加相当大的力量来确保稳定性。然后，当支架展开时，整个操作过程会轻微地向前推进，以确保血管壁位置良好。

对于巨大型宽颈或长段梭形动脉瘤患者，使用Silk血流导向装置治疗可能需要首先放置Leo支架(Balt Extrusion)[23]。Leo是一种编织状，镍钛SES支架，可用于支架辅助弹簧圈栓塞宽颈动脉瘤[20,21]。如果操作者认为Silk支架需要额外的支撑，多在支架释放时，使用Leo支架。至于是否使用及何时使用Leo支架，目前没有严格的操作指南。

## 释放支架

当Silk支架的最后释放部分开始离开微导管时，介入医生需确保支架在动脉瘤颈部的最佳位置，而且没有明显的扭结或扭转。在这一点上，如果需要做出调整，还可以对支架重新回收和改变位置。在放置支架之前，可以通过导管进行血管造影，特别是当载瘤动脉直径<3mm时。在这个阶段，如果Silk血流导向装置闭塞了载瘤动脉，仍然可以回撤。当90%的支架离开微导管时，支架必须放置完全。一旦放置完成，通过支架的微导管仔细向前推进，捕获输送导丝。图11.3至图11.5显示了Silk血流导向装置的位置。

## Silk支架重塑

一旦支架放置完成，对已放置的支架需要进行血管造影以便仔细检查，并将注意力转移到支架覆盖面和血管壁贴合程度上。有几种策略(包括球囊重塑或额外放置支架)可以用来处理那些放置位置不佳的支架。对于球囊重塑，使用Heperglide球囊(ev3 Neurovascular, Irvine, CA)或Eclipse球囊(Cook Medical, Bloomington, IN)推送到支架内，并轻轻地膨胀进行血管成形。注意不要过度膨胀球囊，防止支架脱垂进入动脉瘤。如果支架被扭曲，就会导致血管内血流受损，可放置一个适当大小的Wingspan支架维持通畅性(Stryker, Kalamazoo, MI)。

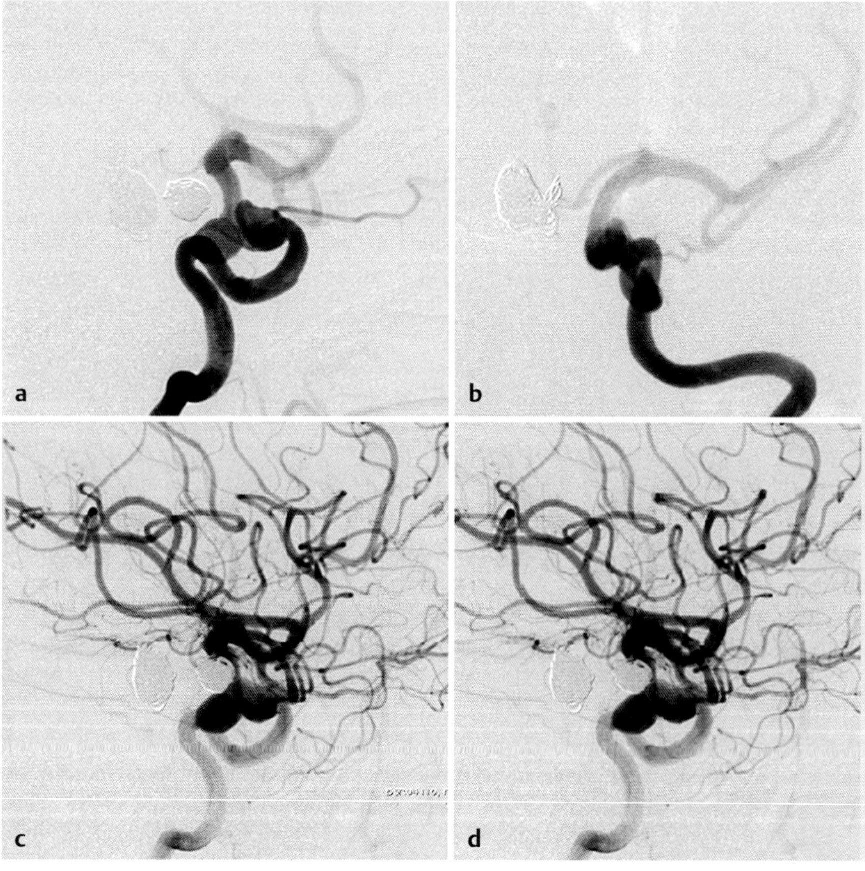


图11.3 典型病例。一名55岁的女性广泛蛛网膜下隙出血患者(Hunt-Hess 4级)。破裂右侧后交通动脉瘤，采用弹簧圈栓塞治疗满意，患者临床恢复良好。右侧大脑中动脉瘤择期采用支架辅助弹簧圈栓塞治疗，患者恢复良好。左侧颈内动脉另有两个宽颈动脉瘤(a–d)：一个8mm眼动脉动脉瘤和一个7mm床突上动脉瘤(a,b)。侧位血管造影图(c,d)。前后位血管造影图。

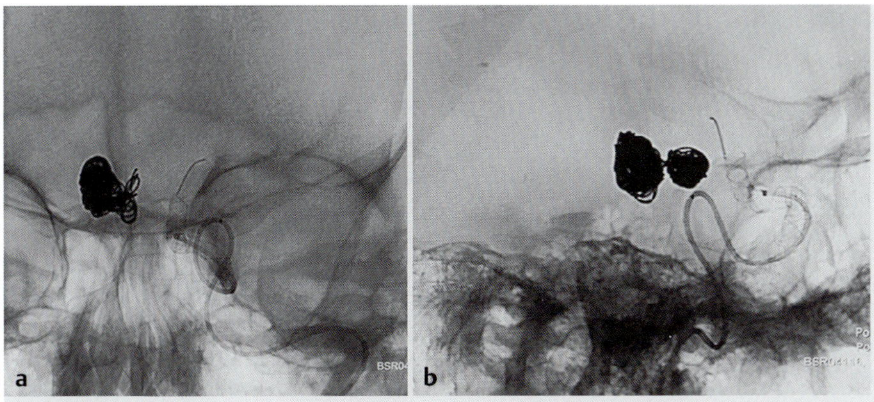


**图11.4**　本图所示与图11.3所示为同一患者，眼动脉动脉瘤和床突上动脉瘤进行性生长，在24个月后进行治疗。阿司匹林和氯吡格雷按照本文中剂量与用法给药准备。(a)前后位透视图，显示VASCO+21微导管(Balt Extrusion)用以放置Silk支架(BaltExtrusion)。由于动脉瘤颈部近端和远端血管直径大小存在显著差异，使用30mm锥形支架。(b)侧视图。VAS Co+21微导管顺输送导丝重新通过Silk以回收导丝并保证血管壁贴合良好。

正如前面所讨论的，多个 Silk 支架适用于必须增加动脉瘤颈处覆盖率以减缓流入动脉瘤的血流，或治疗巨大型宽颈动脉瘤，或动脉瘤近端及远端流出部分极度不匹配等情况。

## 11.4 支架释放后治疗

和其他血流导向装置一样，术后头痛是很常见的，通常需要短疗程的类固醇治疗。与其他血管支架和装置一样，在植入 Silk 血流导向装置之前，必须进行双抗治疗。目前的做法是，在支架植入前(手术前 8 天）使用 300~600mg 氯吡格雷和 325~500mg 阿司匹林，维持量为每天服用 75mg 阿司匹林[39]。

长期的双抗治疗(阿司匹林 100~325mg，氯吡格雷 75mg)。阿司匹林通常会持续服用，但是氯吡格雷可能会停药，是否停药主要取决于血管造影和临床结果。氯吡格雷的维持剂量应该至少持续 3 个月(如果存在穿支动脉起源于 Silk 血流导向装置覆盖的动脉

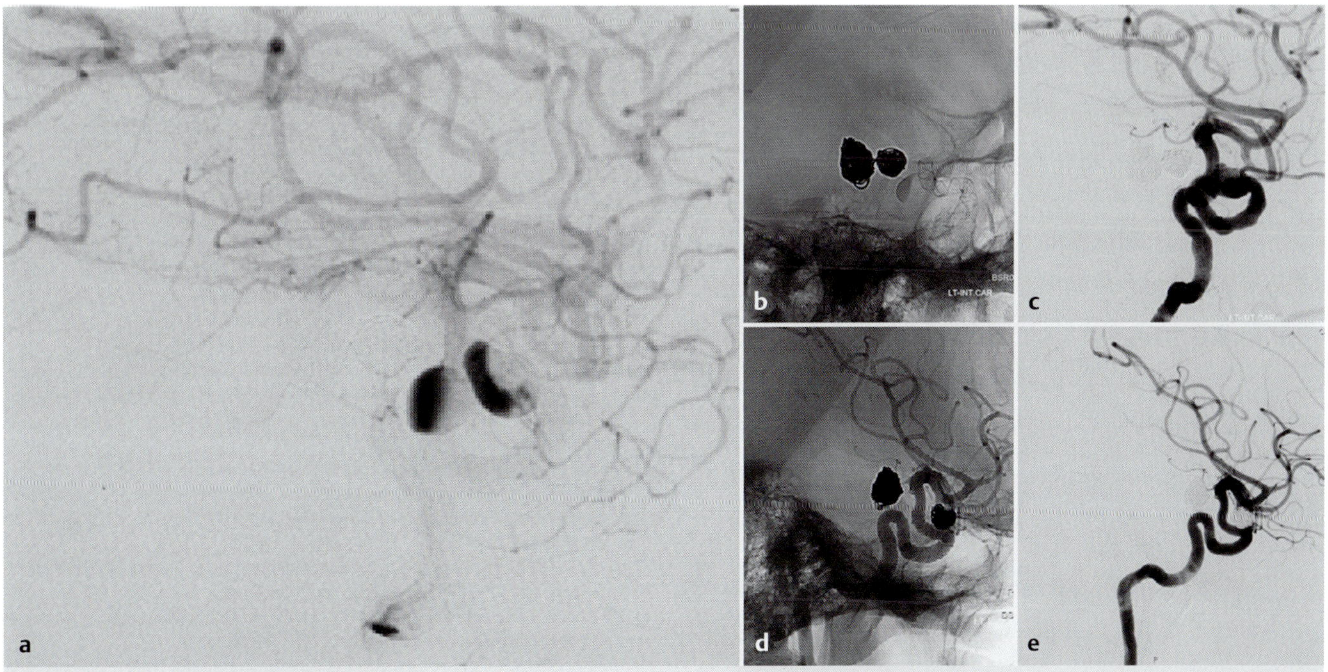


**图 11.5**　与图 11.3 所示相同的患者。结果：(a)放置 Silk 支架 5 分钟后进行血管造影，显示动脉瘤内立即出现血液停滞。(b,c) 3 个月随访血管造影显示动脉瘤接近接近完全闭塞。(d,e)12 个月随访血管造影，显示完全闭塞。

瘤囊,则最好是持续 6 个月)[4,10,11,40]。在手术后 6 个月进行血管造影随访,并根据结果进行治疗。如果在6个月后出现动脉瘤血栓形成,可能会停止氯吡格雷治疗。

血栓栓塞并发症,包括支架内血栓形成,多发生于氯吡格雷停药情况下,甚至在 3 个月的短期随访时也有报道[40]。血流导向治疗后狭窄的患者在停用氯吡格雷后,有较高的支架内血栓形成风险[41]。如果支架放置 6 个月后,动脉瘤内仍有血液流动,双抗治疗方案应再延长 6 个月,然后再进行一次血管造影。对于载瘤动脉狭窄的病例,双抗治疗应持续终身。通常使用血小板聚集试验或血栓弹力图测量患者耐药性和确定治疗决策,但目前仍有争议[42,43]。另外,对于血流导向装置治疗患者,没有数据指导耐药氯吡格雷患者如何使用噻氯匹定、西洛他唑或其他抗血小板药物。

## 11.5 报道的局限性

如表 11.1 所述,研究结果主要来自单中心研究,因此可能会受到发表偏倚影响。大多数研究的随访平均不到 1 年,在许多研究中,大量患者在晚期随访时失访[14]。因此,报道的再通率,以及延迟并发症发生率可能被低估。在比较不同研究中心的研究结果时,我们没有考虑到不同的抗血小板治疗方法和血管内技术差异,在合并结果和并发症发生率时,要着重考虑。此外,考虑到临床结果在很大程度上是自我评估 (患者报告的临床症状和由患者的血管造影特征),有症状脑卒中事件和闭塞率可能被夸大,导致进一步偏倚。

未来可进行多机构注册中心研究,促进多中心数据分析,制订护理标准和指导方针,以及第三方结果判定,可以避免大多数局限。目前,有关神经外科质量和结果数据库(N2QOD)及特殊亚专业注册中心,都批准了这项工作。在此期间,这些结果汇总后,可更好地进行不同支架之间的比较,而不是评估汇总后的绝对值。

## 11.6 结论

Silk 血流导向装置可以安全、有效地治疗具有复杂解剖结构的未破裂动脉瘤。根据文献报道,在治疗后的 1 年里,超过 80%的患者动脉瘤闭塞而载瘤动脉通畅,超过 80%的动脉瘤减小或消失(表 11.1)。缺血性并发症是最常见的 Silk 血流导向装置相关的并发症,避免并发症需要精确的释放 Silk 血流导向装置和严格的抗血小板治疗,更需要进一步的研究来阐明远期完全闭塞率和并发症发生率。

## 参考文献


[1] D'Urso PI, Lanzino G, Cloft HJ, Kallmes DF. Flow diversion for intracranial aneurysms: a review. Stroke. 2011; 42(8):2363–2368

[2] Lawson MF, Newman WC, Chi YY, Mocco JD, Hoh BL. Stent-associated flow remodeling causes further occlusion of incompletely coiled aneurysms. Neurosurgery. 2011; 69(3):598–603, discussion 603–604

[3] Gross BA, Frerichs KU. Stent usage in the treatment of intracranial aneurysms: past, present and future. J Neurol Neurosurg Psychiatry. 2013; 84 (3):244–253

[4] Berge J, Biondi A, Machi P, et al. Flow-diverter silk stent for the treatment of intracranial aneurysms: 1-year follow-up in a multicenter study. AJNR Am J Neuroradiol. 2012; 33(6):1150–1155

[5] Ionita CN, Natarajan SK, Wang W, et al. Evaluation of a second-generation self-expanding variable-porosity flow diverter in a rabbit elastase aneurysm model. AJNR Am J Neuroradiol. 2011; 32(8):1399–1407

[6] Sadasivan C, Cesar L, Seong J, et al. An original flow diversion device for the treatment of intracranial aneurysms: evaluation in the rabbit elastase-induced model. Stroke. 2009; 40(3):952–958

[7] Kallmes DF, Ding YH, Dai D, Kadirvel R, Lewis DA, Cloft HJ. A new endoluminal, flow-disrupting device for treatment of saccular aneurysms. Stroke. 2007; 38(8):2346–2352

[8] Yavuz K, Geyik S, Saatci I, Cekirge HS. Endovascular treatment of middle cerebral artery aneurysms with flow modification with the use of the pipeline embolization device. AJNR Am J Neuroradiol. 2014; 35(3):529–535

[9] Berge J, Tourdias T, Moreau JF, Barreau X, Dousset V. Perianeurysmal brain inflammation after flow-diversion treatment. AJNR Am J Neuroradiol. 2011; 32(10):1930–1934

[10] Szikora I, Berentei Z, Kulcsar Z, et al. Treatment of intracranial aneurysms by functional reconstruction of the parent artery: the Budapest experience with the pipeline embolization device. AJNR Am J Neuroradiol. 2010; 31(6):1139–1147

[11] Lylyk P, Miranda C, Ceratto R, et al. Curative endovascular reconstruction of cerebral aneurysms with the pipeline embolization device: the Buenos Aires experience. Neurosurgery. 2009; 64(4):632–642, discussion 642–643, quiz N6

[12] Nelson PK, Lylyk P, Szikora I, Wetzel SG, Wanke I, Fiorella D. The pipeline embolization device for the intracranial treatment of aneurysms trial. AJNR Am J Neuroradiol. 2011; 32(1):34–40

[13] Fischer S, Vajda Z, Aguilar Perez M, et al. Pipeline embolization device (PED) for neurovascular reconstruction: initial experience in the treatment of 101 intracranial aneurysms and dissections. Neuroradiology. 2012; 54(4):369–382

[14] Byrne JV, Beltechi R, Yarnold JA, Birks J, Kamran M. Early experience in the treatment of intra-cranial aneurysms by endovascular flow diversion: a multicentre prospective study. PLoS One. 2010; 5(9):e12492

[15] Saatci I, Yavuz K, Ozer C, Geyik S, Cekirge HS. Treatment of intracranial aneurysms using the pipeline flow-diverter embolization device: a single-center experience with long-term follow-up results. AJNR Am J Neuroradiol. 2012; 33(8):1436–1446

[16] Lanzino G, Crobeddu E, Cloft HJ, Hanel R, Kallmes DF. Efficacy and safety of flow diversion for paraclinoid aneurysms: a matched-pair analysis compared with standard endovascular approaches. AJNR Am J Neuroradiol. 2012; 33 (11):2158–2161

[17] Aydin K, Arat A, Sencer S, et al. Treatment of ruptured blood blister-like aneurysms with flow diverter SILK stents. J Neurointerv Surg. 2015; 7(3):202–209

[18] Abe M, Tabuchi K, Yokoyama H, Uchino A. Blood blisterlike aneurysms of the internal carotid artery. J Neurosurg. 1998; 89(3):419–424

[19] Stoeckel D, Pelton A, Duerig T. Self-expanding nitinol stents: material and design considerations. Eur Radiol. 2004; 14(2):292–301

[20] Cohen-Inbar O, Amsalem Y. Cerebral nitinol stenting in progressive stroke and in crescendo TIAs. J Neurol Surg A Cent Eur Neurosurg. 2015; 76(6):499–507

[21] Cohen-Inbar O, Amsalem Y, Soustiel JF. Nitinol stenting in post-traumatic pseudo-aneurysm of internal carotid artery. Open J Modern Neurosurg. 2012; 2:45–49
[22] Shabalovskaya SA. On the nature of the biocompatibility and on medical applications of NiTi shape memory and superelastic alloys. Biomed Mater Eng. 1996; 6(4):267–289
[23] Binning MJ, Natarajan SK, Bulsara KR, Siddiqui AH, Hopkins LN, Levy EI. SILK flow-diverting device for intracranial aneurysms. World Neurosurg. 2011; 76 (5):477.e1–477.e6
[24] Tähtinen OI, Manninen HI, Vanninen RL, et al. The silk flow-diverting stent in the endovascular treatment of complex intracranial aneurysms: technical aspects and midterm results in 24 consecutive patients. Neurosurgery. 2012; 70(3):617–623, discussion 623–624
[25] Kulcsár Z, Houdart E, Bonafé A, et al. Intra-aneurysmal thrombosis as a possible cause of delayed aneurysm rupture after flow-diversion treatment. AJNR Am J Neuroradiol. 2011; 32(1):20–25
[26] Maimon S, Gonen L, Nossek E, Strauss I, Levite R, Ram Z. Treatment of intracranial aneurysms with the SILK flow diverter: 2 years' experience with 28 patients at a single center. Acta Neurochir (Wien). 2012; 154(6):979–987
[27] Briganti F, Napoli M, Tortora F, et al. Italian multicenter experience with flow-diverter devices for intracranial unruptured aneurysm treatment with periprocedural complications–a retrospective data analysis. Neuroradiology. 2012; 54(10):1145–1152
[28] Buyukkaya R, Kocaeli H, Yildirim N, Cebeci H, Erdogan C, Hakyemez B. Treatment of complex intracranial aneurysms using flow-diverting silk® stents. An analysis of 32 consecutive patients. Interv Neuroradiol. 2014; 20(6):729–735
[29] Kulcsár Z, Ernemann U, Wetzel SG, et al. High-profile flow diverter (silk) implantation in the basilar artery: efficacy in the treatment of aneurysms and the role of the perforators. Stroke. 2010; 41(8):1690–1696
[30] Leonardi M, Cirillo L, Toni F, et al. Treatment of intracranial aneurysms using flow-diverting silk stents (BALT): a single centre experience. Interv Neuroradiol. 2011; 17(3):306–315
[31] Lubicz B, Collignon L, Raphaeli G, et al. Flow-diverter stent for the endovascular treatment of intracranial aneurysms: a prospective study in 29 patients with 34 aneurysms. Stroke. 2010; 41(10):2247–2253
[32] Murthy SB, Shah S, Shastri A, Venkatasubba Rao CP, Bershad EM, Suarez JI. The SILK flow diverter in the treatment of intracranial aneurysms. J Clin Neurosci. 2014; 21(2):203–206
[33] Pistocchi S, Blanc R, Bartolini B, Piotin M. Flow diverters at and beyond the level of the circle of Willis for the treatment of intracranial aneurysms. Stroke. 2012; 43(4):1032–1038
[34] Shankar JJ, Vandorpe R, Pickett G, Maloney W. SILK flow diverter for treatment of intracranial aneurysms: initial experience and cost analysis. J Neurointerv Surg. 2013; 5 Suppl 3:iii11–iii15
[35] Slater LA, Soufan C, Holt M, Chong W. Effect of flow diversion with silk on aneurysm size: a single center experience. Interv Neuroradiol. 2015; 21 (1):12–18
[36] Velioglu M, Kizilkilic O, Selcuk H, et al. Early and midterm results of complex cerebral aneurysms treated with Silk stent. Neuroradiology. 2012; 54 (12):1355–1365
[37] Wagner A, Cortsen M, Hauerberg J, Romner B, Wagner MP. Treatment of intracranial aneurysms. Reconstruction of the parent artery with flow-diverting (Silk) stent. Neuroradiology. 2012; 54(7):709–718
[38] Clarencon F, Di Maria F, Gabrieli J, et al. Flow diverter stents for the treatment of anterior cerebral artery aneurysms: safety and effectiveness. Clin Neuroradiol. 2017; 27:51–56 [Epub 2015]
[39] Balt. Tips and tricks for optimal Silk placement (REV 1.3). Available at: silverekenmedicalny.mamutweb.com/TIPSNTRPDF.PDF; Accessed December 21, 2015
[40] Augsburger L, Farhat M, Reymond P, et al. Effect of flow diverter porosity on intraaneurysmal blood flow. Klin Neuroradiol. 2009; 19(3):204–214
[41] De Vries J, Boogaarts J, Van Norden A, Wakhloo AK. New generation of Flow Diverter (surpass) for unruptured intracranial aneurysms: a prospective single-center study in 37 patients. Stroke. 2013; 44(6):1567–1577
[42] Comin J, Kallmes DF. Platelet-function testing in patients undergoing neurovascular procedures: caught between a rock and a hard place. AJNR Am J Neuroradiol. 2013; 34(4):730–734
[43] Sambu N, Radhakrishnan A, Dent H, et al. Personalised antiplatelet therapy in stent thrombosis: observations from the Clopidogrel Resistance in Stent Thrombosis (CREST) registry. Heart. 2012; 98(9):706–711

第 12 章

# Surpass 血流导向装置操作技术细节

*Ajay K. Wakhloo, Baruch B. Lieber*

**摘要**

Surpass 血流导向装置（FD）的研制是基于过去 30 年间脑动脉瘤血管内治疗过程中逐渐形成的科学及生物学理念。编织管状铬钴合金支架可改变局部血流情况，并调整支架的孔隙度和网孔密度。编织角和较多网丝数量的出现，提供了 Surpass FD 的生物力学稳定性、一致性和释放的可靠性，并在极端的情况下防止其扭转和打结。Surpass Streamline 输送系统可解决神经血管系统存在的固有难题，并允许装置无扭转、经导丝释放。远端通道的维持可用于重新通过和释放装置。在迂曲的血管系统中，需要使用三轴通道系统。

**关键词**：动脉瘤血流动力学；脑动脉瘤；铬钴合金；内皮增生；血管内治疗；血流导向；内植物；脑卒中；Surpass FD

## 12.1 血流导向装置介绍和基本概念

在颅内动脉瘤（IA）治疗中引入血流导向装置（FD），是我们利用生理学、生物医学工程和临床科学知识来解决重要健康问题的很好示例。相比于 IA 的其他治疗方式，FD 的治疗思维更需要仔细理解。Surpass FD 最终设计样式，是目前临床使用的血流导向装置之一，需使用计算机流体动力学（CFD）、激光荧光检查（LIF）和离子成像测速仪（PIV）及其他临床前研究，评估载瘤动脉－动脉瘤的血流动力学[1–5]。依靠 FD 的设计结构，这些研究显示，病变段血管血流可恢复至接近正常状态。

当设计适当时，从载瘤动脉流入动脉瘤的血流明显减少，在动脉瘤囊内形成稳定的血凝块，同时保持侧支血管和穿支血管内血流[5]。在制造 Surpass FD 时，各种因素至关重要，如选择的合金金属。其他参数用于确定产品的柔韧性和抗扭结性（即激光切割、编织和编织网）以及在曲折颅内动脉中的血管壁位置。在心脏周期中，径向力和挤压力对于维持适当的外向力和机械稳定性，防止装置移动至关重要。然而，过度的径向力可能导致内膜反应不当。随着时间推移，所用材料类型必须能够耐受长期应力损伤和电偶腐蚀。

鉴于这些挑战及其在医学领域的长期使用历史，Surpass FD 利用钴铬合金和细丝编织来控制装置的网格尺寸。钴铬合金以其优良的生物相容性、应力损伤、耐腐蚀性和机械强度而著称[6]。此外，铬钴编织的 FD 在兔动脉瘤模型中的使用效果非常好[7–9]。在兔锁骨下动脉模型中，当放置靠近心脏时，Surpass FD 可抗移动和抗折断。在这个部位,每次心动周期(平均心跳 180 次/分钟)中都会受到过度运动影响,从而产生一个人类大脑血管系统不存在的生物学应力。

## 12.2 Surpass FD

CFD,以及半定量的 LIF,定量的 PIV 方法,可优化 Surpass FD 性能。目的是使动脉瘤内血流减少,动脉瘤内血流循环时间增加,同时维持侧支血管和穿支血管内血液循环[5]。这两个主要参数对 FD 的血流动力学研究很重要:①孔隙率;②植入物的孔隙或网状密度。体内和体外血流动力学研究表明,需要微调平衡孔隙率(无金属面/金属面积)和孔隙或网状密度(孔隙数/$mm^2$),从而优化对血流量减少的效果[2-5]。

$$孔隙率(\%)=\frac{(总面积-金属面积)}{总面积}\times100$$

FD 在动脉瘤颈部形成血流阻力,减弱血流动力学循环,减少每个心动周期内由载瘤动脉流至动脉瘤内的峰值能量和动能。FD 将层流改为湍流,使得动脉瘤内形成血栓和闭塞[7-9]。在最终放置 FD 之前,需要在活体兔子弹性动脉瘤模型中进行后续检测,并测量各种血流参数,评估血流动力学特征(图 12.1a,b)。

Surpasss FD 是由钴铬合金丝编织,并添加少量镍钛合金(Ni-Ti)形成的管状结构。编织角 β(图 12.2)和合金丝数量也有助于保持装置结构完整性、菱形单元的形状和网孔密度,不论支架的长度和动脉直径间的巨大差距(图 12.2 和图 12.3)。网孔密度确保更好的血流量减少效果,防止动脉瘤内增加血流冲击域形成。各种长度和直径的 Surpass FD 设备均可用于临床。不像其他产品,每个型号 Surpass FD 直径以 1mm 递增。依据 FD 的直径不同,每个装置的合金丝数量不同,可维持生物力学稳定性,并与动脉瘤内流入血流减少一致(最多可达 96 根丝,最大的设备直径为 5.3mm;图 12.4 至图 12.6)。从理论上来说,编织的金属丝直径为 25~32μm。直径受到选择的合金丝和材料断裂风险限制。FD 装置的网格密度从 21~32 孔/$mm^2$[2]。12 根铂钨合金丝编织在 FD 中,在 X 线透视下可见,而不影响设备的网孔密度或生物力学特征。正如最近研究所示,增加合金丝数量可能导致病变血管内皮化过程更早、更完整。有趣的是,在其他细胞机制中,CD+34 祖细胞与内皮化有关[10]。

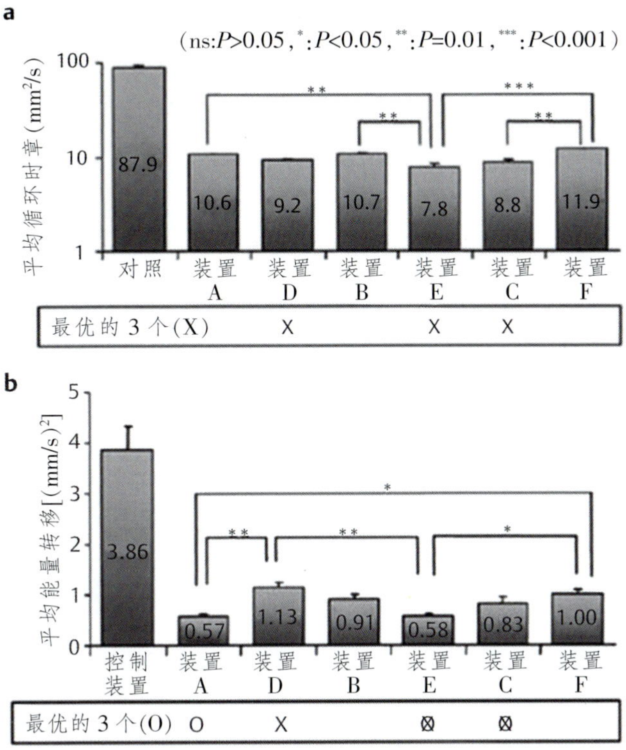


**图 12.1**　(a)与对照组相比,不同血流导向装置(FD)在兔弹性动脉瘤模型的硅胶模型中的平均循环时间(经 Lieber 和 Sadasivan[5]许可使用)。(b)与对照组相比,各种 FD 植入物在兔弹性动脉动脉瘤模型的硅胶模型中的平均能量转移。(Reproduced with permission from Lieber and Sadasivan.[5])

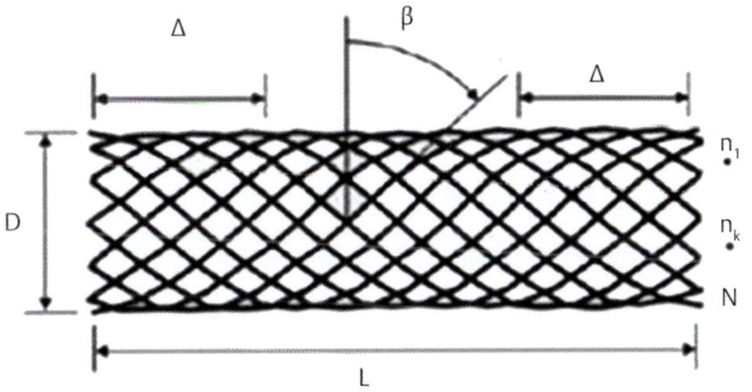


**图 12.2**　Surpass 血流导向装置制造的关键尺寸图(为说明目的简化)。L,植入物长度;⊿,近端和远端稳定放置的着陆区;β,编织角;n1 至 N,网丝数。(Reproduced with permission from Lieber and Sadasivan.[5])

与所有编织状植入物一样,Surpass FD 的比例也有所不同。该比例取决于装置的直径和长度,其分别

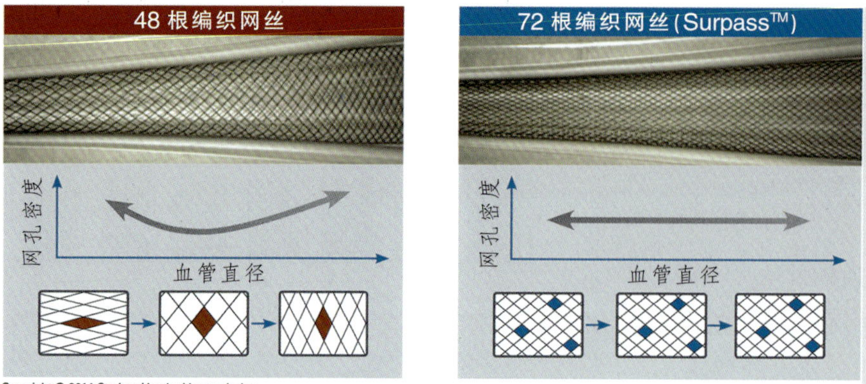

Copyright © 2014 Stryker; Used with permission.

**图 12.3** 网孔密度随着血管直径变化而变化。通过增加编织网丝的数量,网孔密度更加稳定,从而保证稳定的血流导向作用。(Copyright ©2014 Stryker, reproduced with permission)

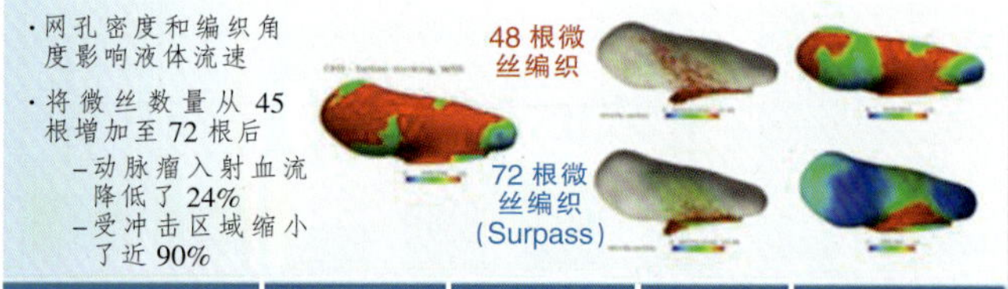


| | 入射血流流速(mL/s) | 动脉瘤入射注量 | 周转期 | 冲击区域(mm²/%) |
|---|---|---|---|---|
| 植入支架前 | 2.241 | 42% | 0.099s | 137/74% |
| 48 根 33 微米微丝 | 1.302 | 25% | 0.171s | 92/50% |
| 72 根 32 微米微丝 | 0.991 | 19% | 0.217s | 10/6% |
| 96 根 32 微米微丝 | 0.779 | 15% | 0.277s | 10/6% |

**图 12.4** 使用计算流体动力学方法研究得出，在人眼动脉瘤中，血流导向装置的网格密度对动脉瘤流入血流和血管壁剪切力的影响。(Images courtesy of G. De Santis and M. De Beule, FEOps, Ghent, Belgium.)

较正常直径平均短缩 26%、38%和 42%,即 3mm、4mm 和 5mm。然而,与其他同类产品不同,得益于独特的编织角度和较多的金属丝,Surpass FD 短缩效应会大大减低。这些特点还可以防止 FD 弯曲和扭结,并使其在弯曲的血管系统中释放后的效果更可靠、更稳定。

根据美国社会和材料学会(ASTM)制定的国际标准 F2503 (医疗器械和其他装置磁共振安全使用规范),Surpass FD 可在 3.0T 及以下磁共振进行检查:在下列条件下，患者放置 Surpass FD 后可安全地使用 MRI 扫描:①静磁场为 3 T 或更小;②最大空间磁场梯度为 720 Gauss/cm,如果计算得当,可以应用更高的空间磁场梯度;③MR 系统报告,扫描 15 分钟(每个脉冲序列),全身平均比吸收率(SAR)为 2W/kg[11]。在非临床试验中,FD 导致温度升高<6°C;在最小磁场环境中,3.0T 磁共振扫描 15 分钟(每个检查序列),全身平均吸收比率 (SAR) 为 2 W/kg。虽然可以使用 MRI,但装置中心邻近区域的图像质量会受损。

## 12.3 Streamline FD 输送系统

每一个 Surpass FD 都被包装在输送系统远端,包括一个 0.04 英寸的内经输送微导管。该输送系统由外部和内部系统组成，内部系统由较小的微导管组成,功能是推动 FD(图 12.7)。FD 被固定在靠近导管顶端 10mm 的内推装置上。除了顶尖标志外,还有另外两个不透射线的标志物,即外微导管的远端标志和近端推进标志。Surpass FD 在标准 X 线透视下可见。推进器内腔可以容纳 0.014 英寸的标准微导丝,可以由术者控制。对于大型或巨大型宽颈动脉瘤或梭形动脉瘤,在 FD 释放过程中,微导丝可保持远端通道通畅,增加输送系统稳定性。

在过去几年中,Surpass FD 输送系统材料和制造发生了较大改变,导致径向力减弱而操作性提高(图 12.8)。最新一代的 Streamline FD 输送系统,多用于较大的颈内动脉(ICA)动脉瘤,远端外径(OD)为 3.7F (1.3mm),近端外径为 3.9F(1.3mm),分别对应于3mm、4mm 和 5mm 系统,工作长度为 150cm。Streamline FD 输送系统在其近端杆上的小标志,可用于再回收 FD (图 12.8c)。只要在微导管尖端标志处和近端推进器标志之间存在最小间隙,Surpass FD 可再回收,重新定位,重新释放。输送系统的这一特征可保持远端导丝通道通畅,允许近端和远端安全地重新回收和定位。

| Surpass™ 血流导向装置物征 | 2mm | 3mm | 4mm | 5mm |
|---|---|---|---|---|
| 血管最大直径 | 2.5mm | 3.5mm | 4.4mm | 5.3mm |
| 推荐血管最小直径 | 2.0mm | 2.5mm | 3.4mm | 4.3mm |
| 总编织丝装置 | 48 | 72 | 72 | 96 |
| 编织丝直径 | 25μm | 32μm | | |
| 显影丝数量 | 12 | | | |
| 编织丝材料 | 钴铬合金 | | | |
| 显影丝材料 | 92%铂 8%钨 | | | |
| 网孔密度(孔数/mm²) | 20-32 | | | |
| **输送系统** | **2mm** | **3mm** | **4mm** | **5mm** |
| 外径,远端/近端 | 3.3F/3.7F (1.1mm/1.2mm) | 3.7F/3.9F (1.2mm/1.3mm) | | |
| 最小推荐微导管内径 | 0.053in (1.447mm) | | | |
| 工作长度 | 150cm | 135cm | | |

Copyright © 2014 Stryker; Used with permission.

图 12.5 临床使用Surpass Streamline FD的具体参数。(Copyright ©2014 Stryker, reproduced with permission).

| 长度(mm) | 直径 2mm | 直径 3mm | 直径 4mm | 直径 5mm |
|---|---|---|---|---|
| 12mm | ✔ | | | |
| 15mm | ✔ | ✔ | ✔ | |
| 20mm | ✔ | ✔ | ✔ | ✔ |
| 25mm | | ✔ | ✔ | ✔ |
| 30mm | | | ✔ | ✔ |
| 40mm | | | ✔ | ✔ |
| 50mm | | | ✔ | ✔ |

Copyright © 2014 Stryker; Used with permission.

图 12.6 Surpass Streamline FD的可用规格。(Copyright ©2014 Stryker, reproduced with permission).

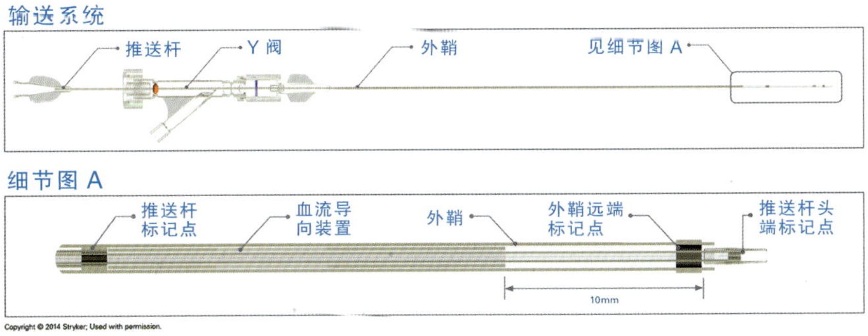


图 12.7 Surpass Streamline FD的输送系统。结构图为系统外部和内部各种部件示意图。(Copyright ©2014 Stryker, reproduced with permission).

## 12.4 Surpass Streamline FD输送系统的准备、输送和释放

### 12.4.1 大小

必须对动脉瘤颈部近端和远端的载瘤动脉直径进行准确测量，以便选择合适的 Surpass Streamline FD。靶血管使用动脉内钙拮抗剂后，如维拉帕米或尼卡地平，应在标准数字减影血管造影(DSA)上至少测量两个平面，避免由于血管痉挛而导致 FD 血管壁位置贴合不良。应选择比动脉瘤颈长至少 10mm 的 Surpass Streamline FD，在动脉瘤颈两侧至少保持 5mm，允许植入物的近端和远端放置在直血管段[12,13]。考虑到血管的锥状外形，装置可能比计算所得的直径要长(图 12.9)。当选择合适的内植入 FD 时，必须考虑这些因素。

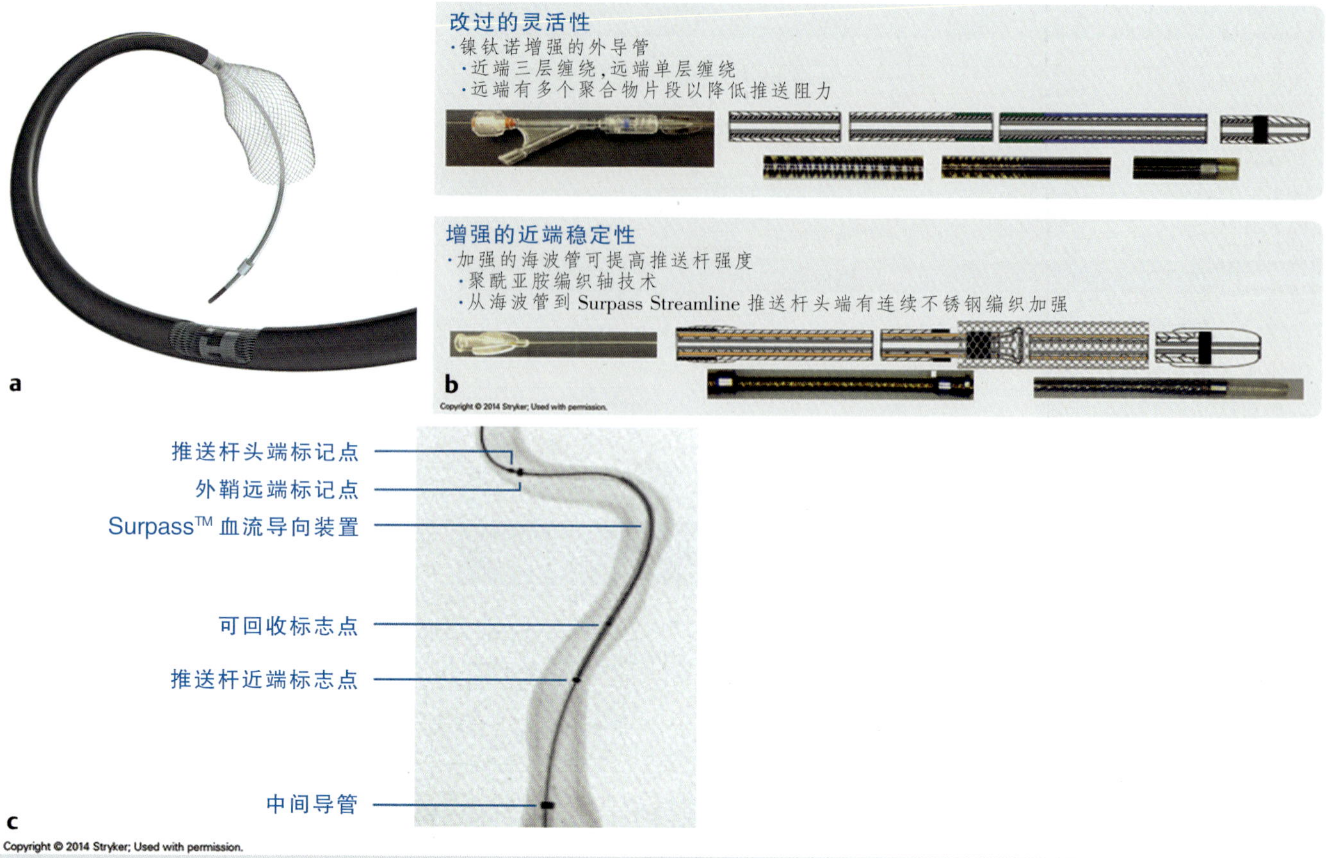


图 12.8 (a)Surpass Streamline FD 输送系统。包括系统外部和内部各种组件大体示意图(copyright ©2014 Stryker, used with permission)。(b)Surpass Streamline FD 输送系统,包括系统外部和内部不同部件 (copyright ©2016 Stryker, used with permission)。(c)Surpass Streamline FD 输送系统。X 线透视下输送系统的组成部分和再回收装置(Copyright ©2016 Stryker, reproduced with permission.)

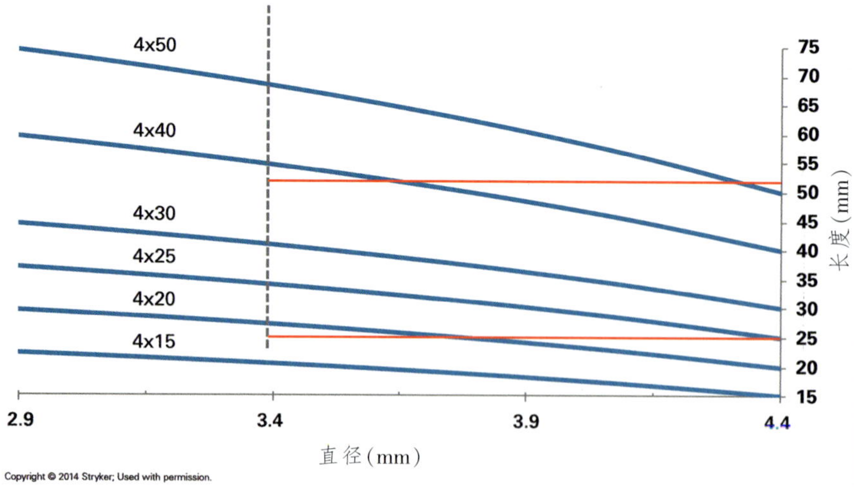


图12.9 取决于血管大小的各种4mm FD的最终植入物长度。注:4mm×40mm系统标准直径为4.4mm×40mm(蓝线),而在3.4mm血管中,相同的FD可长至大约52mm(黑色虚线)。类似的,4.4mm标准直径为4mm×20mm植入物,测量值为20mm(蓝线),而在3.4mm血管中, 该装置长约25mm (黑点线)。(Copyright © 2014 Stryker, reproduced with permission).

## 12.4.2 植入/输送系统准备

1.从包装中拿出 Surpass Streamline FD,检查有无损坏,包装盘管应该用无菌肝素化生理盐水冲洗(图12.10)。

2.用无菌肝素化生理盐水冲洗 Surpass Streamline

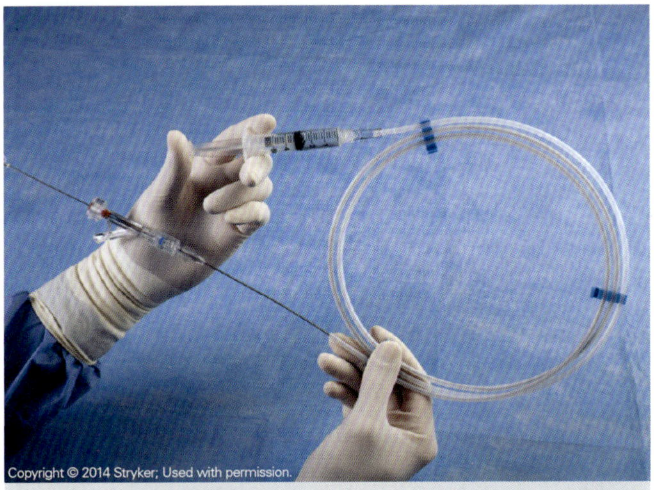


图 12.10　Surpass Streamline FD 输送系统准备。(Copyright © 2014 Stryker, reproduced with permission).

FD 外部微导管，持续使用肝素化生理盐水冲洗。

3.随后，用无菌肝素化生理盐水清洗推动器，并连接可旋转止血阀（RHV），使用持续的肝素化生理盐水滴注。

## 12.4.3 三轴直接通道

1.基于患者解剖的标准通道技术，在颈动脉远端或 ICA 起源部位放置 70~90cm 导管鞘，如 6F 鞘（Cook Medical，Bloomington，IN）、Neuron Max8 F 输送导管（Penumbra，Alameda，CA），或 LS Infiniti 导引导管（Stryker Neurovascular，Kalamazoo，MI）。

2.钙剂使用后，完成血管和动脉瘤测量，并选择合适的 Surpass Streamline FD 输送系统，在至少两个工作平面制订计划。

3.将内径不小于 0.053 英寸的 115cm 长的中间导管（IC）单独放置，或放置在微导管上，如靠近动脉瘤颈部的 XT-27（Stryker 神经细管）（图 12.11a）。应该小心操作，避免动脉瘤破裂。

4.在 0.014 英寸的微导丝上加载 Surpass Streamline FD 输送系统（图 12.11b）。

5.在透视和路图辅助下，将 Surpass Streamline FD 输送系统经 0.014 英寸微导丝经 IC 推向动脉瘤。

6.为了改善近端支持效果，中间导管还可以通过“爬升”技术在输送系统上进行远程输送[14]。对于需要更多径向力，更大和更长系统可能非常有利。

7.卸掉输送系统和中间导管的张力之后，回撤外部导管鞘、暴露 Surpass Streamline FD，放置内植入物，然后加载整个输送系统确保其在合适的血管位置。

8.在放置过程中，通过推动内部推进器，在输送系统上保持张力，将 FD 推出。轴向张力可促进 Surpass Streamline FD 进一步释放及外部微导管回滑。

9.如果微导管不能自行滑回，可以通过稍微向后拉回，减少系统的轴向张力。

10.在整个输送手术过程，应该保持微导丝稳定，防止导丝退回移位损伤血管或穿孔。

11.如果可能，可以用锥束 CT 图像（<mm 层厚）来评估 FD 适当的扩张程度和释放位置。

12.如有需要，为改善支架贴壁情况，可对 FD 进行球囊扩张。

13.放置后，立即进行 DSA 检查，并在放置后 10 分钟确认血管贴壁位置、载瘤动脉通畅性、排除血管痉挛、血管腔内血栓或夹层。

中间导管

| 名称 | 内径（英寸） | 近端外径（英寸） | 远端外径（英寸） | 适配 6F Shuttle（0.87）间隙 | 性能 | 兼容性 | 连续整合度 |
|---|---|---|---|---|---|---|---|
| Surpass | - | 0.053 | - | - | - | - | - |
| Navien | 0.058 | 0.070 | 0.070 | 0.017 | ** | **** | **** |
| 5 Max/DDC | 0.054 | 0.080 | 0.065 | 0.007 | ** | * | ** |
| DAC™ | 0.057 | 0.068 | 0.068 | 0.019 | * | ** | ** |
| Fargo | 0.055 | 0.079 | 0.064 | 0.008 | * | ** | ** |

a
Copyright © 2014 Stryker; Used with permission.

微导丝

| 标准 | 直径（英寸） | 近端外径（英寸） | 支撑强度 | 形态稳定性 | 头端柔软度 |
|---|---|---|---|---|---|
| Synchro™ Standard | 0.014 | **** | *** | * | * |
| Transend 300™ Floppy | 0.014 | *** | *** | * | *** |
| Chikai | 0.014 | ** | *** | *** | * |
| Traxcess | 0.014 (.012 tip) | *** | *** | *** | **** |

b
Copyright © 2014 Stryker; Used with permission.

图 12.11　(a)Surpass Streamline FD 输送系统最常用的中间导管。(b)Surpass Streamline FD输送系统最常用的微导丝。(Copyright © 2014 Stryker, reproduced with permission).

### 12.4.4 改变三轴通道

1.对于大型或巨大型动脉瘤，载瘤动脉远近端血管状况复杂或极端血管弯曲血管情况，可能需要先使用 0.017 英寸的微导管跨越动脉瘤，然后再放置一个 0.014 英寸的交换微导丝。

2. 撤出微导管，小心地将 Surpass Streamline FD 输送系统装载至 0.014 英寸微导丝上。在更复杂的血管系统中，可能需要使用 0.014 英寸导丝支撑。

3.在透视检查下，小心地将 Surpass Streamline FD 输送系统顺着微导丝通过中间导管到达动脉瘤远端。确保动脉瘤颈部适当覆盖，并打开外部微导管鞘，释放 Surpass Streamline FD。

4.遵循“三轴直接通道”的步骤 7 至 13，如上所述。

### 12.4.5 植入物的释放

1.确保选择正确 FD，建议仅使用一个 FD。

2.确认微导管内 Surpass FD 在动脉瘤颈适当位置。高速造影检查（15~30 帧/秒）或单帧摄片，尤其是颅底成像，可能会有所帮助。

3.更远端放置中间导管，可增加输送系统稳定性，并便于装置放置正确。

4.Surpass Streamline FD 远端必须至少超过动脉瘤颈部 5mm（图 12.12a）。

5.远端和近端放置区应优先位于直段血管，确保 FD 贴壁良好。

6.如果因位于 ICA 前膝段导致 FD 的贴壁不良，则应使用第二个 FD 来优化 FD 的贴壁情况；在整个手术过程中，导丝通道持续存在，可以更方便地放置第二个 FD，在必要时使用球囊血管成形导管。

7.由于编织角度和合金丝数量（图 12.2），Surpass 植入支架和传送系统可以精确地释放 FD 远端在目标位置，并且在不发生扭转或打结情况下，进行更可

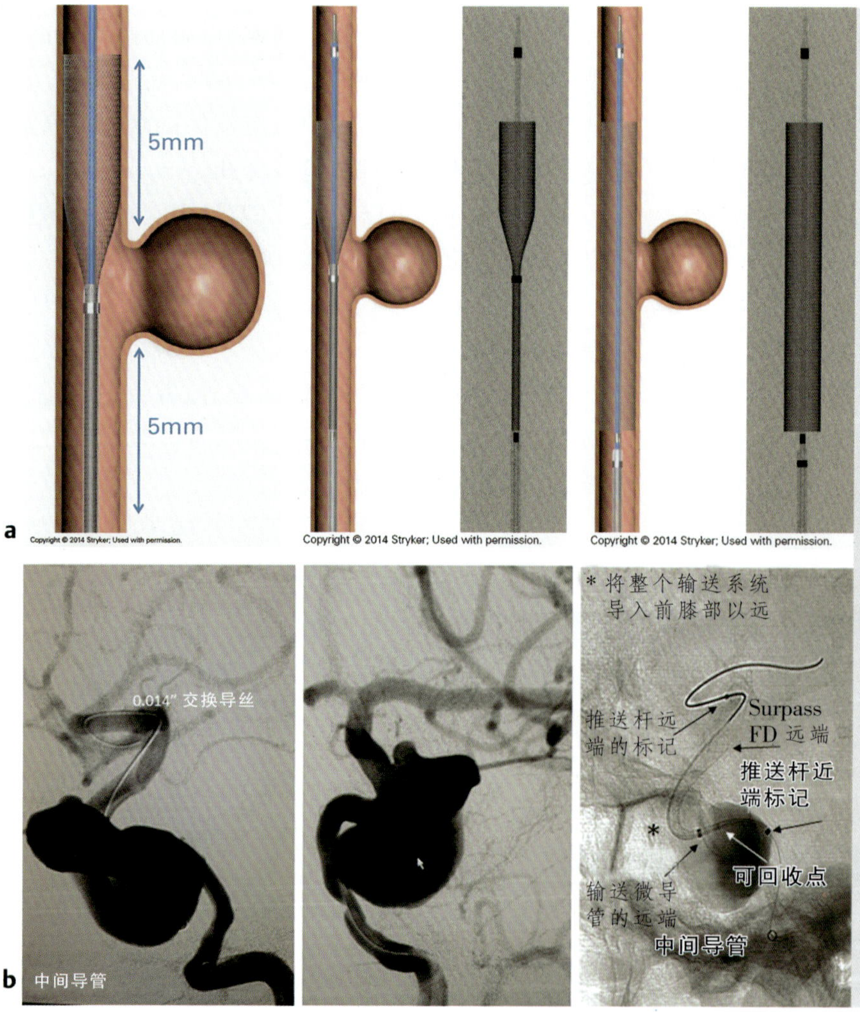


图12.12 (a)图显示仅通过回撤导管，即可正确定位和放置FD（Copyright ©2014 Stryker, reproduced with permission）。(b) 图显示Surpass Streamline FD 输送系统治疗的典型病例。（Images courtesy of Dr. Joost de Vries, Nijmegen, The Netherlands）

靠的释放。

8.一旦到达目标位置，松开 Surpass Streamline FD 输送系统上的 RHV。

9.保持内推进器张力同时，回撤外部微导管，开始释放支架。

10.在远端张开贴合血管壁之前，Surpass Streamline FD 暴露部分至少 10mm；缓慢的释放会加强装置的释放精度，FD 缓慢被打开。

11.平衡锁定 RHV 后，装载整个输送系统和松开 RHV 后推动内推动器的张力，以保证理想的 FD 贴壁以及近端着陆区的精准释放。这种前推和回撤的操作需要双手协调进行。

12.在血管曲度较小的情况下中，可在 Surpass Streamline FD 远端使用另一种方法来释放。微导管位于远端理想的位置时，使用内推动器放置装置。然而，在更加弯曲的血管结构中，由于 FD 受限和输送导管之间摩擦力较大，这种技术无法使用。

13.Surpass Streamline FD 可重新回收和重新释放设计。近端有可回收标记(图 12.8c)。要重新回收，需要减少输送系统的张力。然后在外部微导管上保持轻微地向前力，使我们能够顺利回撤 Surpass Streamline FD。

14.一旦重新回收，只要保持微导丝位置适当，该系统就可以在近端和远端重新选择释放位置。根据生产商建议，部分释放和重新回收不应超过三次。

15.为了防止失去远端通道或微导丝穿出血管，应在整个释放和输送过程中密切观察微导丝。

16. 由于过度前向推送力，Surpass Streamline FD 可能疝入动脉瘤颈部。可以通过锁定 RHV 并对输送系统保持适当张力减少这种风险。这种技术可在动脉瘤颈部微调释放 FD。

17.在输送系统中保持向前力量，特别是在血管转弯时以保证 FD 贴壁良好。这样可以保证输送位于血管外侧弯的位置，如 ICA 前膝或后膝部。

18.在完全放置之后，锁定 RHV，输送系统轻微回拉。如果 FD 的近端部分没有完全打开，这个操作将使得整个 FD 持续、完整地打开。

19.随后，松开 RHV，顺着微导丝将内推动器推入 FD。然后，通过内推动器，保持一定张力将外面微导管重新通过 FD。

20.可以安全地将中间导管通过输送系统进入 FD。中间导管置于 FD 内或 FD 到远端血管可帮助 FD 更好地贴合血管壁，并允许微导管和微导丝撤出，更可以作为球囊成形导管和更多 FD 释放的通道。

21.如果输送导管或中间导管不能安全地进入FD，可以通过内推动器，更换一根长的交换微导丝。长的交换微导丝为球囊导管或第二个 Surpass Streamline FD 提供通道。

22.通过长鞘或导引导管进行透视和注射造影剂，有助于实时在血管搏动条件下评估 Surpass Streamline FD，并评估其血管贴壁情况。

### 12.4.6 技巧

1.在外部输送微导管与 Surpass Streamline FD 之间以及内推送器与微导丝之间持续滴注肝素化生理盐水，可减少整个输送系统的摩擦，特别是在严重迂曲的部位。

2.尽管同轴通道系统可在头颈部直行血管中走行，但常规的三轴通道系统可提高输送能力，确保精确地释放 Surpass Streamline FD。

3.为了防止血管损伤出血和夹层，在监视器上观察微导丝和 IC/导引导管尖端。

4.远端放置超硬微导丝可降低输送阻力，使 Surpass Streamline FD 输送系统更容易操作。

5.导引导管和中间导管远端位置合适的情况下，可能使输送系统更容易前行。

6.中间导管和 FD 输送系统的交互式运动可以改善远端操作性。

7.如果摩擦太大，更换中间导管、微导丝和(或) Surpass Streamline FD 输送系统。

8.在外微导管内回撤内部的推动器可能会锁住系统内 FD，阻碍装置输送。

9.卸掉中间导管和输送系统的张力，可更容易、更可控地放置。

## 12.5 结论

Surpass FD 的制造是基于过去 30 年发展起来的科学和生物学概念。该装置设计用于处理局部血流情况，并对植入装置的孔隙率和孔隙密度进行微调。特定编织角度和更多的金属导丝可提供生物力学稳定性，使得释放可靠，防止在极端条件下，Surpass FD 扭转和打结。Streamline 输送系统解决了神经血管系统固有的挑战，可使 FD 经导丝进行无扭转、不受限制的释放。保持通道持续存在可重新回收和选择释放位置。在迂曲的血管系统中，需要三轴通道系统。材料科学和精密制造技术持续发展，其进一步发展可能包括内植入物改进，植入物表面修饰，以及输送系统等。此外，目前还在研究分叉型 FD，以用于治疗大脑中脑动脉分叉和前交通动脉等动脉瘤。

## 参考文献


[1] Wakhloo AK, Lieber BB, Gounis M, Sandhu J. Flow dynamics in cerebral aneurysms. In: Le Roux PD, Winn HR, Newell DW, eds., Management of Cerebral Aneurysms. Philadelphia, PA: WB Saunders; 2003:99–120

[2] Aenis M, Stancampiano AP, Wakhloo AK, Lieber BB. Modeling of flow in a straight stented and nonstented side wall aneurysm model. J Biomech Eng. 1997; 119(2):206–212

[3] Lieber BB, Stancampiano AP, Wakhloo AK. Alteration of hemodynamics in aneurysm models by stenting: influence of stent porosity. Ann Biomed Eng. 1997; 25(3):460–469

[4] Lieber BB, Livescu V, Hopkins LN, Wakhloo AK. Particle image velocimetry assessment of stent design influence on intra-aneurysmal flow. Ann Biomed Eng. 2002; 30:768–777

[5] Lieber BB, Sadasivan C. Endoluminal scaffolds for vascular reconstruction and exclusion of aneurysms from the cerebral circulation. Stroke. 2010; 41(10) Suppl:S21–S25

[6] Marti A. Cobalt-base alloys used in bone surgery. Injury. 2000; 31 Suppl 4:18–21

[7] Lieber BB, Sadasivan C, Gounis MJ, Seong J, Miskolczi L, Wakhloo AK. Functional angiography. Crit Rev Biomed Eng. 2005; 33(1):1–102

[8] Sadasivan C, Cesar L, Seong J, Wakhloo AK, Lieber BB. Treatment of rabbit elastase-induced aneurysm models by flow diverters: development of quantifiable indexes of device performance using digital subtraction angiography. IEEE Trans Med Imaging. 2009; 28(7):1117–1125

[9] Sadasivan C, Cesar L, Seong J, et al. An original flow diversion device for the treatment of intracranial aneurysms: evaluation in the rabbit elastase-induced model. Stroke. 2009; 40(3):952–958

[10] Marosfoi M, Langan ET, Strittmatter L, et al. In situ tissue engineering: endothelial growth patterns as a function of flow diverter design. J Neurointerv Surg. 2016:neurintsurg-2016-012669 [Epub ahead of print]

[11] Karacozoff AM, Shellock FG, Wakhloo AK. A next-generation, flow-diverting implant used to treat brain aneurysms: in vitro evaluation of magnetic field interactions, heating and artifacts at 3-T. Magn Reson Imaging. 2013; 31(1):145–149

[12] De Vries J, Boogaarts J, Van Norden A, Wakhloo AK. New generation of Flow Diverter (surpass) for unruptured intracranial aneurysms: a prospective single-center study in 37 patients. Stroke. 2013; 44(6):1567–1577

[13] Wakhloo AK, Lylyk P, de Vries J, et al. Surpass Study Group. Surpass flow diverter in the treatment of intracranial aneurysms: a prospective multicenter study. AJNR Am J Neuroradiol. 2015; 36(1):98–107

[14] Colby GP, Lin LM, Caplan JM, et al. Flow diversion of large internal carotid artery aneurysms with the surpass device: impressions and technical nuance from the initial North American experience. J Neurointerv Surg. 2016; 8(3):279–286

第 13 章

# 血流重定向腔内装置(FRED)操作技术细节

*Bradleya. Gross, Felipe C. Albuquerque, Karam Moon, Cameron G. Mcdougall*

摘要

本章回顾了血流重定向腔内装置(FRED)的释放技术和细微差别。该装置由高孔隙率外支架和低孔隙率的内层网状血流导向装置组成。这种双层结构可以使支架更可靠打开,更好地贴合载瘤动脉血管壁,更易于输送,并改善邻近的侧支血管血流。内层网的两个不透明螺旋线有利于释放,有助于显示支架开启。最近的4个病例研究结果强调了这个新设备的相对安全性和潜在的有效性。

关键词:动脉瘤;腔内设备;血管内;血流导向;血流导向装置;血流重定向支架;FRED

## 13.1 简介

血流导向装置技术已经彻底改变了颅内动脉瘤以传统显微外科和血管内治疗为主要方式的现状[1-4]。复杂的宽颈,梭形/夹层,血疱样和巨大型动脉瘤现在优先选择血管内治疗,治疗后血管造影效果满意[4-7]。与支架辅助弹簧圈栓塞的颅内支架结构相比较,血流导向支架由外表密集的编织网状结构组成,进而导致动脉瘤内血流停滞和动脉瘤血栓[2-4]。

FRED代表了一种血流导向潜在的技术进步,其有双层设计结构。该装置中间部分(80%外支架长度)由一个高孔隙率外支架(16根镍钛合金丝)和一个低孔隙率内网状支架(48根镍钛丝)组成。高孔隙率外支架可以使支架在血管壁有更好的外部稳定性。外支架壁内的16根镍钛合金丝可能会减少输送微导管内的摩擦,从而有利于释放,例如,Silk血流导向装置或者Pipeline血流导向装置有48根镍钛合金丝;Surpass血流导向装置最多有96根镍钛合金丝。这种双层支架设计还提供了额外的径向力,可提高支架打开的可靠性。由放射线不通透的钽丝交织成双螺旋结构连接外支架和内层网状支架,提高了整个双层结构的可见性。

在这一章中,我们回顾了FRED释放技术细节。图13.1中显示海绵窦巨大型动脉瘤病例。在图13.2中,大型眼动脉瘤显微手术失败后,使用FRED进行治疗。

## 13.2 导管/微导管

患者治疗前5天服用阿司匹林(每日325mg)和氯吡格雷(每日75mg)。我们一般在气管内麻醉下进行手术,通过6F通道进入股动脉。一旦建立通道,手术过程中患者进行全身抗凝治疗,肝素(起初团注,100IU/kg)使得活化凝血时间(ACT)为200~300s。我们更喜欢使用长鞘;如果可行的话,根据载瘤动脉大小和解剖,我们使用80cm,6 F Flexor鞘(Cook Medi-

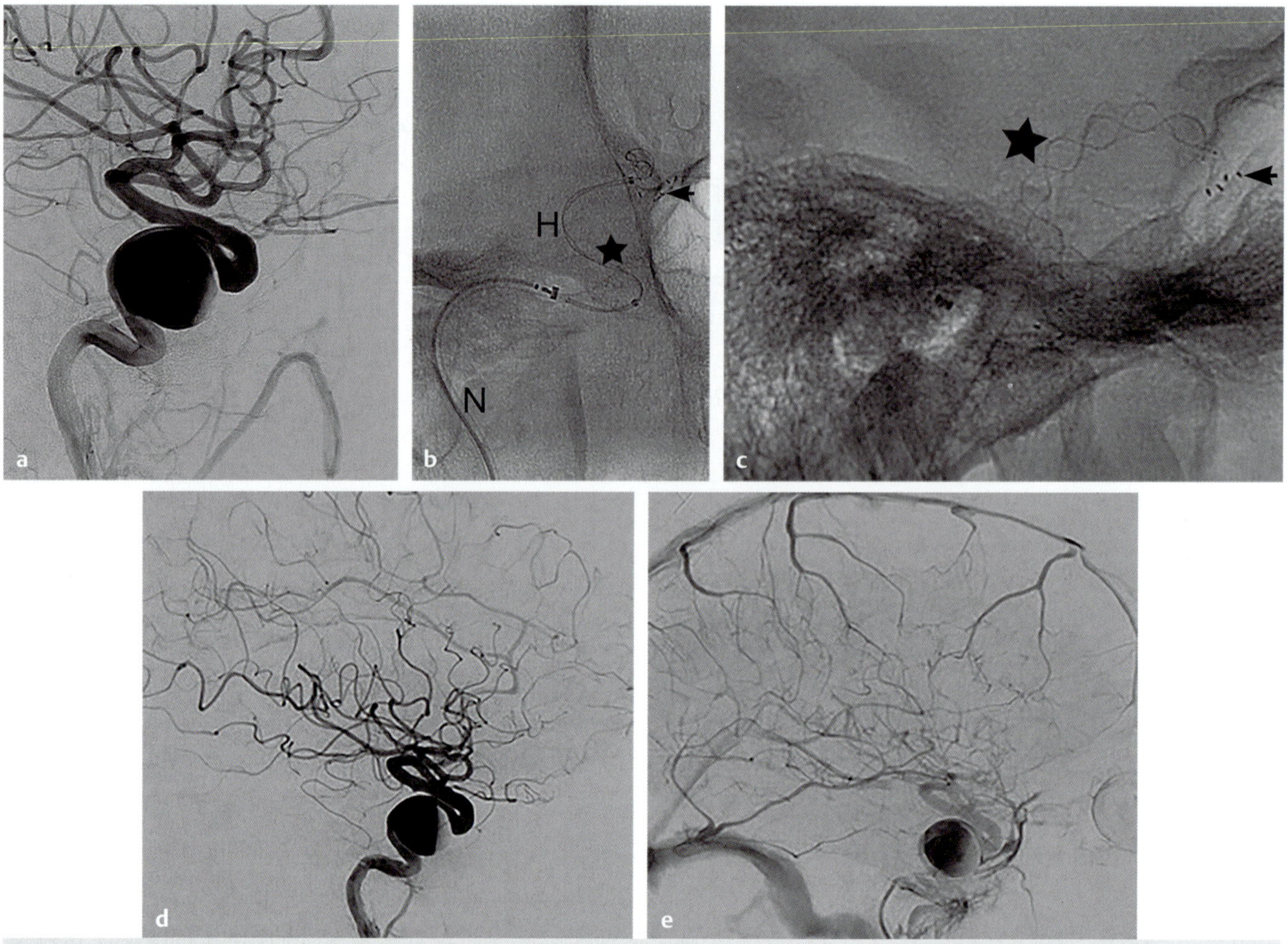


图 13.1 在大型颈内动脉(ICA)海绵窦段动脉瘤中放置血流重定向腔内装置(FRED)。巨大型海绵窦动脉瘤颈部宽度为 12mm(a,侧位投影)。近端动脉的最大直径为 4 mm。因此,选择的 4mm-FRED,工作长度为 26mm(总长为 32mm)。这张侧位图像显示岩骨中段的 Navien 中间导管(N)、27 号 Headway 微导管(H)、微导管中压缩的螺旋形的 FRED 的工作长度(星号)以及远端不透辐射标记(箭头)。放置后,图像显示打开的 FRED 支架跨越动脉瘤(c)。钽丝(星号)交织成螺旋形外观,每个螺旋圈之间的间距一致,表明支架打开良好。这些丝标记内部支架(工作长度)。外支架位于金属丝和终端之间,廓口向外张开设计的不透射线标记(箭头)。放置后,血管造影显示动脉期(d)至静脉期(e),造影剂在动脉瘤停滞。(Used with permission from Barrow Neurological Institute, Phoenix, AZ.)

cal Inc.,Bloomington,IN),放置在颈内动脉(ICA)颈段或者椎动脉 V2 段远端。通过双板血管造影确定责任载瘤动脉,从三维旋转血管造影图像不同的工作角度对动脉瘤进行仔细评估。通过长鞘内,我们经常放置内径 0.072 英寸、105cm 长的 Navien 中间导管(Medtronic),放置在 ICA 岩骨段或海绵窦段或 V4 段(图 13.1 b)。通过中间导管,经 0.014 英寸微导丝将 Headway 27 微导管(0.027 英寸内径,MicroVention, Inc)放置到预定位置做好 FRED(图 13.1 b)。在放置 FRED 之前,微导管头端至少需要超过动脉瘤 2cm。在将 FRED 放入微导管之前,应将 FRED 自导入鞘推出 5~10mm 并放入水盆,以排出任何潜在的气泡。然后,该装置应该在水盆中重新回收到导入鞘管内,然后放入微导管。

## 13.3 装置标记和尺寸

在 FRED 内层和外层之间存在两个不透射线的标记,并标记双层结构的全部长度(图 13.1c)。此外,每个支架末端的喇叭口由 4 个不透射线的点标记(图

13.1c)。FRED 直径为 3.5~5.5mm,适合于直径为 2.5~5.5mm 的血管,工作长度为 7~48mm(总长度:13~55mm)。从工作角度看,应测量动脉瘤颈部近端和远端长度。应该选择最佳的支架直径,匹配最大载瘤动脉直径(通常是近端),减少血管内漏的风险(图 13.1)。Kocer 等观察到支架可扩张超过正常规定直径 0.3mm[8]。支架应该尽可能接近最大载瘤动脉直径,以达到最大程度覆盖,但应避免尺寸过大。

## 13.4 FRED 释放

该 FD 装置装载在远端和近端有放射标记的传送微导丝上。只要支架释放不超过 50%(已发表文献,认为可最大 85%),该装置可重新回收并重新选择放置位置[8]。

该装置被推进到微导管,直至输送系统尖端在微导管尖端可见。微导管和 FRED 作为整体慢慢后撤,直到内部支架到达预定位置。该装置释放通过缓慢后撤微导管,并沿着输送微导丝(拉—推)向前施加压力。在缓慢、精细的放置过程中,仔细检查支架的打开状态是至关重要;如果支架不能很好地打开,应重新回收。螺旋状的标记有利于评估,因为其可以螺旋式缓慢出现;如果线性出现,表明支架没有打开。在颈动脉虹吸部等弯曲部位放置 FRED 时,上述细微环节特别重要。此外,内网含有放射不透明的钽丝,横跨动脉瘤颈部,实现 FRED 效果最大程度发挥。一旦输送微

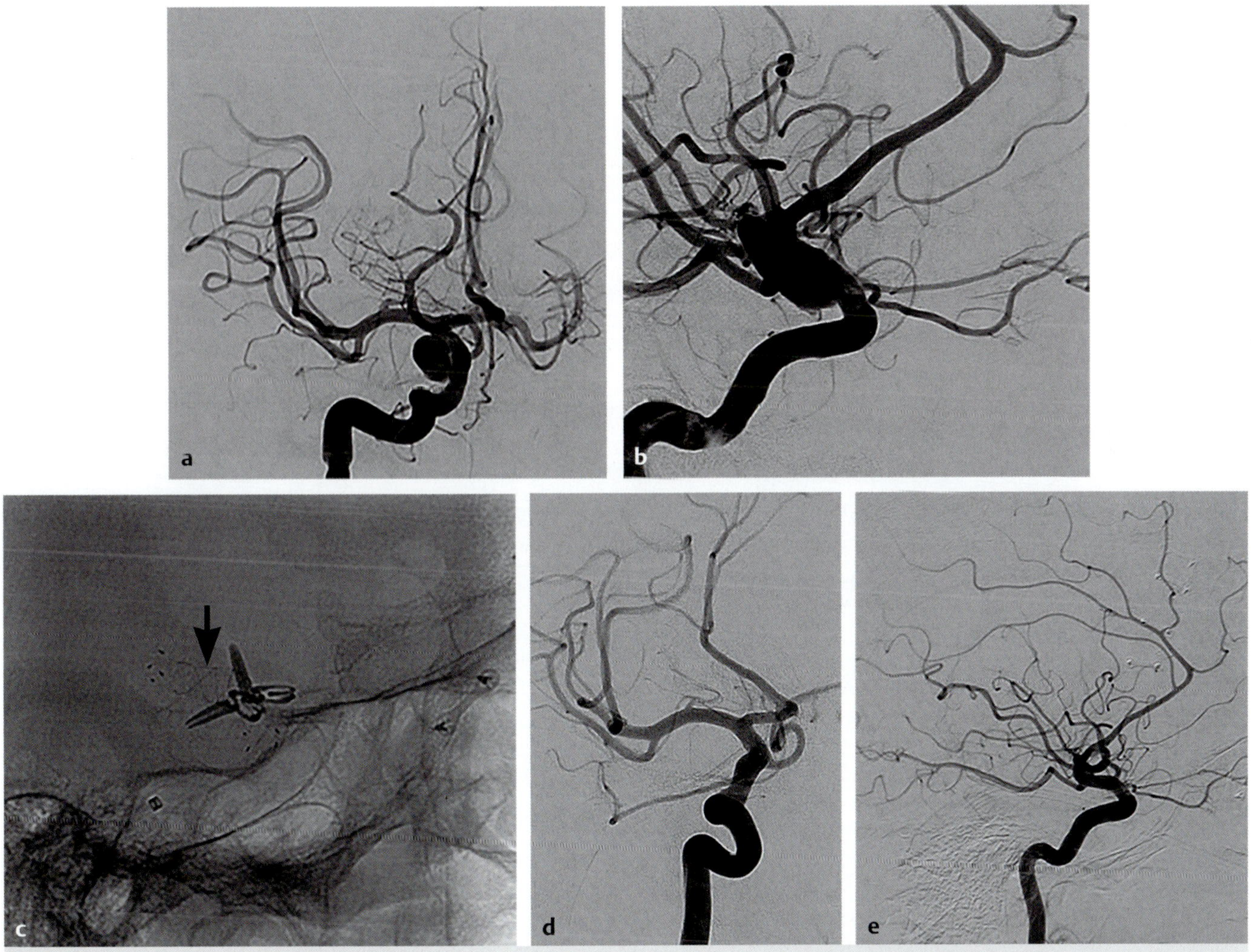


图 13.2　一名 55 岁男性,既往显微夹闭治疗后,出现 12mm 巨大型的残留/复发眼动脉瘤(a,前后视图;b,侧视图)。血流重定向腔内装置(FRED)放置后,立即行血管造影(箭头)。(c)1 年后,随访血管造影显示,没有残余动脉瘤(d,前后视图;e,侧视图)。(Used with permission from Barrow Neurological Institute, Phoenix, AZ)

导管经微导丝完全撤出，操作者应确保 FRED 的所有 4 个不透明末端可见；在此处进行释放（图 13.1 c）。

## 13.5 重回收导丝

支架释放后，血管造影评估支架贴壁期间，远端的支撑导线留在原位。然后微导管经通过重新回收导丝。如果观察到血管壁贴合不佳，可使用可交换的微导丝进行经皮血管成形术。

## 13.6 讨论

迄今为止，已经发表了 4 项研究，其中包括 81 例患者，93 个动脉瘤使用 FRED 治疗（表 13.1）[8-11]。在这些研究中，93 个动脉瘤中有 79 个位于 ICA（85%），主要位于眼动脉。其他部位包括后循环 10 例（10.7%），大脑前动脉 4 例（4.3%）。动脉瘤的形态主要是小的、囊性宽颈动脉瘤（55/93，59%）。其他治疗的动脉瘤类型包括梭形、夹层或血泡样动脉瘤 19 例（20%）和大型、巨大型动脉瘤 19 例（20%）。其中一个早期研究发现 13 例患者技术上释放很成功，而且没有并发症；血管造影随访数据无法提供[9]。2 项研究中 35 例患者 42 个动脉瘤中释放技术没问题[10,11]。在一项研究中，有个病例两个支架不能通过微导管的近端进行推送；更换一个新的 FRED 后顺利完成手术[8]。作者描述另一个病例因为支架过大而无法释放；更换较小的 FRED，术后患者支架出现短缩[8]。Mhlenbruch 等对 29 例患者中的 5 例（17%）研究中发现，在支架放置后使用血管成形，但在每一个病例中，血管成形之前至少有 90% 的血流导向装置与血管壁贴合[10]。

有 3 项研究报道了 3 个月的血管造影资料[8,10,11]。上述研究中，49 个动脉瘤中有 32 个完全闭塞（65%），其他 12 个次全闭塞（24%）。3 个月随访时，3 项研究中有 1 项研究显示 5 例动脉瘤闭塞；但没有提供 6 个月的血管造影随访数据[11]。其他 2 项研究，6 个月的随访时有血管造影数据，35 例患者中有 26 例闭塞（74%），8 例次全闭塞（23%），另外 1 个病例在随访 12 个月时完全闭塞。

没有研究报道显示出现支架狭窄，但是，在所有 3 项血管造影随访研究中，有 2 例出现无症状载瘤动脉和支架内血栓[8,10,11]。其中 1 个病例与支架远端“鱼嘴”（支架末端内缩）有关[11]。一项研究报道 29 例患者有 34 个动脉瘤，随访无支架鱼嘴样外观或短缩[10]，另外 33 例患者的 37 个动脉瘤报道显示症状性鱼嘴样

表 13.1 血流重定向腔内装置（FRED）文献汇总

| 研究 | 患者数（动脉瘤数） | 位置 | 动脉瘤类型 | 随访 3 个月闭塞 | 随访 6 个月闭塞 | 并发症 |
|---|---|---|---|---|---|---|
| Diaz 等（2014）[9] | 13（14） | 13ICA | 12 小型 | NR | NR | 无 |
| | | 1PCirc | 1 F/D/B | | | |
| | | | 1 Lg/G | | | |
| Koceretal（2014）[8] | 33（37） | 34 ICA | 21 小型 | 8/10 | 4/5 | 1 例因夹层导致的 TIA |
| | | 1ACA | 11F/D/B | | | 1 例眼动脉 TIA |
| | | 2PCirc | 5 Lg/G | | | |
| Möhlenbruch 等（2015）[10] | 29（34） | 23ICA | 17 小型 | 19/34 | 22/30 | 2 例脑卒中后症状缓解 |
| | | 3ACA | 7F/D/B | | | |
| | | 8 PCirc | 10Lg/G | | | 1 例脑卒中，永久偏瘫 |
| Poncyljusz 等（2013）[11] | 6（8） | 8 ICA | 5 小型 | 5/5 | NR | 无 |
| | | | 3 Lg/G | | | |

缩写：ACA，大脑前动脉；F/D/B，梭形/夹层/血疱样；ICA，颈内动脉；Lg/G，大型/巨大型；NR，未报道；PCirc，后循环；Small，小宽颈；TIA，一过性脑缺血发作。

改变的有 4 例,短缩的有 1 例[8]。

总体来说,所有 4 项研究显示一过性症状性并发症发生率为 4/81(5%)。有 1 例患者 ICA 夹层患者出现一过性 TIA,另 1 例患者眼动脉放置支架后出现眼动脉 TIA,而无闭塞[8]。另一个研究中,1 个小脑上动脉动脉瘤患者出现小卒中;另 1 例患者行脑室引流治疗停服抗阿司匹林治疗也有小卒中发生[10]。1 例基底动脉干破裂动脉瘤治疗后出现脑桥卒中,继而出现永久性并发症(1%)[10]。患者出院时的 GCS 评分为 15 分,但永久性偏瘫。没有研究报道显示颅内出血或死亡。

总体来说,对于 FRED 血管造影结果和并发症发生率较好,需要更长时间随访来可靠地评估潜在的严重并发症发生率。由于内部支架上有两个螺旋状钽标记,提高了支架的可见性,这是无法量化优势的一种新型血流导向装置设计。独特的双层设计,外层高孔隙率支架可能增加输送能力,减少释放技术问题。此外,由于外支架的孔较大,分支血管闭塞的发生率可能会降低。在 Kocer 等的研究中,28 例累及眼动脉患者中只有 1 例患者出现眼动脉 TIA 症状,但无患者出现血管闭塞或永久性后遗症[8]。11 例患者覆盖脉络膜前动脉(2 例为内层网格血流导向装置覆盖);无 1 例患者出现症状或血管阻塞。

## 13.7 结论

FRED 是神经介入医生另一个很有前景的治疗工具。尽管目前正在进行研究,但迄今为止公布的结果支持使用 FRED,在放置难度、血管造影结果、并发症和长期结果方面,FRED 与其他血流导向装置的比较仍在进行。

## 参考文献


[1] Becske T, Kallmes DF, Saatci I, et al. Pipeline for uncoilable or failed aneurysms: results from a multicenter clinical trial. Radiology. 2013; 267(3):858–868

[2] Fiorella D, Lylyk P, Szikora I, et al. Curative cerebrovascular reconstruction with the Pipeline embolization device: the emergence of definitive endovascular therapy for intracranial aneurysms. J Neurointerv Surg. 2009; 1(1):56–65

[3] Gross BA, Frerichs KU. Stent usage in the treatment of intracranial aneurysms: past, present and future. J Neurol Neurosurg Psychiatry. 2013; 84(3):244–253

[4] Kallmes DF, Hanel R, Lopes D, et al. International retrospective study of the pipeline embolization device: a multicenter aneurysm treatment study. AJNR Am J Neuroradiol. 2015; 36(1):108–115

[5] Albuquerque FC, Park MS, Abla AA, Crowley RW, Ducruet AF, McDougall CG. A reappraisal of the Pipeline embolization device for the treatment of posterior circulation aneurysms. J Neurointerv Surg. 2015; 7(9):641–645

[6] Fischer S, Perez MA, Kurre W, Albes G, Bäzner H, Henkes H. Pipeline embolization device for the treatment of intra- and extracranial fusiform and dissecting aneurysms: initial experience and long-term follow-up. Neurosurgery. 2014; 75(4):364–374, discussion 374

[7] Nerva JD, Morton RP, Levitt MR, et al. Pipeline Embolization Device as primary treatment for blister aneurysms and iatrogenic pseudoaneurysms of the internal carotid artery. J Neurointerv Surg. 2015; 7(3):210–216

[8] Kocer N, Islak C, Kizilkilic O, Kocak B, Saglam M, Tureci E. Flow Re-direction Endoluminal Device in treatment of cerebral aneurysms: initial experience with short-term follow-up results. J Neurosurg. 2014; 120(5):1158–1171

[9] Diaz O, Gist TL, Manjarez G, Orozco F, Almeida R. Treatment of 14 intracranial aneurysms with the FRED system. J Neurointerv Surg. 2014; 6(8):614–617

[10] Möhlenbruch MA, Herweh C, Jestaedt L, et al. The FRED flow-diverter stent for intracranial aneurysms: clinical study to assess safety and efficacy. AJNR Am J Neuroradiol. 2015; 36(6):1155–1161

[11] Poncyljusz W, Sagan L, Safranow K, Rać M. Initial experience with implantation of novel dual layer flow-diverter device FRED. Wideochir Inne Tech Maloinwazyjne. 2013; 8(3):258–264

# 第 14 章

# 改善血流导向效果的辅助技术

William R. Stetler Jr. W. Christopher Fox

**摘要**

在特定患者中为了实现最佳治疗效果，某些患者可能需要辅助技术来改善血流导向作用。放置多个FD装置或同时使用辅助弹簧圈栓塞，可增加动脉瘤血栓形成率，改善载瘤动脉重建效果。这些技术还可导致动脉瘤破裂及蛛网膜下隙出血(SAH)风险下降，以及血流导向治疗后动脉瘤更快闭塞。对于巨大动脉瘤患者，使用球囊和(或)支架辅助锚定技术可以改善动脉瘤颈部血流导向装置放置效果，重建载瘤动脉。

**关键词**：辅助治疗；球囊辅助；弹簧圈；血流导向；颅内动脉瘤；颅内支架；Pipeline 栓塞装置

## 14.1 重叠 FD 的基本原理

正如前面几章所描述，颅内动脉瘤血流导向治疗原理是通过动脉瘤内渐进性血栓形成，诱导血流经载瘤动脉走行，不进入动脉瘤[1]。另外，载瘤动脉和动脉瘤之间的血流动力学改变，使得血流导向装置可作为脚手架为内膜生长支撑，覆盖动脉瘤颈部[2,3]。载瘤动脉内放置 FD 可永久重建载瘤动脉[4-9]。

所有商业上可用的血流导向装置中的支架都是金属套管，通过这种方式可实现载瘤动脉内血流改道。尽管体内研究表明，放置单一装置前后，动脉瘤内压力并没有发生即刻变化[10]，但在体外研究和计算模型中发现，放置装置时，装置金属表面积增加与流入动脉瘤的血流量减少有关[11]。因为装置金属表面积与装置数量直接相关，理论上放置额外血流导向装置可以：①减少进入动脉瘤内的血流；②增加脚手架作用以促进内皮新生。在临床实践中，放置多个装置可通过放置最初血流导向装置实现，然后将微导管沿支架导线跨越动脉后送回第二个支架预释放的位置。直接重要覆盖血流导向装置会增加整个动脉瘤颈部覆盖范围，并减少流向动脉瘤顶的血流量。

在巨大型动脉瘤患者中，单个装置无法覆盖整个动脉瘤，使用多个装置的另一个常见原因是延长血管重建区域。在这种情况下，放置的微导管沿着前面所述的推进导丝推进，但每个血流导向装置只有一部分重叠，即可延长整个结构。在病变血管中，这种多个“套叠”支架技术应用最早的是非血流导向装置[12,13]，然后是血流导向装置[14]。事实上，为达到覆盖更长区域，而使用的套叠支架，不仅延长了支架长度，也增加了金属覆盖率。

由于担心支架过多覆盖导致穿支血管闭塞，早期使用多个血流导向装置是一大顾虑。然而，体外模型表明多个血流导向装置并不会导致小血管闭塞[15]。在临床上，即使使用多个支架[17]，治疗结果和预后也较好，血管造影也显示血管保持开放，完全闭塞少见[16]。当颈内动脉(ICA)分支血管闭塞时(如眼动脉)，这种阻塞通常在血管造影随访时可见，在大多数情况下无临床症状(图 14.1)[18]。

然而，放置多个血流导向装置也有其自身的风险。套叠支架增加了导管操作时间和血管刺激损伤，这两种方法都是血管并发症出现的危险因素[19]。此外，在理论上，通过套叠支架获得的额外金属表面区域，可增血小板聚集，出现血栓栓塞。不同机构的研究表明，血流导向装置治疗后缺血性卒中的发生率为 4.7%[20]，最近包括 29 项研究的荟萃分析显示，使用 Pipeline 栓塞装置脑卒中发生率达 6%[21]。同样，SURPASS FD 研究小组的初步报道也显示，缺血性脑卒中发生率为 6%[7]。尽管脑卒中发生率相对较高，但没有研究显示血流导向装置使用数量增加与血栓增加风险相关。相反，血栓栓塞的发生率与动脉瘤的大小有关；较大的动脉瘤患者发生血栓栓塞并发症风险较高[20,21]。有理由推测，动脉瘤越大，放置血流导向装置的风险就越高；然而，这种因果关系还没有被证实，而大动脉瘤出现血栓栓塞并发症的机制还没有得到很好地理解。

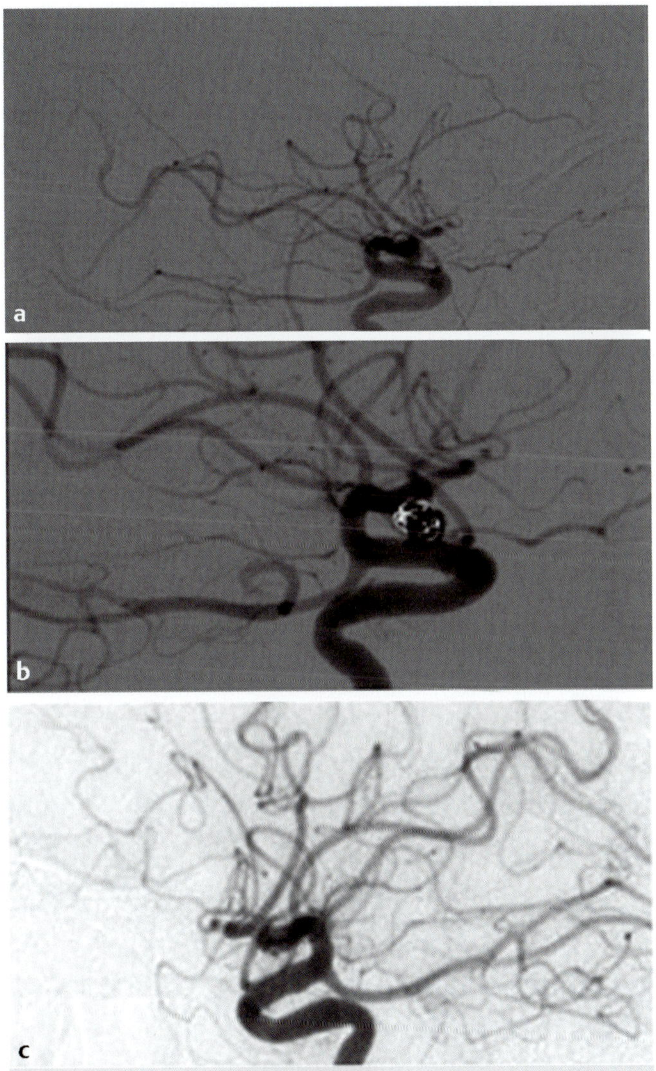

图 14.1　无症状眼动脉闭塞患者栓塞前和栓塞后图像。(a)血管造影显示眼动脉瘤，眼动脉解剖正常。(b)Pipeline 辅助弹簧圈栓塞图像显示眼动脉通畅。(c)栓塞治疗后 6 个月随访，显示眼动脉无症状性闭塞。

我们建议，尽量使用最少的 FD 重建载瘤动脉。随着时间的推移，放置 FD 后的自然史是一个渐进闭塞的过程，这个已在多项研制血流导向装置的发展中所证实[4,6-9,16,22]。因此，在大多数情况下，我们建议使用最少的血流导向装置实现动脉瘤颈部最佳覆盖。在大多数情况下，在最初的放置过程中，额外的血流导向装置放置是不必要的，因为大部分动脉瘤采用血流导向装置治疗的目的是促进动脉瘤血栓形成。在我们的临床工作中，我们在 6 个月时进行血管造影随访，然后每隔 6 个月血管造影直至证实瘤内血栓形成。一些患者使用磁共振血管造影可以替代血管造影术。如果随着时间推移未见进展性血栓形成，则可能需要放置额外的 FD。无论如何，通过放置最少的血流导向装置重建载瘤动脉，即使在植入装置即刻出现血流停滞，可以将置管时间控制在最低，减少金属面积，理论上可减少血栓栓塞事件发生。

根据我们的经验，如果动脉瘤颈部超过单个 FD 的长度，或者设备不能达到良好的血管壁位置(在急转弯处放置血流导向装置可能会发生)，那么使用套叠支架方式，放置额外的血流导向装置，达到动脉瘤颈部完全覆盖和 FD 与血管壁充分贴合。当在血管内位置不佳时，可能需要放置额外的血流导向装置减少内漏，特别是，当装置的近端或远端放置在血管急转弯处时，可能会遇到这种情况。在这种情况下，支架内侧的部分可能无法贴合血管壁而游离于载瘤动脉血管腔内。采用套叠技术放置另一个血流导向装置，可将支架完全贴合在血管壁重建血管，防止内漏出现。如果在二维血管摄影片中，血管壁位置无法完全确定，我们使用锥束计算机断层 CT 扫描确保适当地贴壁情况，并评估是否需要额外放置装置。

## 14.2 弹簧圈辅助栓塞的基本原理

放置颅内血流导向装置后一种罕见但有潜在的致死性并发症是延迟性蛛网膜下隙出血(SAH)[7,20,23-27]。动脉瘤破裂导致 SAH 的发生率在不同的研究之间有所不同;然而,最近的一项荟萃分析研究表明,其发生率为 3%[21]。这种并发症似乎与动脉瘤的大小有直接关系,巨大型动脉瘤的发生率为 4.5%,大型动脉瘤(>10mm)破裂风险为 0.6%,小型动脉瘤(<10mm)破裂风险为 0[20]。

治疗的动脉瘤发生延迟破裂的机制目前尚不清楚。可能的机制包括在支架和动脉瘤之间形成球阀效应[28]。虽然减少了经过支架进入动脉瘤内血流,但允许进入的部分血液却无法从动脉瘤内排出。理论上,动脉瘤压力增加是一个缓慢而稳定过程,可能会导致破裂。另一种提出的机制是,血流导向装置治疗后的动脉瘤顶部即刻形成不稳定的、红细胞主导的血栓(红凝块),导致了炎症反应,削弱动脉瘤壁,导致破裂[23,27]。最后,放置血流导向装置后,动脉瘤内血流动力学改变可能导致动脉瘤顶部既往减少的剪切应力再次增加,使动脉瘤的薄弱部分出现血流动力学高压力,而不是血流导向,可能会增加破裂的风险[23]。

不管延迟破裂的机制是什么,许多神经介入医生认为,将弹簧圈放入动脉瘤,或额外放置血流导向装置可以促进动脉瘤内血栓形成。理论上,可能会降低动脉瘤延迟破裂风险和 SAH[29,30]。假设认为血流导向装置结合弹簧圈栓塞可在动脉瘤内形成稳定的血小板-纤维蛋白凝块,而不是放置血流导向装置后形成单纯的红细胞凝块。这是一种更稳定的血栓,可能限制既往描述的炎症反应,从而减少延迟破裂[27]。

在临床实践中,相比较于单纯血流导向治疗,弹簧圈栓塞辅助血流导向装置治疗闭塞率较高。手术后即可见到动脉瘤闭塞,长期随访中,也可见闭塞(6 个月)[30]。辅助栓塞不仅为患者提供动脉瘤囊更直接保护(预防血栓形成之前出现破裂),更有可能通过一次介入即可获得成功治疗。因此,弹簧圈和血流导向装置治疗可能会降低患者再治疗风险,并减少患者服用双抗血小板治疗所需的时间[29,30]。

血流导向装置辅助弹簧圈栓塞治疗的另一个潜在优势是使动脉瘤内血栓即刻形成,从而达到较好的血管造影结果,可能会促使神经介入医生使用较少的血流导向支架实现血流导向效果。如前所述,使用单一血流导向支架可以减少血管中支架的金属表面积,从而降低血栓栓塞事件发生的可能性[29]。另外,当使用血流导向技术重建巨大型动脉瘤时,使用弹簧圈辅助技术可以作为动脉瘤内脚手架,防止血流导向装置放置过程中出现疝入或脱垂等情况[30]。

由于弹簧圈辅助血流导向装置治疗动脉瘤理论上的效果,许多介入外科医生都将这种做法作为第一线治疗。对于未治疗患者,在我们中心选择血流导向装置治疗特定的动脉瘤,我们通常会通过一种 jailed 微导管技术在大型或巨大型动脉瘤内松散地填塞弹簧圈。注意,在动脉瘤内部不要将弹簧圈填塞过密[29,30],因为没有这个必要[29,30],而且可能产生占位效应,促进支架内形成血栓[31]。

### 14.2.1 支架外微导管技术

弹簧圈和血流导向装置治疗中最常见的方式是微导管 Jailing 技术。这项技术包括将血流导向装置的输送微导管送入远端颅内血管系统,并在动脉瘤内放置第二个微导管来输送弹簧圈。然后,再放置血流导向装置压住输送弹簧圈的微导管,最后栓塞动脉瘤。我们在下面将详细描述这项支架外微导管 Jailing 技术。

所有患者在手术前 1 周每天服用阿司匹林325mg 和氯吡格雷 75mg。VerifyNow(Accriva Diagnosis,San Diego,CA)P2Y12 反应试验(PRU)在手术前早晨进行,目标值为 50~180。最近,我们通过使用血小板标记血小板力图(TEG)扩大 PRU 监测范围,因为初步数据可提供更准确地血小板抑制检测。然后,以常规方式建立股动脉通道,全身肝素化。为了确保肝素化适当,我们进行实时凝血时间检测。使用诊断导管超选拟治疗血管,然后通过 6F Cook 长鞘进行系统交换(Cook Medical,Bloomington,IN),并将其超选进入颈动脉远端(图 14.2a)。

将 0.72 英寸的 Navien(Covidien,Irvine,CA)导引导管通过鞘进入颈动脉(ICA)海绵窦段。将 Marksman(Covidien)微导管进入大脑中动脉 M2 远端。接下来,选择小的微导管进行栓塞,如 SL-10(Stryker,Kalamazoo,MI)或 Prowler-14(Codman & shurtle,Raynham,MA),并进入动脉瘤体的 2/3。选择稍微小一点成篮弹

簧圈，填入 3~4 个环后布置到动脉瘤的圆顶中。在使用支架固定微导管之前，栓塞动脉瘤很重要，因为微导管末端柔软的弹簧圈环可以防止破裂（当放置血流导向装置时，微导管操作不当可引起）（图 14.2b）。

在此之后，正如之前所描述的那样放置血流导向装置一样，保留输送弹簧圈的微导管在动脉瘤。在治疗巨大型动脉瘤时，放置血流导向装置之前，在巨大动脉瘤颈部顺着 Marksman 微导管放置 Navien 导引导管（1/4~1/3）很有帮助。然后，在大脑中脑动脉（MCA）放置血流导向装置后，在 Navien 帮助下，支架可能会被拉回至远端 ICA 放置区，防止其脱入动脉瘤内。就可进行更准确放置，否则，如果微导管远离导引导管可使得在巨大动脉瘤血流中微导管活动性更大，并且干扰 Marksman 输送导管。在放置血流导向装置后，重新通过 FD 回收输送导丝，将输送导管（在本病例中为 Marksman）放在 M1 远端或 M2 近端。继续栓

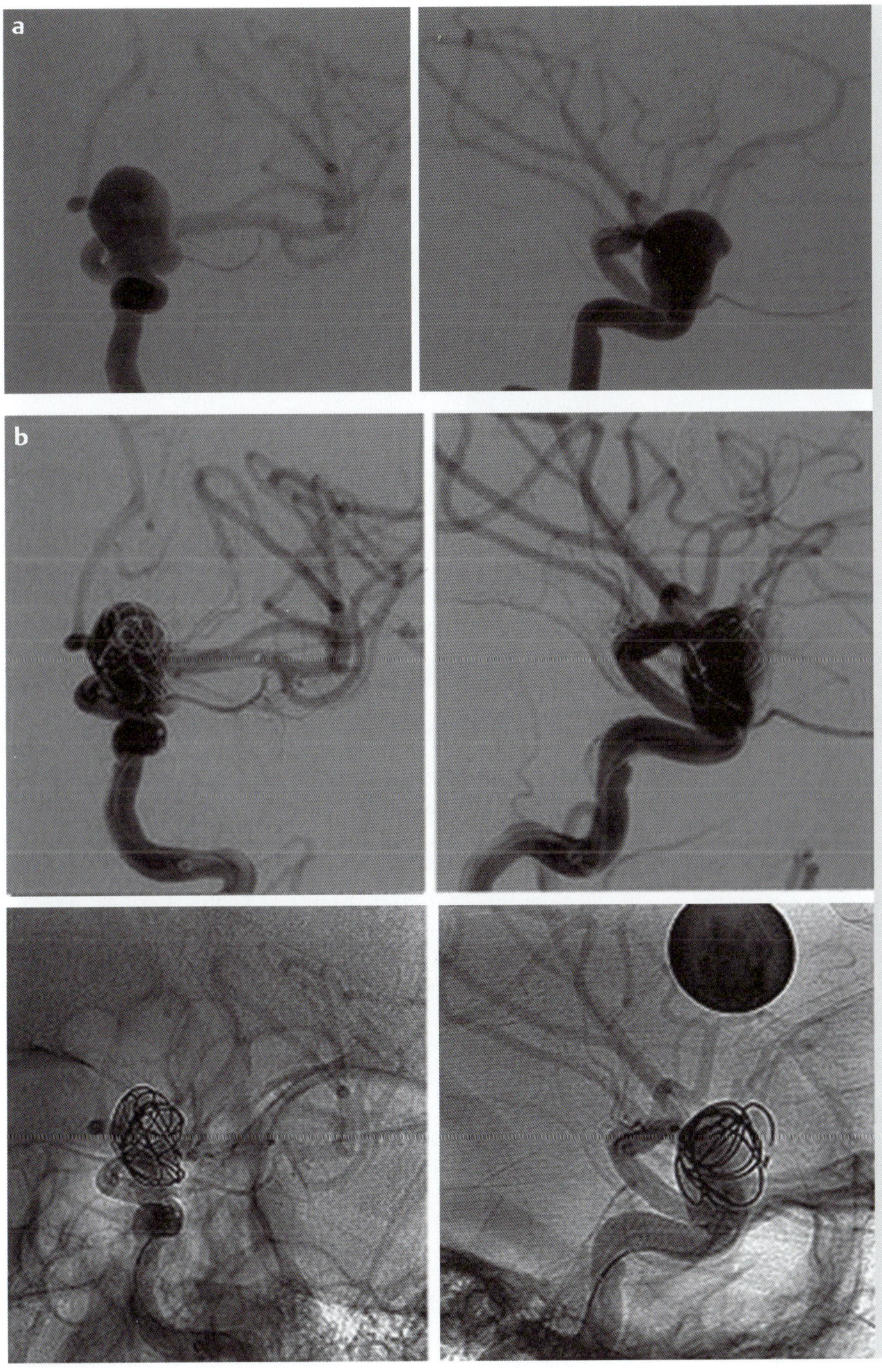


图14.2　微导管固定技术示例。(a)初始血管造影显示大型左侧眼动脉瘤。(b)术中血管造影显示微导管固定技术。(待续)

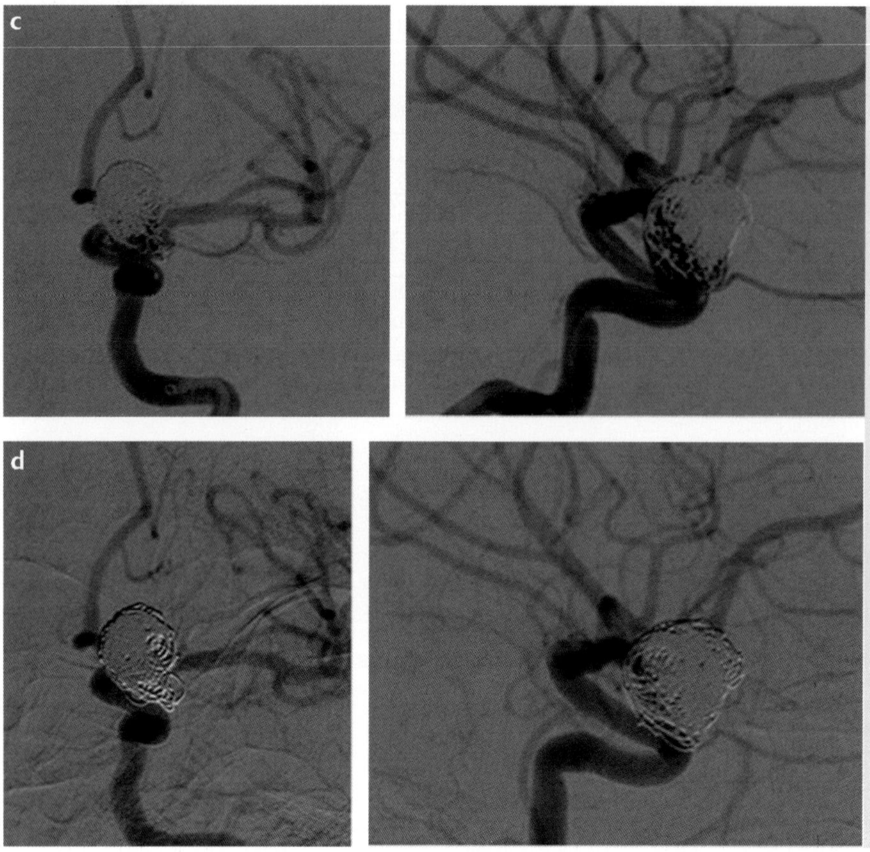


图14.2(续) (c)最后血管造影显示血流导向装置治疗后，弹簧圈辅助栓塞动脉瘤。(d)6个月时，随访显示动脉瘤完全闭塞。

塞动脉瘤直至动脉瘤内弹簧圈疏松成团。通过弹簧圈推进导丝或微导丝移除弹簧圈微导管，以便于提供足够支撑而不影响支架(图 14.2c)。

压住的弹簧圈微导管有潜在移动支架的可能。在移除弹簧圈微导管之前，维持远端通道很重要，血管造影确保动脉瘤颈部覆盖充分。如果在此过程中动脉瘤颈部覆盖不理想，可能需要放置额外的支架。当放置效果满意时，移除血管内治疗系统。患者术后 6 个月进行双抗血小板治疗。

## 14.2.2 血流导向装置治疗后的球囊辅助栓塞技术

对于那些喜欢球囊重塑宽颈动脉瘤，而不是支架辅助栓塞技术的医生而言，可能需要放置血流导向装置后进行球囊辅助栓塞，实现弹簧圈栓塞和血流导向治疗的更好效果(而不是微导管固定技术)。在这些情况下，我们提倡开始就选择大小合适的血流导向装置，而不是先使用常规的球囊-弹簧圈治疗，然后过渡到血流导向装置治疗。

在治疗巨大型动脉瘤时，血流导向装置治疗后进行球囊弹簧圈栓塞很有益处，因为放置血流导向装置的一个主要风险就是装置突入动脉瘤内。在这些情况下，在血流导向装置放置前，使用球囊重塑动脉瘤颈部可以防止血流导向装置疝入。通过球囊辅助，在动脉瘤内放置弹簧圈，形成动脉瘤内支撑，支撑血流导向装置防止脱垂或疝入。

如前所述，进行相同的术前管理及建立通道。将 Cook 长鞘放于 ICA 远端。将 0.72 英寸 Navien 放置于 ICA 海绵窦段，同时经导丝将球囊放入颅内动脉瘤颈部，如 Scepter XC(MicroVention，Tustin，CA)或 Ascent (Codman&shurtle)。前面所述的传统弹簧圈导管通过导管放置于动脉瘤的 2/3 处。类似于微导管固定技术，初始成篮弹簧圈填入 3~4 个环(再次推荐使用小尺寸弹簧圈)。球囊缓慢地拉回至动脉瘤颈，而不是推至动脉瘤颈部，在扩张之前，立刻移除系统的松弛或多余部分。球囊充气重建动脉瘤颈部，而动脉瘤其余部分则填塞弹簧圈松散成环。没有必要靠近动脉瘤颈部放置弹簧圈，因为放置血流导向装置会促使这个没有栓塞的残余部分形成血栓卸掉球囊，但需确保弹簧圈稳定在位，不会疝入载瘤动脉，并移除带弹簧圈的微导管。移除球囊，将 Marksman 微导管放入 MCA，如早前所述放置血流导向装置。

## 14.3 其他辅助技术

### 14.3.1 巨大型颈内动脉瘤的锚定技术

当治疗巨大型颈内动脉瘤时，超选动脉瘤远端血管往往较为困难。当血液涡流进入动脉瘤顶而不是进入 MCA 时，很难将微导管通过大的、发育不良的动脉瘤颈部。通常，唯一可经动脉瘤进入 MCA 的方式是将微导管成袢，然后经动脉瘤进入 MCA。这是一种很有用的技术，可在动脉瘤之外控制微导管；但完全成袢的微导管是无法使支架放置于瘤颈部的。可使用支架[32]和球囊[33]来固定远端导管并回撤多余的微导管使其解袢。我们在接下来的各章中将描述这些技术。

### 14.3.2 支架技术

如前所述，患者进行术前准备。当使用 Cook 长鞘建立 ICA 远端通道时，经 Marksman 微导管放置 044 号远端导管(DAC)。动脉瘤内 Marksman 成袢，进入远端 M1 段。将大小合适的 Solitaire(Covidien)或 Trevo (Stryker) 支架通过 Marksman 导管放置在 M1 段远端。此时，回拉 Marksman 导管袢或多余部分，直至覆盖动脉瘤颈部，使用支架建立远端通道。将 DAC 经 Marksman 送入 M1 段，将支架重新撤回 Marksman。DAC 可辅助提供动脉瘤内必要的导管支撑，而不会疝入动脉瘤。最后，如前所述，经 Marksman 导管放置血流导向装置。

### 14.3.3 球囊固定技术

与支架固定技术一样，远端 ICA 通道可通过 Cook 长鞘完成。同样的是使用 044 DAC 导管经导丝球囊导管进入 MCA(而不是使用 Marksman 微导管)。球囊，如支架锚定技术中的 Marksman 一样，可在动脉瘤内成环，进入 M1 段远端。将球囊充盈，使其直至与 M1 大小一致，并以此作为固定点。拉回球囊导管的袢或多余部分，直至其到达动脉瘤颈部。顺着球囊导管将 DAC 推进到 M1 段。卸掉球囊并移除，使 DAC 跨越动脉瘤颈部，将 DAC 远端部分放置在 M1 段。经 DAC 将 Marksman 微导管放至 M2 段，如前所述，经 Marksman 放置血流导向装置。如果颈动脉虹吸部有明显的弯曲且没有微导管或导丝支撑，DAC 在 M1 段内不稳定，可经 300cm 的微导丝移除球囊导管辅助支撑。在这种情况下，我们使用额外支撑，如 300cm 的导引导丝(BMW，Abbott，Santa，CA)。当移除球囊微导管时，可额外支撑 DAC 维持远端通道。

## 参考文献


[1] Seong J, Wakhloo AK, Lieber BB. In vitro evaluation of flow diverters in an elastase-induced saccular aneurysm model in rabbit. J Biomech Eng. 2007; 129(6):863–872

[2] Lieber BB, Gounis MJ. The physics of endoluminal stenting in the treatment of cerebrovascular aneurysms. Neurol Res. 2002; 24 Suppl 1:S33–S42

[3] Lieber BB, Sadasivan C. Endoluminal scaffolds for vascular reconstruction and exclusion of aneurysms from the cerebral circulation. Stroke. 2010; 41(10) Suppl:S21–S25

[4] Becske T, Kallmes DF, Saatci I, et al. Pipeline for uncoilable or failed aneurysms: results from a multicenter clinical trial. Radiology. 2013; 267 (3):858–868

[5] Sadasivan C, Cesar L, Seong J, et al. An original flow diversion device for the treatment of intracranial aneurysms: evaluation in the rabbit elastase-induced model. Stroke. 2009; 40(3):952–958

[6] De Vries J, Boogaarts J, Van Norden A, Wakhloo AK. New generation of Flow Diverter (surpass) for unruptured intracranial aneurysms: a prospective single-center study in 37 patients. Stroke. 2013; 44(6):1567–1577

[7] Wakhloo AK, Lylyk P, de Vries J, et al. Surpass Study Group. Surpass flow diverter in the treatment of intracranial aneurysms: a prospective multicenter study. AJNR Am J Neuroradiol. 2015; 36(1):98–107

[8] Nelson PK, Lylyk P, Szikora I, Wetzel SG, Wanke I, Fiorella D. The pipeline embolization device for the intracranial treatment of aneurysms trial. AJNR Am J Neuroradiol. 2011; 32(1):34–40

[9] Fischer S, Vajda Z, Aguilar Perez M, et al. Pipeline embolization device (PED) for neurovascular reconstruction: initial experience in the treatment of 101 intracranial aneurysms and dissections. Neuroradiology. 2012; 54(4):369–382

[10] Tateshima S, Jones JG, Mayor Basto F, Vinuela F, Duckwiler GR. Aneurysm pressure measurement before and after placement of a Pipeline stent: feasibility study using a 0.014 inch pressure wire for coronary intervention. J Neurointerv Surg. 2016; 8(6):603–607

[11] Seshadhri S, Janiga G, Beuing O, Skalej M, Thévenin D. Impact of stents and flow diverters on hemodynamics in idealized aneurysm models. J Biomech Eng. 2011; 133(7):071005

[12] Crowley RW, Evans AJ, Kassell NF, Jensen ME, Dumont AS. Endovascular treatment of a fusiform basilar artery aneurysm using multiple "in-stent stents". Technical note. J Neurosurg Pediatr. 2009; 3(6):496–500

[13] Chalouhi N, Campbell P, Makke Y, et al. Treatment of complex intracranial aneurysms with a telescoping stent technique. J Neurol Surg A Cent Eur Neurosurg. 2012; 73(5):281–288

[14] Cohen JE, Gomori JM, Moscovici S, Itshayek E. Successful endovascular treatment of a growing megadolichoectasic vertebrobasilar artery aneurysm by flow diversion using the "diverter-in-stent" technique. J Clin Neurosci. 2012; 19(1):166–170

[15] Dai D, Ding YH, Kadirvel R, Rad AE, Lewis DA, Kallmes DF. Patency of branches after coverage with multiple telescoping flow-diverter devices: an in vivo study in rabbits. AJNR Am J Neuroradiol. 2012; 33(1):171–174

[16] Szikora I, Berentei Z, Kulcsar Z, et al. Treatment of intracranial aneurysms by functional reconstruction of the parent artery: the Budapest experience with the pipeline embolization device. AJNR Am J Neuroradiol. 2010; 31(6):1139–1147

[17] Vedantam A, Rao VY, Shaltoni HM, Mawad ME. Incidence and clinical implications of carotid branch occlusion following treatment of internal carotid artery aneurysms with the pipeline embolization device. Neurosurgery. 2015; 76(2):173–178, discussion 178

[18] Durst CR, Starke RM, Clopton D, et al. Endovascular treatment of ophthalmic artery aneurysms: ophthalmic artery patency following flow diversion versus coil embolization. J Neurointerv Surg. 2016; 8(9):919–922

[19] Bendszus M, Koltzenburg M, Burger R, Warmuth-Metz M, Hofmann E, Solymosi L. Silent embolism in diagnostic cerebral angiography and neurointerventional procedures: a prospective study. Lancet. 1999; 354 (9190):1594–1597

[20] Kallmes DF, Hanel R, Lopes D, et al. International retrospective study of the pipeline embolization device: a multicenter aneurysm treatment study. AJNR Am J Neuroradiol. 2015; 36(1):108–115

[21] Brinjikji W, Murad MH, Lanzino G, Cloft HJ, Kallmes DF. Endovascular treatment of intracranial aneurysms with flow diverters: a meta-analysis. Stroke. 2013; 44(2):442–447

[22] Briganti F, Napoli M, Leone G, et al. Treatment of intracranial aneurysms by flow diverter devices: long-term results from a single center. Eur J Radiol. 2014; 83(9):1683–1690

[23] Kulcsár Z, Houdart E, Bonafé A, et al. Intra-aneurysmal thrombosis as a possible cause of delayed aneurysm rupture after flow-diversion treatment. AJNR Am J Neuroradiol. 2011; 32(1):20–25

[24] Hampton T, Walsh D, Tolias C, Fiorella D. Mural destabilization after aneurysm treatment with a flow-diverting device: a report of two cases. J Neurointerv Surg. 2011; 3(2):167–171

[25] Fox B, Humphries WE, Doss VT, Hoit D, Elijovich L, Arthur AS. Rupture of giant vertebrobasilar aneurysm following flow diversion: mechanical stretch as a potential mechanism for early aneurysm rupture. J Neurointerv Surg. 2015; 7 (11):e37

[26] Fischer S, Perez MA, Kurre W, Albes G, Bäzner H, Henkes H. Pipeline embolization device for the treatment of intra- and extracranial fusiform and dissecting aneurysms: initial experience and long-term follow-up. Neurosurgery. 2014; 75(4):364–374, discussion 374

[27] Turowski B, Macht S, Kulcsár Z, Hänggi D, Stummer W. Early fatal hemorrhage after endovascular cerebral aneurysm treatment with a flow diverter (SILK-Stent): do we need to rethink our concepts? Neuroradiology. 2011; 53 (1):37–41

[28] Cebral JR, Mut F, Raschi M, et al. Aneurysm rupture following treatment with flow-diverting stents: computational hemodynamics analysis of treatment. AJNR Am J Neuroradiol. 2011; 32(1):27–33

[29] Nossek E, Chalif DJ, Chakraborty S, Lombardo K, Black KS, Setton A. Concurrent use of the Pipeline Embolization Device and coils for intracranial aneurysms: technique, safety, and efficacy. J Neurosurg. 2015; 122(4):904–911

[30] Lin N, Brouillard AM, Krishna C, et al. Use of coils in conjunction with the pipeline embolization device for treatment of intracranial aneurysms. Neurosurgery. 2015; 76(2):142–149

[31] Siddiqui AH, Kan P, Abla AA, Hopkins LN, Levy EI. Complications after treatment with pipeline embolization for giant distal intracranial aneurysms with or without coil embolization. Neurosurgery. 2012; 71(2):E509–E513, discussion E513

[32] Fargen KM, Velat GJ, Lawson MF, Hoh BL, Mocco J. The stent anchor technique for distal access through a large or giant aneurysm. J Neurointerv Surg. 2013; 5(4):e24

[33] Ding D, Starke RM, Evans AJ, Jensen ME, Liu KC. Balloon anchor technique for pipeline embolization device deployment across the neck of a giant intracranial aneurysm. J Cerebrovasc Endovasc Neurosurg. 2014; 16(2):125–130

# 第 15 章

# 脑动脉瘤血流导向装置治疗：术中并发症和治疗

*Bartley Mitchell, Pedro Aguilar-Salinas, Amin Nima Aghaebrahim, Eric Sauvageau, Ricardo A. Hanel*

**摘要**

神经介入治疗器械中最近出现的血流导向装置是具有革命性的进步。这些技术的特殊性在于可减少流入动脉瘤的血流，进而导致动脉瘤内血流动力学改变，从而促进血栓形成。治疗动脉瘤的同时，复发风险较低，因而广受欢迎。多项中长期随访研究显示了血流导向装置的安全性和有效性，尤其对于显微外科手术或血管内栓塞治疗较为困难的宽颈、大型或巨大型动脉瘤。然而，神经介入医生在使用这项技术治疗动脉瘤的过程中仍可能面临许多并发症。因此，本章的目的是回顾三轴系统的优势(为在迂曲血管解剖中放置额外的血流导向装置提供支持)、双抗血小板治疗作用、潜在的手术并发症、治疗和挽救措施等。

**关键词**：并发症；血管内；血流导向装置；颅内动脉瘤；三轴系统

## 15.1 简介

血流导向装置治疗脑动脉瘤的概念可以追溯到 Hunterian 结扎技术，当载瘤动脉内血流减少或停止时会导致动脉瘤血栓形成[1]。脑动脉瘤的治疗已经从早期的显微外科夹闭发展到血管内治疗时代，如弹簧圈栓塞、球囊或支架辅助栓塞，到现在的血流导向装置治疗。

血流导向装置是一组金属覆盖率超过 30%的装置，可引起动脉瘤内血流动力学改变，从而导致血栓形成。另外，这些装置的细小网丝和网孔结构为内皮细胞提供支撑，使其可以沿着动脉瘤颈部生长，最终治愈载瘤动脉疾病[2-4]。

本章的目的是回顾使用血流导向装置治疗时的术中并发症，以及预防和治疗措施。我们将讨论血流导向装置治疗时可能遇到的意外状况，同样也会包括与装置相关的问题。目前市场上有多种血流导向装置，与装置其中一些装置研究较多。所有这些装置的基本理念都一样，即将血流导离动脉瘤，并沿着载瘤动脉走行。目前市场上使用的设备包括 Pipeline 栓塞装置(PED)、Silk 血流导向装置(SILK)、血流重定向腔内装置 (FRED)、Surpass 血流导向装置(SURPASS)和 p64(Phenox，Bochum，Germany)。迄今为止，PED 是研究最多，也是使用最广泛的装置，也是目前美国可唯一使用的装置。已经植入超过 20 000 个 PED，并且有超过 300 篇文献研究其使用结果和经验。然而，SILK 实际上是第一个可商业使用的血流导向装置，并且已经在全球范围内使用超过 16 000 次，已经有 48 篇文献研究发表(表 15.1)。

表 15.1 血流导向装置的使用和商品型号

| FD | PED | SILK | SURPASS | FRED | P64 |
| --- | --- | --- | --- | --- | --- |
| 文献数(Pubmed) | ≈319 | 48 | 5 | 4 | 4 |
| 报告病例数[a] | ≈2680 | 694 | 224 | 82 | 140 |
| 植入装置数[b] | 20 000 | 16 000 | 1500 | 4341 | 2971 |

缩写:FD,血流导向装置;PED,Pipeline 栓塞装置;FRED,血流重定向腔内装置。

[a] 报道病例总数不反映总的病例总数,而是使用以下搜索关键词获得:PED、SILK、FRED、SURPASS 和 p64(PubMed 搜索于 2016 年 6 月)。

[b] 制造商提供的信息。

## 15.2 血管内通路

### 15.2.1 导管通道

根据我们的经验,放置 Pipeline 栓塞装置时,应使用三轴系统。该系统包括近端支撑长鞘,提供额外支撑的中间导管,最后是输送微导管。这种三轴系统在弯曲的脑血管中经常使用,有利于血流导向装置放置。放置血流导向装置时,对 FD 和导管的控制是预防出现并发症的关键。

### 15.2.2 近端长鞘

近端支持为整个输送系统提供支持框架,使得在弯曲血管系统中可进行操作,防止导管植入时产生前向张力。尽管高灵活性的输送系统使得血流导向装置容易操作,但也导致支撑导管在血管急弯处出现扭结或打结可能。在这种情况下,需要更强直的支撑导管。

向前的张力可以使任何设备的输送更加危险。当需在输送系统施加压力时,操作人员必须在支撑系统上施加额外压力。由于系统内部的高张力,可能会导致导管或装置更难控制和移动或不经意发生移动。消除或减少前向张力是减少潜在并发症的一个重要步骤,使得 FD 更容易控制和放置。这一点在试图避免覆盖重要血管,同时,在动脉瘤颈部两侧保持足够的覆盖范围时极其重要。

血管的曲折程度通常决定操作系统时所需的装置数量。操作人员必须了解一套多用途导管的特性和使用情况。本章的主要术者(E.S.和 R.H.)通常使用 6F 近端长鞘,以及中间导管,如 0.58 英寸 Navien(Covidien/ev3,Irvine,CA),获得额外的远端支持,然后是 0.027 英寸微导管(Marksman 027 或 Phenom 27)。Arrow-Flex (TeleflexInc,Wayne,PA) 鞘也可提供放置 PED 时的支持作用,其与 Neuron 070 输送导管(Penumbra Inc,Irvine,CA)相比,有更多的支持作用。6F Cook 长鞘(Cook Group;Bloomington,IN)和 Fubuki 6F 鞘(Asahi Intecc,Aichi,Japan)更硬,可提供更好的近端支持。在相对较直的后循环动脉瘤通道病例中,我们发现 6F Neuron 070 输送导管有利于导管放置。

### 15.2.3 中间导管

使用中间导管可以在导管远端获得支撑作用。当远端动脉走行弯曲时,或血流导向装置放置紧急转角处,如颈动脉虹吸部,这种额外的支撑作用就显得尤为重要。由中间导管提供的额外支撑使得 FD 操控更加精细。中间导管连接输送导管和微导管远端尖端,减少系统中的前向张力。

此外,如果 FD 扭结未完全打开,或者没有到达术者预期的效果,那么可能需要重新回收血流导向装置。在弯曲或非直行血管中,如果微导管无法回收装置,可以使用中间导管重新回收微导管和血流导向装置。在这些情况下,术者会优先选择使用中间导管。

### 15.2.4 微导管

当血流导向装置需要选择微导管时,通常会有多种选择。例如,Pipeline Flex 血流导向装置(Covidien/ev3,Irvine,CA)需要内径 0.027 英寸的微导管。虽然一般情况下会选择 Marksman 微导管,但可以根据自己的需要选择其他不同的微导管。在长距离弯曲血管放置 FD 过程中,微导管内部的摩擦会导致微导管被拉长,进而可能“锁定”FD,血流导向装置完全被卡在微导管内。

当 FD 部分放置时,需要特定的解决策略。回拉微导管和装置进入中间导管,且载瘤动脉没有撕裂或形成戴看动脉夹层较为困难。在这种情况下，中间导管可经微导管和血流导向装置向前推送，将两者同时回收。新型微导管有一定性能，能很好地配合新型 Pipeline Flex 输送，增加可推动性和重塑形能力。作者估计使用支撑性更好的微导管，如 Via 27(Sequent Medical，Aliso Viejo，CA)和 Phenom 27(Cathera，Inc.，CA)，似乎可以更方便的回收 Pipeline Flex 装置。最终，使用者的偏好和舒适程度将影响操作者选择的血流导向装置输送系统。

## 15.3 血小板抑制

血小板抑制是血管内支架在全身血管疾病治疗中的重要组成部分。这种风险通常很高，特别是治疗动脉瘤使用血流导向支架时，暴露的裸金属数量较其他支架要高得多。例如，PED 是一个闭环的编织支架，有 48 根丝(75%镍钛合金，25%铂)，通常根据装置大小和血管弯曲程度，有 30%~35%的金属覆盖率[5]。为便于比较，开环的 Neuroform (tryker Neurovascular，Fremont，CA)和闭环的 Enterprise(Cordis Neurovascular，Miami，FL)网状支架的金属覆盖率为 6.5%~9.5%。与非血流导向支架相比，血流导向支架金属覆盖面增加，可供血栓附着的面积更大。

使用血流导向装置需要使用双抗血小板聚集治疗，预防急性支架血栓形成、闭塞和脑卒中。患者通常使用阿司匹林和 P2Y12 受体抑制剂。患者服用标准剂量的阿司匹林和氯吡格雷(或任何其他口服抗 P2Y12 药物)容易出现治疗反应过度。从理论上讲，导致出血的可能性更高，或者治疗效果不足，可能导致血栓形成的风险更大。为了达到这一目的，血小板功能分析已经被用于测量 P2Y12 受体抑制剂的治疗效果。在颈动脉支架[6]和冠状动脉支架[7]研究中发现，血小板反应(PRU)值较高(血小板对药物反应较低)和血栓栓塞事件之间正相关。

尽管有这些证据[8-10]，临床如何使用 P2Y12 监测还是成为需要考虑的问题。ARCTIC 试验[11]是一项前瞻性随机试验，包括 2440 例冠状动脉支架患者，有或没有接受 P2Y12 反应监测和药物调整。令人感兴趣的是，ARCTIC 研究表明，与标准药物使用剂量但未进行监测或药物调整相比，使用 P2Y12 监测和药物调整在临床试验中，治疗效果没有任何改善(主要的终点事件：死亡、心肌梗死、支架血栓形成、脑卒中或紧急血管重建术)。监测组终点事件发生率为 34.6%，而非监测组为 31.1%。此外，两组之间的主要出血性事件发生率并没有差别。虽然心脏和颈动脉支架文献报道 P2Y12 反应测试有很好的指导作用，但对于血流导向支架患者的使用必须谨慎。

在血流导向装置治疗中，是否使用血小板抑制试验仍然存在争议。在 107 例起初使用 Pipeline 栓塞装置治疗无法栓塞的动脉瘤患者试验(PUFS)中[12]，有 6 例(5.6%)出现同侧脑卒中或死亡。然而，在这项研究中，所有的患者都接受标准剂量的阿司匹林和氯吡格雷治疗，而没有常规的血小板抑制功能监测。在国际前瞻性 Pipeline 栓塞装置注册研究(IntrePED)中[13,14]，对是否进行血小板测试的患者并发症发生率进行回顾性分析，结果发现血小板测试与较高并发症发生率有关。进行血小板功能监测的患者，颅内出血发生率较高(2.3%，而未检测组为 0)。监测组神经系统并发症发生率为 8.2%，而未监测组发生率为 2.1%。有趣的是，在血小板监测组使用多个装置可能性较高(38%比 27.8%)，可能增加了金属的覆盖密度。

在神经外科文献中，一项包括 231 例患者回顾性研究显示 248 枚动脉瘤，血流导向治疗并发症发生率为 9.6%(4%出血性卒中，5.6%血栓栓塞卒中)。根据这些数据，作者得出的结论是，PRU 的理想范围是 70~150。PRU<60 是出血发生的重要预测因子，而>240 则是血栓栓塞事件的预测因子[15]。在其他更小范围的回顾性研究中结论也如此，预示着 PRU 值升高，患者中出现症状性血栓栓塞事件风险更高(表明血小板抑制率较低)，而 PRU<60 的患者发生颅内出血风险也不低[15-17]。

服用双抗血小板药物的患者，在血流导向装置治疗时的出血并发症可能具有潜在的致命性，特别是当试图在预防出血和支架内血栓形成之间微调平衡时。这种特殊的并发症在使用双抗血小板治疗的任何裸金属支架患者中出现。我们的治疗方案包括血流导向装置治疗后，至少 3 个月连续服用阿司匹林和氯吡格雷[18,19]。之后，患者通常需终身服用阿司匹林。

在我们临床实践中，我们经常在术前检测所有的患者的 P2Y12 水平。对于服用 5 天阿司匹林和氯吡格雷、P2Y12 高(>200)的患者，通常会改用替格瑞洛。对于那些没有充足时间服用阿司匹林/氯吡格雷和边缘 P2Y12 值(200~240)的患者，我们通常会再加用负荷量的氯吡格雷(150~450mg)，重新检查 P2Y12 水平。对于治疗效果反应强烈的患者(30~60)，作者建议进行剂量调整，每天服用低至 5mg 氯吡格雷，减少出血性并发症。尽管如此，是否使用血小板抑制功能测试目前仍然存在争议，可能是由于我们对支架诱导血栓形成和治疗后出血性并发症的机制的理解仍然不足。对这一方面的前瞻性分析结果将有利于做出临床指导。

## 15.4 围术期技术相关事件和并发症

### 15.4.1 术中支架血栓形成和侧支血管闭塞

尽管血流导向装置植入之前进行充分的抗血小板治疗，支架内血栓的并发症罕见出现。但是及时识别并处理这种并发症尤其重要，其可预防血栓移动和脑卒中。应静脉注射抗血小板药物和糖蛋白Ⅱb/Ⅲa 抑制剂，如依替巴肽(Millenium Parmaceuticals)或 ReoPro(阿昔单抗，Janssen Parmaceuticals)，并密切监测血管造影。如果治疗无效，那么可直接行血栓抽吸术。

此外，血流导向装置可闭塞侧支血管，可能造成严重的并发症。当术中发生分支血管闭塞，作者建议检查侧支循环血流，当与侧支血管产生血流竞争时，也可导致类似闭塞效果。如果见到血管闭塞，就需使用糖蛋白Ⅱb/Ⅲa 抑制剂。我们经常在血流导向装置部分释放覆盖侧支血管时，进行血管造影检查。如果发现侧支血管闭塞，需要重新回收该装置。在这种情况下，可以适当提高患者血压。

### 15.4.2 术中动脉瘤破裂

由于常规使用双抗血小板药物治疗，我们尤其需要重视避免术中动脉瘤破裂。在这种情况下，处理这些出血性并发症可能更有挑战性。然而，提前制订治疗方案，可以在动脉瘤破裂时迅速止血，避免需要手术清除血肿。

当发现动脉瘤破裂时，第一步应该是降低患者血压。如果已经放置血流导向装置，动脉瘤持续渗血，可在动脉瘤放置多个装置，将所有的血流从动脉瘤顶转移。也可以临时在动脉瘤颈部使用球囊充盈封堵。显然，这两种治疗方案都有风险，包括使用多个装置导致的侧支血管闭塞和球囊临时封堵导致的脑卒中。

如果术中动脉瘤破裂之前还未放置血流导向装置，可选择血流导向治疗同时使用弹簧圈栓塞。血流导向装置治疗时，术者在弹簧圈栓塞时使用球囊重塑，然后将血流导向装置植入，或者是在植入血流导向装置期间，将第 2 根弹簧圈微导管送入动脉瘤内辅助栓塞。

最后，在血流导向过程中，动脉瘤破裂的终极血管解决方案是闭塞载瘤动脉。载瘤动脉牺牲之前，评估 Willis 环的侧支循环血流很重要。最初降低血压为了控制出血，血管闭塞后，血压应升高。血管闭塞治疗选择比较多，包括弹簧圈栓塞、液体栓塞(NBCA，Onyx)，或使用专门闭塞血管而设计的装置(Amplatzer，St JudeMedical；EV3 MVPmicrovascularsystem)。

当所有其他血管内治疗无效时，可以考虑显微外科手术夹闭。然而，在血小板抑制情况下，手术期间和手术后都存在出血风险，危及生命。此外，向最近植入血流导向装置的患者输入血小板，可能提高支架内血栓形成概率，从而导致脑卒中风险增加。对于脑侧支血管供血区域没有足够的侧支循环，必须考虑这种风险。

### 15.4.3 延迟性动脉瘤破裂

在双抗血小板治疗患者中，动脉瘤延迟破裂可能发生灾难性结果。最近的一篇综述文章报道了 58 例迟发性动脉瘤破裂患者，其中的 77.6%是发生在血流导向治疗后的第 1 个月内(表 15.2)[20]。这些患者的预后通常很差，有 81%患者死亡或出现严重的神经功能障碍。此外，巨大型动脉瘤在延迟破裂动脉瘤中也占了很大比例(46.3%)。

表 15.2 血流导向装置治疗后的动脉瘤延迟破裂时间

| 治疗后的时间 | 病例数 |
|---|---|
| <1 天 | 6(10.3%) |
| 1~7 天 | 19(32.8%) |
| 7~30 天 | 20(34.5%) |
| >30 天 | 13(22.4%) |

来源：经 Rouchaud 许可。

大型动脉瘤破裂风险较高，巨大型动脉瘤破裂风险最高。幸运的是，血流导向装置治疗时，延迟性动脉瘤破裂的发生率相对较低(0.6%~1.6%，表 15.3)[12,14]。在 ASPIRe(Pipeline 动脉瘤观察性注册研究)研究中，相比较于大小<25mm 动脉瘤破裂风险为 0.6%，巨大型动脉瘤(>25mm)延迟破裂风险较大(9.5%)。类似地，IntrePED 研究发现 5 例迟发性动脉瘤破裂患者，其中 3 例为巨大型动脉瘤，其余 2 例为大型动脉瘤。

血流导向装置治疗时出现迟发性动脉瘤破裂的机制假说，可能包括以下几方面。

1.突发血流变化：可能是由于动脉瘤颈部支架血流不均匀，不同的孔隙率导致不同的血流方式。

2.血流导向治疗时对动脉瘤壁的损伤。

3. FD 贴壁不佳。

4. FD 移位。

5.动脉瘤内血栓形成/扩张(胖人短裤综合征；图 15.1 和图 15.2)。

6.血栓溶解后导致血管壁不稳定。

关于这些机制的更全面讨论参见第 16 章。

## 15.4.4 支架内狭窄

放置血流导向装置后，高金属覆盖率可导致血流停滞，随后动脉瘤内形成血栓。PED(35%金属覆盖率)在治疗后 6 个月时，93%病例出现动脉瘤血栓/闭塞[21]。然而，支架内血栓形成比例也较大。Lylyk 等[21]报道了 38 例患者中有 7 例(18%)支架内狭窄。幸运的是，这些病例中没有需要额外治疗的患者，7 例中有 3 例自发性改善。在所有病例中，支架内狭窄发生率为 7%[22]。PED 发生率为 39%，而 SILK 为 57%，大多数患者无症状，并可自行缓解[23,24]。

在某些情况下，支架内狭窄很严重，需要血管成形术治疗[25]。然而，使用血管成形术治疗支架狭窄时必须小心注意。当狭窄区域靠近动脉瘤时，球囊血管成形术可增加远端血流，改变动脉瘤内血流动力学。事实上，Cebral[26]报道 2 例床突旁巨大型动脉瘤患者，在治疗装置/载瘤动脉近端狭窄时，使用血管成形术治疗后的一周内出现延迟性动脉瘤破裂。

关于这个并发症更完整的讨论参见第 16 章。

表 15.3　血流导向装置治疗前瞻性研究显示动脉瘤延迟破裂

| ASPIRe | IntrePED | PUFS |
|---|---|---|
| 3/191(1.6%) | 5/793(0.6%) | 1/107(0.9%) |

缩写：ASPIRe，Pipeline 栓塞装置治疗动脉瘤观察性研究；IntrePED，Pipeline 栓塞装置国际回顾性研究；PUFS，Pipeline 栓塞装置用于无法栓塞或治疗失败的动脉瘤。

## 15.4.5 贴壁

在最初 PED 放置过程中，如何将血流导向装置完整与血管壁贴合是治疗的关键，以保证在血流导向装置区域出现更好的内膜覆盖。同样地，装置的贴壁不佳可导致假腔，使动脉瘤内持续内漏显影，促进支架狭窄或血栓形成，导致缺血性事件[27]。幸运的是，当数字减影血管技术显示不清时，术中 C 臂 CT 可成功地判断血流导向装置位置[28–30]。在 PED 放置过程中，可以使用球囊血管成形术辅助治疗，最大限度地保证 FD 的贴壁。自从 PUFS 试验公布以后，血流导向装置治疗时，良好的支架贴壁这个概念变得极其重要。

## 15.4.6 选择合适的尺寸

在大多数情况下，PED 可以比预计尺寸大 0.25mm。这对于血管直径变化较大或直径不均匀的患者很有用，可以允许对这些区域进行额外扩张。此外，校准图像可能存在固有误差，血管造影或三维血管重建中可准确测量血管直径。当有疑问时，我们的建议是选择尺寸稍大的血流导向装置，降低 FD 贴壁不佳的风险，如前所述。

然而，FD 尺寸过大会导致其受限部分整体延长，同时由于团环设计的几何“拉伸”，会减少金属的覆盖率。使用 PED 时，其孔隙度指标可根据装置-血管直径和血管曲度变异而变化[5]。血管曲度在眼动脉段颈内动脉的紧急转弯处尤其重要，可能导致需要在该区域放置多个 FD 来治疗眼动脉瘤。据报道，使用 Surpass 血流导向装置可尽可能保持 FD 的网孔密度。

然而，最好的策略通常是选择大小合适的血流导向装置，而不是为了确保贴壁正确而选择过大的 FD。可使用 Angiosuite Calculator(Angiosuite.com)帮助选择尺寸大小合适的 FD。该智能手机应用程序根据近端、中段和远端动脉直径计算 FD 大小，并计算出在载瘤动脉中放置的 FD 扩展长度，以确保最合适的尺寸。

尽管我们尽了最大努力，但在某些情况下，仍然

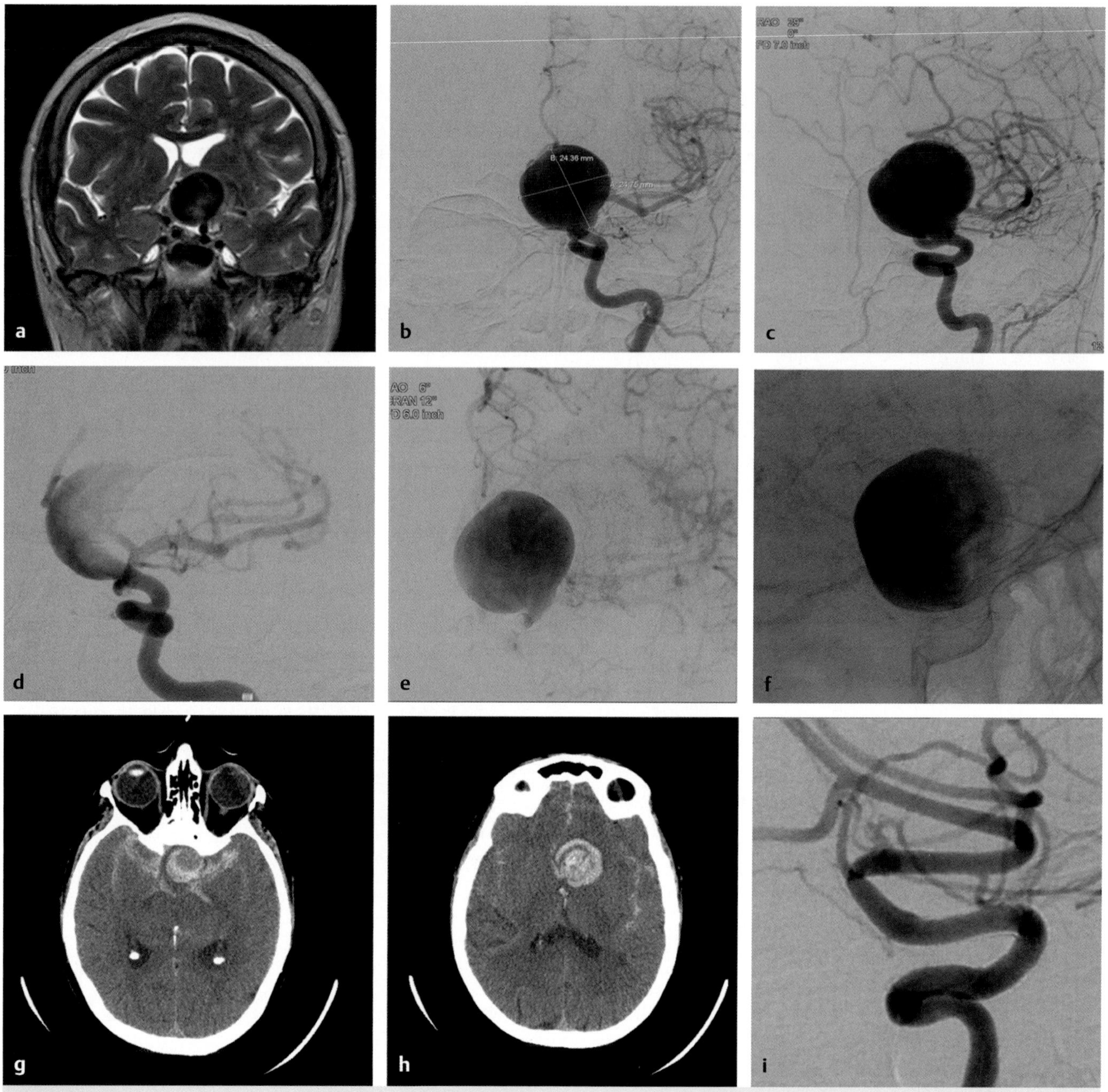

图 15.1 延迟动脉瘤破裂：68 岁女性主诉为左眼视力丧失。MRI(a)和血管造影(b,c)显示左侧颈动脉眼段巨大型动脉瘤。患者使用单个 Pipeline 栓塞装置(PED)治疗。注意，装置放置后，造影剂停滞。(d–f)治疗 5 天后，CT 检查发现动脉瘤延迟破裂(g,h)。患者使用额外 PED 再治疗，无并发症。10 个月随访时，显示动脉瘤闭塞。

无法确保支架完全贴壁。在血管痉挛时放置的装置，可能最初看起来很适合。然而，一旦血管直径恢复正常，初始 FD 的大小和位置可能变得不合适。这很容易导致 FD 移动和随后的血栓形成。而此时的治疗方案有限，因为血流导向装置难以回收。此外，在 FD 选择偏小的患者中，血管成形术或使用其他装置均是徒劳。在这种情况下，剩下的最终选择是牺牲载瘤动脉，防止任何血栓和脑卒中发作。最后依赖于侧支血流循环防止灌注不良。如果动脉无法进行闭塞，可在灌注不良区域进行搭桥手术。为减轻血管痉挛风险，一些作者建议在 FD 放置之前，常规在手术区域的动脉内使用维拉帕米。在动脉内注射(5~20mg)后，重新进行

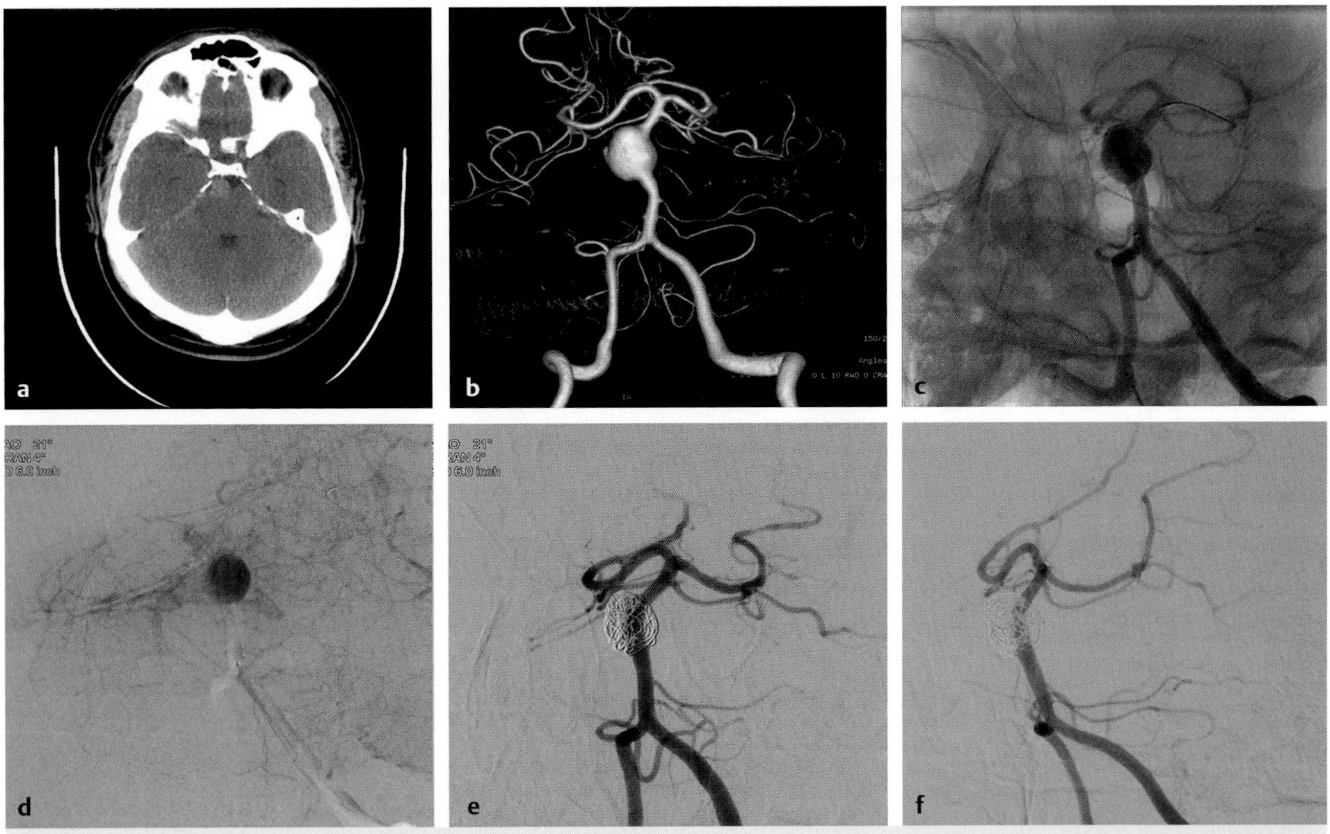


图 15.2　弹簧圈栓塞减少迟发性动脉瘤破裂：44 岁男性主诉急性头痛。头部 CT(a)未见出血。脑血管造影显示基底动脉中部动脉瘤伴子囊(b)。使用 Pipeline 栓塞装置(PED)辅助弹簧圈栓塞进行治疗。微导管固定在动脉瘤(c)。PED 放置后，可见动脉瘤(d)内造影剂停滞。辅助弹簧圈栓塞可减少延迟动脉瘤破裂风险，术后即刻造影结果(e)。12 个月随访血管造影显示动脉瘤完全闭塞(f)。

血管造影，测量载瘤动脉直径，减少所选 FD 尺寸偏小的可能性。

在某些情况下，精确测量装置大小较为困难，特别是对于远端直径比近端直径要小得多的患者。可能导致远端流出区域 FD 尺寸过大。由于远端血管直径与 FD 尺寸不匹配，在放置过程中可能会出现贴壁不良的情况。在这些情况下，我们使用球囊血管成形术来确保最佳的位置。球囊沿着预定位置扩张设备形成前向压力，可最大程度扩张血管壁。然而，前向张力过大可导致装置突向动脉瘤内，或沿着血管弯曲或折叠[31]。然而，当贴壁不佳时，该技术可较好提高血管贴合程度。

## 15.4.7 异物回收

与传统的动脉瘤血管内治疗策略相比，血流导向装置治疗时，并发症的发生较为独特。在放置血流导向装置时，技术上的缺陷会导致严重的并发症，包括血管内血栓、血管破裂、装置回收时出现内皮损伤，或随后血栓脱落导致脑卒中等。

在任何血管内治疗病例中，可能需要进行异物回收，制订紧急方案对于最小化并发症至关重要。为此，所有术者成功使用“Snare 捕捉器”、球囊导管、可弯曲导管和取石篮。在最近对所有血管内治疗异物回收的文献回顾中，发现血管内治疗成功率较高(94%)[32]。如果血管内回收较困难或失败，可使用开放手术/血管内治疗组合方式进行解决。

此外，也有报道显示放置血流导向装置后，血管严重扭曲可导致支架严重变形，与其他颅内支架(如 Neuroform，Enterprise)相比，可能对血流造成更大的物理障碍。在这种情况下，使用 4mm“鹅颈”式抓捕器(Covidien/EV3，Plymouth，MN)来回收装置，然后成功放置第二个装置。然而，这个早期报道使用的是典

Pipeline classic 装置，不像新的 Pipeline Flex 可重新回收装置。

## 15.5 结论

血流导向装置不仅具有其他支架常见的问题，而且也有其独特的问题。虽然血流导向装置的安全性和可靠性目前已有多项研究证实，但是，在放置过程中，理解装置放置时的困难尤其重要。应该有意识避免放置血流导向装置后产生的并发症并妥善操作。在任何血流导向装置治疗病例中，作者强调了使用三轴输送系统，进行充分的双抗血小板治疗，选择正确的装置尺寸和确认良好的血管贴壁等的重要性。

## 参考文献


[1] Cooper B. Lectures on the Principles and Practice of Surgery. 2nd ed. Philadelphia, PA: Blanchard & Lee; 1852

[2] Sadasivan C, Cesar L, Seong J, et al. An original flow diversion device for the treatment of intracranial aneurysms: evaluation in the rabbit elastase-induced model. Stroke. 2009; 40(3):952–958

[3] Sadasivan C, Cesar L, Seong J, Wakhloo AK, Lieber BB. Treatment of rabbit elastase-induced aneurysm models by flow diverters: development of quantifiable indexes of device performance using digital subtraction angiography. IEEE Trans Med Imaging. 2009; 28(7):1117–1125

[4] Kadirvel R, Ding YH, Dai D, Rezek I, Lewis DA, Kallmes DF. Cellular mechanisms of aneurysm occlusion after treatment with a flow diverter. Radiology. 2014; 270(2):394–399

[5] Shapiro M, Raz E, Becske T, Nelson PK. Variable porosity of the pipeline embolization device in straight and curved vessels: a guide for optimal deployment strategy. AJNR Am J Neuroradiol. 2014; 35(4):727–733

[6] Sorkin GC, Dumont TM, Wach MM, et al. Carotid artery stenting outcomes: do they correlate with antiplatelet response assays? J Neurointerv Surg. 2014; 6(5):373–378

[7] Stone GW, Witzenbichler B, Weisz G, et al. ADAPT-DES Investigators. Platelet reactivity and clinical outcomes after coronary artery implantation of drug-eluting stents (ADAPT-DES): a prospective multicentre registry study. Lancet. 2013; 382(9892):614–623

[8] Breet NJ, van Werkum JW, Bouman HJ, et al. Comparison of platelet function tests in predicting clinical outcome in patients undergoing coronary stent implantation. JAMA. 2010; 303(8):754–762

[9] Price MJ, Endemann S, Gollapudi RR, et al. Prognostic significance of post-clopidogrel platelet reactivity assessed by a point-of-care assay on thrombotic events after drug-eluting stent implantation. Eur Heart J. 2008; 29(8):992–1000

[10] Delgado Almandoz JE, Crandall BM, Scholz JM, et al. Last-recorded P2Y12 reaction units value is strongly associated with thromboembolic and hemorrhagic complications occurring up to 6 months after treatment in patients with cerebral aneurysms treated with the pipeline embolization device. AJNR Am J Neuroradiol. 2014; 35(1):128–135

[11] Collet JP, Cuisset T, Rangé G, et al. ARCTIC Investigators. Bedside monitoring to adjust antiplatelet therapy for coronary stenting. N Engl J Med. 2012; 367(22):2100–2109

[12] Becske T, Kallmes DF, Saatci I, et al. Pipeline for uncoilable or failed aneurysms: results from a multicenter clinical trial. Radiology. 2013; 267(3):858–868

[13] Brinjikji W, Lanzino G, Cloft HJ, et al. Risk factors for ischemic complications following Pipeline Embolization Device treatment of intracranial aneurysms: results from the IntrePED study. AJNR Am J Neuroradiol. 2016; 37(9):1673–1678

[14] Kallmes DF, Hanel R, Lopes D, et al. International retrospective study of the pipeline embolization device: a multicenter aneurysm treatment study. AJNR Am J Neuroradiol. 2015; 36(1):108–115

[15] Daou B, Starke RM, Chalouhi N, et al. P2Y12 reaction units: effect on hemorrhagic and thromboembolic complications in patients with cerebral aneurysms treated with the Pipeline Embolization Device. Neurosurgery. 2016; 78(1):27–33

[16] Tan LA, Keigher KM, Munich SA, Moftakhar R, Lopes DK. Thromboembolic complications with Pipeline Embolization Device placement: impact of procedure time, number of stents and pre-procedure P2Y12 reaction unit (PRU) value. J Neurointerv Surg. 2015; 7(3):217–221

[17] Delgado Almandoz JE, Crandall BM, Scholz JM, et al. Pre-procedure P2Y12 reaction units value predicts perioperative thromboembolic and hemorrhagic complications in patients with cerebral aneurysms treated with the Pipeline Embolization Device. J Neurointerv Surg. 2013; 5 Suppl 3:iii3–iii10

[18] Hanel RA, Taussky P, Dixon T, et al. Safety and efficacy of ticagrelor for neuroendovascular procedures. A single center initial experience. J Neurointerv Surg. 2014; 6(4):320–322

[19] Nordeen JD, Patel AV, Darracott RM, et al. Clopidogrel resistance by P2Y12 platelet function testing in patients undergoing neuroendovascular procedures: incidence of ischemic and hemorrhagic complications. J Vasc Interv Neurol. 2013; 6(1):26–34

[20] Rouchaud A, Brinjikji W, Lanzino G, Cloft HJ, Kadirvel R, Kallmes DF. Delayed hemorrhagic complications after flow diversion for intracranial aneurysms: a literature overview. Neuroradiology. 2016; 58(2):171–177

[21] Lylyk P, Miranda C, Ceratto R, et al. Curative endovascular reconstruction of cerebral aneurysms with the pipeline embolization device: the Buenos Aires experience. Neurosurgery. 2009; 64(4):632–642, discussion 642–643, quiz N6

[22] Gross BA, Frerichs KU. Stent usage in the treatment of intracranial aneurysms: past, present and future. J Neurol Neurosurg Psychiatry. 2013; 84(3):244–253

[23] Cohen JE, Gomori JM, Moscovici S, Leker RR, Itshayek E. Delayed complications after flow-diverter stenting: reactive in-stent stenosis and creeping stents. J Clin Neurosci. 2014; 21(7):1116–1122

[24] Lubicz B, Van der Elst O, Collignon L, Mine B, Alghamdi F. Silk flow-diverter stent for the treatment of intracranial aneurysms: a series of 58 patients with emphasis on long-term results. AJNR Am J Neuroradiol. 2015; 36(3):542–546

[25] Kan P, Siddiqui AH, Veznedaroglu E, et al. Early postmarket results after treatment of intracranial aneurysms with the pipeline embolization device: a U.S. multicenter experience. Neurosurgery. 2012; 71(6):1080–1087, discussion 1087–1088

[26] Cebral JR, Mut F, Raschi M, et al. Aneurysm rupture following treatment with flow-diverting stents: computational hemodynamics analysis of treatment. AJNR Am J Neuroradiol. 2011; 32(1):27–33

[27] Heller R, Calnan DR, Lanfranchi M, Madan N, Malek AM. Incomplete stent apposition in Enterprise stent-mediated coiling of aneurysms: persistence over time and risk of delayed ischemic events. J Neurosurg. 2013; 118(5):1014–1022

[28] Ding D, Starke RM, Durst CR, et al. DynaCT imaging for intraprocedural evaluation of flow-diverting stent apposition during endovascular treatment of intracranial aneurysms. J Clin Neurosci. 2014; 21(11):1981–1983

[29] Heran NS, Song JK, Namba K, Smith W, Niimi Y, Berenstein A. The utility of DynaCT in neuroendovascular procedures. AJNR Am J Neuroradiol. 2006; 27(2):330–332

[30] Moskowitz SI, Kelly ME, Haynes J, Fiorella D. DynaCT evaluation of in-stent restenosis following Wingspan stenting of intracranial stenosis. J Neurointerv Surg. 2010; 2(1):2–5

[31] Martínez-Galdámez M, Ortega-Quintanilla J, Hermosín A, Crespo-Vallejo E, Ailagas JJ, Pérez S. Novel balloon application for rescue and realignment of a proximal end migrated pipeline flex embolization device into the aneurysmal sac: complication management. BMJ Case Rep. 2016; 2016

[32] Schechter MA, O'Brien PJ, Cox MW. Retrieval of iatrogenic intravascular foreign bodies. J Vasc Surg. 2013; 57(1):276–281

[33] Mitchell B, Jou LD, Mawad M. Retrieval of distorted pipeline embolic device using snare-loop. J Vasc Interv Neurol. 2014; 7(5):1–4

第 16 章

# 术后并发症

M. Yashar S. Kalani, Min S. Park, Philipp Taussky, Cameron G. McDougall

**摘要**

血流导向装置可以通过微侵袭方式对血管系统进行解剖重建，但其存在并发症。治疗用的外来物质、内皮细胞与凝血级联反应的相互作用，甚至是血流再通都可导致损伤和并发症。本章主要内容是血流导向装置治疗术后技术相关并发症的回顾，重点是血栓和出血性并发症。

**关键词**：动脉瘤；并发症；血流导向；血流导向装置；闭塞；破裂

## 16.1 简介

血流导向装置彻底改变了脑动脉瘤的治疗方式。早前的认识认为，从 Hunterian 结扎到动脉瘤夹闭的转变预示着动脉瘤患者治疗效果的改善[1]。然而，目前随着血管内治疗 Guglielmi 可解脱弹簧圈的出现[2,3]、相关技术设计的改进和支架及血流导向技术的出现，让我们可通过微侵袭方式对脑动脉瘤病变血管进行解剖重建[4-7]。血流导向装置的裸露金属表面为内皮生长提供附着，将动脉瘤与载瘤动脉分离，但这一性质使血流导向装置出现一组独特的并发症。虽然血流导向装置使得病变血管系统中恢复血流，但是由于引入了外来物且其与内皮细胞和凝血级联可发生相互作用，即便恢复了正常血流模式，仍可能导致损伤和并发症。人们在首次使用血流导向装置后发现，这项技术在术中和术后出现了不可忽视的并发症[8]。本章我们将回顾血流导向装置治疗的术后并发症，重点是血栓性和出血性并发症。

## 16.2 血流导向装置治疗后并发症发生率

像大多数颠覆性技术一样，血流导向装置治疗彻底改变了脑动脉瘤的治疗方式。然而，随着血流导向装置的出现和广泛使用，临床上出现了一组罕见的并发症，这些并发症很少出现在单纯弹簧圈或支架辅助栓塞治疗的动脉瘤患者中[9]，包括血栓性[11-13]和出血性并发症[15-18]。血流导向装置治疗的围术期发病率和死亡率为 8%~10%[19,20]。最近 Pipeline 栓塞装置的国际回顾性研究（IntrePED）综合分析[21]、Pipeline 栓塞装置治疗无法栓塞或治疗失败动脉瘤（PUFS）[4]和 Pipeline 栓塞装置治疗动脉瘤观察性研究（ASPIRe）[22]等研究共包括 1092 例患者，1221 枚动脉瘤，同侧脑出血发病率为 2%，缺血性脑卒中发生率为 3.7%，致残率为 5.7%，致死率为 3.3%[23]。尽管有少量研究关注了并发症原因，但是关于并发症的原因目前仍然未知[17,18]。这些并发症发生的时间窗，一般为 FD 放置后 1 个月内。如果出现并发症，大多预后不良，原因为同时进行了双抗血小板治疗。

## 16.3 血流导向装置治疗后血栓性并发症

### 16.3.1 血流导向装置内闭塞和脑卒中

虽然不常见，但缺血性脑卒中是动脉瘤血流导向治疗后的主要并发症，发病率为 3%~6%[4,20,21]。在PUFS 试验中，治疗后 6 个月的急性缺血性脑卒中发生率为 6.5%。在这一组中，2.8%患者因支架内血栓或闭塞导致继发性脑卒中[24]。6 个月后的脑卒中发生率为 0%。IntrePED 注册回顾研究显示缺血性脑卒中发生率为 4.5%(患者数 36/793，906 枚动脉瘤)[25]。在这项研究中，72.2%的脑卒中发生在治疗后 30 天内（中位数，3.5 天；范围，0~397 天），导致 10 例死亡和 26 例主要神经系统缺陷。在多因素分析中，梭形动脉瘤是术后缺血性脑卒中的唯一预测因子。相比较于小梭形动脉瘤，更大的梭形动脉瘤并发症发生率更高。

在 Barrow 神经外科研究所，Park 等[26]报道 126 例患者中有 4 例永久性并发症导致死亡或永久致残(3.2%)。

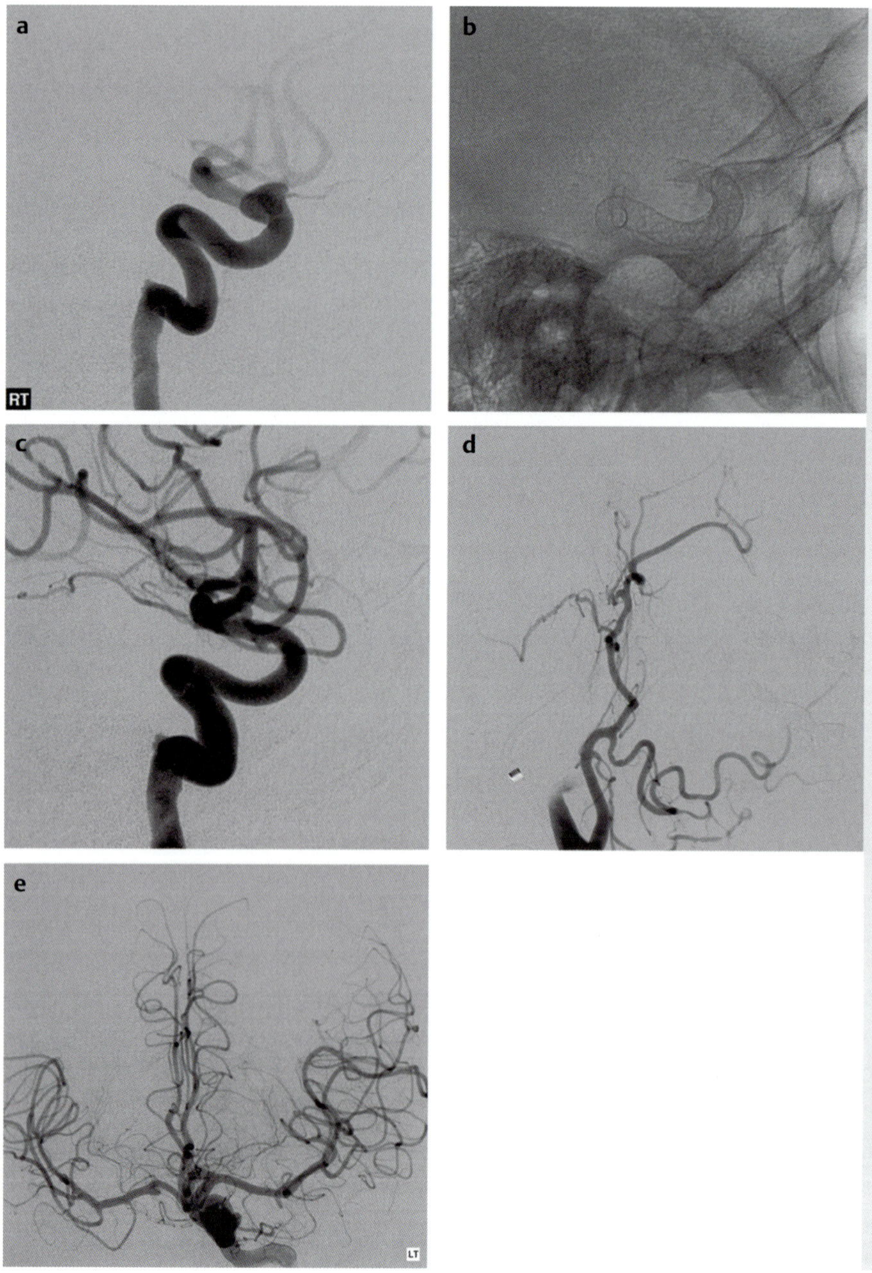


图 16.1 Pipeline栓塞装置(PED)导致延迟闭塞。(a)右侧眼段动脉瘤工作角度投影。(b)放置两个PED后的造影。(c)动脉瘤治疗后最终血管造影。(d)PED放置2周后，显示右侧颈内动脉闭塞。(e)左侧颈内动脉造影显示经前交通动脉显影。(Reproduced with permission from Park et al[26].)

在没有 FD 内闭塞情况下,有 4 例脑血管意外(图 16.1),其中 1 例死亡。另 1 例患者 FD 内出现血凝块,并进行血栓清除术后恢复良好。6 例患者随访影像学检查显示完全闭塞。其中 2 例因闭塞导致严重的神经系统功能缺陷和死亡。其余 4 例没有任何功能缺陷或神经后遗症。

其中常见血栓并发症的原因是人群中部分患者对阿司匹林和氯吡格雷耐药[7,28]。由于放置血流导向装置后,缺乏统一的抗血小板治疗方案,这种抗药性变得更加复杂[29]。Tan 等[30]报道了 Pipeline 栓塞装置(PED)治疗的患者并发症发生率为 6.8%。在这一组研究中,P2Y12 反应值>208 的患者更有可能出现血栓栓塞并发症。包含 19 篇文献的荟萃分析[31]显示,PED 治疗后 6 个月,使用高剂量阿司匹林患者发生血栓性事件可能性低于低剂量阿司匹林患者。PED 治疗后氯吡格雷治疗少于 6 个月时,患者发血栓栓塞事件可能性较大。

延迟缺血的其他机制包括手术过程中急性和亚急性支架内血栓形成,导致支架术后闭塞,有或无远端栓子,并且可因不适当的抗血小板治疗方案和支架裸露金属面而加重。

### 16.3.2 侧支和穿支血管闭塞

当终末血管无侧支循环时,侧支血管或穿支血管闭塞会导致严重脑卒中。后循环动脉瘤或穿支血管起源于病变血管(大脑中动脉的 M1 段豆纹动脉)时,发生穿支血管脑卒中并发症风险较大[32,33]。最近一项荟萃分析显示,动脉瘤穿支梗死发生率为 3.0%,后循环动脉瘤风险更大[20]。扩张型或梭形基底动脉瘤使用血流导向装置发生血栓并发症风险较高,因此对于这些动脉应暂不使用此类装置[34]。高并发症发生率与梭形动脉瘤内血流导向装置贴壁不佳有关。贴壁不佳可延迟支架内皮增生,增加支架内血栓形成和栓塞。其他因素包括动脉瘤尺寸较大,使用多个血流导向装置,以及不规律使用双抗血小板药物等[12,21,34,35]。

脉络膜前动脉闭塞可能会造成严重的并发症,但幸运的是,血流导向装置治疗后发生脉络膜前动脉闭塞可能性较少见。Brinjikji 等[36]报道了使用血流导向装置治疗 ICA 动脉瘤的经验,并且脉络膜前动脉被支架覆盖。术后 15 例患者均显示脉络膜前动脉通畅。6 个月随访时,只有 1 例脉络膜前动脉闭塞,但无任何临床事件发生。在一组 49 例患者中,颈内动脉侧支血管被血流导向支架覆盖,眼动脉闭塞的发生率为 4%,后交通动脉闭塞为 7.1%,脉络膜前动脉闭塞率为 0%。这些患者没有因为穿支血管闭塞而出现神经系统功能缺陷。侧支血管闭塞与使用的血流导向装置数量无关[37]。另一个较大宗的来自 Buffalo 的研究描述了 82 例患者有 127 条动脉分支被血流导向装置覆盖。在平均 10 个月的血管造影随访中,动脉分支闭塞发生率为 15.8%,包括大脑前动脉($n$=2),眼动脉($n$=8),后交通动脉($n$=3)。在这项研究中,无脉络膜前动脉闭塞,无 1 例患者出现神经功能缺陷。

也有报道眼动脉延迟闭塞[39,40],尽管在大多数情况下,由于颈外动脉分支血管提供额外的侧支循环,眼动脉闭塞或通畅没有任何差异。但在极少数情况下,眼动脉闭塞可导致视力障碍[41]。

## 16.4 血流导向装置治疗后出血性并发症

### 16.4.1 延迟性动脉瘤破裂

脑动脉瘤延迟破裂是血流导向装置治疗后一种较难理解的并发症。最近,Rouchaud[42]系统性回顾了血流导向装置治疗后的出血性并发症。他发现 81 例迟发性动脉瘤破裂和 101 例迟发性脑内出血。在这一组队列中,大多数动脉瘤迟发性破裂(76.6%)发生在治疗后 1 个月之内,大多数(81.3%)预后不佳(死亡或严重的神经功能缺陷)。巨大型动脉瘤的大小是迟发性动脉瘤破裂的最强预测因素之一[16,17,21]。有趣的是,巨大型动脉瘤占血流导向装置治疗人群的一小部分。在 IntrePED 研究中,巨大型动脉瘤占所有治疗动脉瘤的 16%,但与迟发性动脉瘤破裂不成比例[21]。部分研究指出,血流导向装置结合弹簧圈栓塞的动脉瘤占迟发性破裂动脉瘤比率较低(17.8%),使用弹簧圈可以减少延迟破裂风险[18,43,44],但是即使辅助使用弹簧圈栓塞治疗的巨大型动脉瘤仍有少数可发生破裂。血流导向装置治疗动脉瘤后,决定使用弹簧圈辅助栓塞之前,应该评估弹簧圈及弹簧圈/血流导向装置的额外手术风险,辅助弹簧圈栓塞治疗手术时间的延长可增加并发症发生风险[45]。弹簧圈辅助栓塞时,能防止血流导向装置治疗后动脉瘤破裂的相对填充密度仍不清楚。很有可能的是,动脉瘤囊内填充密度越高,虽有其固有的技术难度,但却能降低破裂风险。

导致动脉瘤破裂的原因仍然值得研究。计算机血流动力学研究表明,动脉瘤内血流改变可能导致动脉瘤内压力升高,导致动脉瘤破裂[14]。另外,有人认为,动脉瘤内血栓形成会导致蛋白酶释放,从而导致动脉瘤壁和血栓快速分解[46-53]。

## 16.4.2 远端脑叶出血

血流导向装置治疗后,脑实质出血是一种灾难性并发症,发生率为 2%~3%[20,21]。IntrePED 研究包括 793 例患者,906 枚脑动脉瘤,其中 20 例(2.5%)有脑实质出血[25]。最近一项迟发性脑实质出血的荟萃分析[42]显示,82.2%发生在治疗同侧,大多数发生在治疗后 1 个月之内 (86%),1/4 出血发生在血流导向装置治疗后 24 小时。在一项研究中[25],所有迟发性出血均发生在治疗 6 个月之内,使用 3 个或更多血流导向装置时的出血风险更高。有趣的是,1/5 延迟性脑出血发生在治疗对侧。考虑到对侧半球不可能受血流导向装置治疗后的血流动力学影响[14,54,55],治疗后脑实质出血很可能与血栓形成无关,可能与双抗血小板有关。值得注意的是,双抗血小板治疗可预防脑卒中(每年出血的风险:1.5%),并且和支架辅助弹簧圈治疗(每年出血的风险:2.2%),出血风险相对较低[56]。对于治疗后的出血时间,大多数病例发生在治疗后第 1 个月,但我们不能忽视患者进行了 3 个月的双抗血小板治疗。研究表明,P2Y12 反应值<60 可导致出血风险增高,我们必须关注处在治疗窗和有效治疗范围窗内的患者[57,58]。尽管如此,迄今为止还没有一项研究表明,在 P2Y12 测试之后,使用双抗血小板药物治疗的出血风险较低。

尽管使用了抗血小板药物,血流导向装置的金属表面积增加仍可诱发凝血级联反应。当治疗单一病变使用多个血流导向装置时,出血的发生率增加似乎可支持这个结论。

也有报道显示,延迟脑实质出血与手术中使用具有外膜涂层(聚乙烯吡咯烷)的长鞘有关(图 16.2),但这一结果已被其他研究质疑[25,59]。这种出血可能由微血栓引起的出血性转化造成,但没有得到很好的验证[60,61]。巨大型动脉瘤发生脑实质出血可能性增加(23%),并被归因于血流动力学效应 (Windkessel 效果)[54,55]、手术时间延长,巨大动脉瘤治疗的复杂性增加[20,42]。

基于这些因素,我们需要讨论血流导向装置治疗后的高灌注理论(Windkessel 效应)。这一理论假设,动脉瘤隔离于循环系统后,有更多的血流流入远端动脉,超过大脑承受能力,并导致脑出血。令人感兴趣的是,巨大型动脉瘤夹闭后,也会出现类似的变化[62]。

不管原因是什么,延迟脑内出血与致残率和死亡率(68.5%)有关,尽管在巨大型动脉瘤患者中记录较

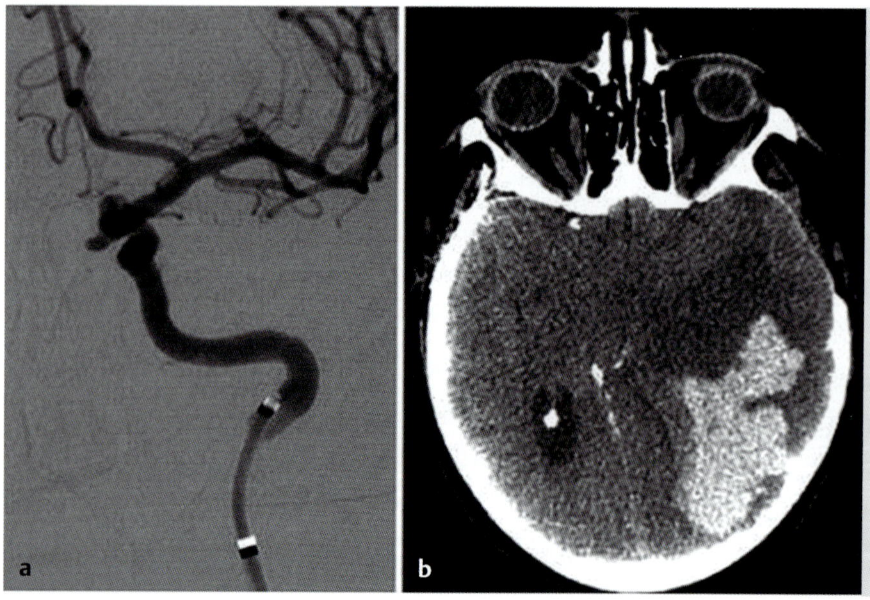


图16.2 PED放置后,迟发性脑实质出血。(a)治疗前,血管造影显示左侧眼动脉段动脉瘤。(b)CT轴位图显示患者脑出血。(待续)

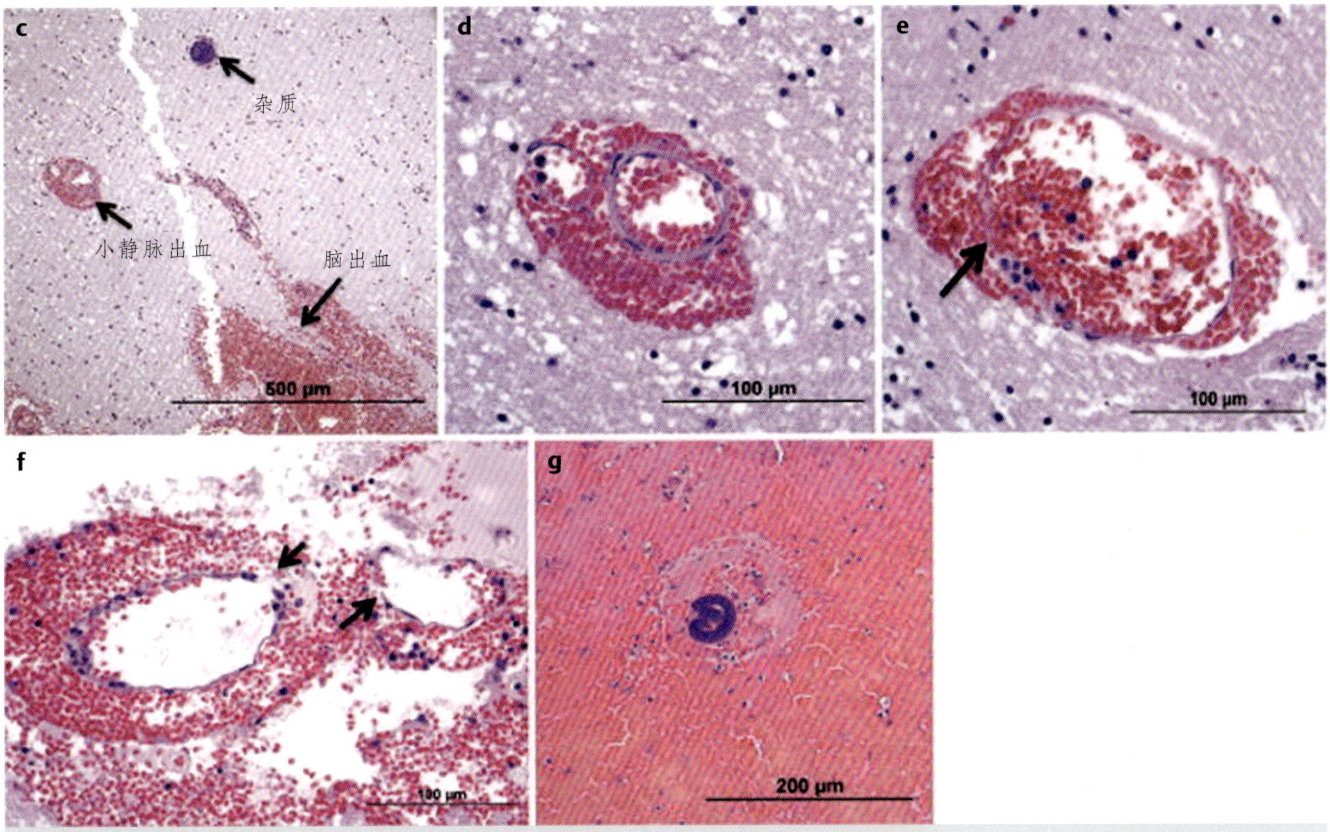


图 16.2（续）　(c–g)病理切片显示体外移植物(箭头所示)靠近脑实质出血。(Reproduced with permission from Hu et al[59].)

少(23%)。Tomas 等[61]建议，延迟脑实质出血患者清除脑内血肿可能带来预后改善，此时尽管使用双抗血小板药物，手术仍较为安全。

## 16.5 结论

血流导向装置治疗改变了脑动脉瘤治疗的方式。许多既往不适合标准显微外科或血管内治疗的动脉瘤现在都可以用血流导向装置治疗。尽管取得了这些进展，但使用血流导向装置的并发症发生率为 5%~10%，这也引起了人们的警觉，即该技术使用时必须谨慎，一旦过度使用就可能会导致患者出现并发症。

## 参考文献

[1] Polevaya NV, Kalani MY, Steinberg GK, Tse VC. The transition from hunterian ligation to intracranial aneurysm clips: a historical perspective. Neurosurg Focus. 2006; 20(6):E3

[2] Guglielmi G, Viñuela F, Dion J, Duckwiler G. Electrothrombosis of saccular aneurysms via endovascular approach. Part 2: Preliminary clinical experience. J Neurosurg. 1991; 75(1):8–14

[3] Guglielmi G, Viñuela F, Sepetka I, Macellari V. Electrothrombosis of saccular aneurysms via endovascular approach. Part 1: Electrochemical basis, technique, and experimental results. J Neurosurg. 1991; 75(1):1–7

[4] Becske T, Kallmes DF, Saatci I, et al. Pipeline for uncoilable or failed aneurysms: results from a multicenter clinical trial. Radiology. 2013; 267 (3):858–868

[5] Grotenhuis JA, de Vries J, Tacl S. Angioscopy-guided placement of balloon-expandable stents in the treatment of experimental carotid aneurysms. Minim Invasive Neurosurg. 1994; 37(2):56–60

[6] Nelson PK, Lylyk P, Szikora I, Wetzel SG, Wanke I, Fiorella D. The pipeline embolization device for the intracranial treatment of aneurysms trial. AJNR Am J Neuroradiol. 2011; 32(1):34–40

[7] Saatci I, Yavuz K, Ozer C, Geyik S, Cekirge HS. Treatment of intracranial aneurysms using the pipeline flow-diverter embolization device: a single-center experience with long-term follow-up results. AJNR Am J Neuroradiol. 2012; 33(8):1436–1446

[8] van Rooij WJ, Sluzewski M. Perforator infarction after placement of a pipeline flow-diverting stent for an unruptured A1 aneurysm. AJNR Am J Neuroradiol. 2010; 31(4):E43–E44

[9] Ravindra VM, Mazur MD, Park MS, et al. Complications in endovascular neurosurgery: critical analysis and classification. World Neurosurg. 2016; 95:1–8

[10] Cirillo L, Leonardi M, Dall'olio M, et al. Complications in the treatment of intracranial aneurysms with silk stents: an analysis of 30 consecutive patients. Interv Neuroradiol. 2012; 18(4):413–425

[11] Fiorella D, Hsu D, Woo HH, Tarr RW, Nelson PK. Very late thrombosis of a pipeline embolization device construct: case report. Neurosurgery. 2010; 67 3 Suppl Operative:E313–E314, discussion E314

[12] Klisch J, Turk A, Turner R, Woo HH, Fiorella D. Very late thrombosis of flow-diverting constructs after the treatment of large fusiform posterior circulation aneurysms. AJNR Am J Neuroradiol. 2011; 32(4):627–632

[13] Phillips TJ, Wenderoth JD, Phatouros CC, et al. Safety of the pipeline embolization device in treatment of posterior circulation aneurysms. AJNR Am J Neuroradiol. 2012; 33(7):1225–1231

[14] Cebral JR, Mut F, Raschi M, et al. Aneurysm rupture following treatment with

flow-diverting stents: computational hemodynamics analysis of treatment. AJNR Am J Neuroradiol. 2011; 32(1):27–33
[15] Cruz JP, Chow M, O'Kelly C, et al. Delayed ipsilateral parenchymal hemorrhage following flow diversion for the treatment of anterior circulation aneurysms. AJNR Am J Neuroradiol. 2012; 33(4):603–608
[16] Kulcsár Z, Houdart E, Bonafé A, et al. Intra-aneurysmal thrombosis as a possible cause of delayed aneurysm rupture after flow-diversion treatment. AJNR Am J Neuroradiol. 2011; 32(1):20–25
[17] Kulcsár Z, Szikora I.. The ESMINT Retrospective Analysis of Delayed Aneurysm Ruptures after flow diversion (RADAR) study. EJMINT. 2012; 2012:1244000088
[18] Turowski B, Macht S, Kulcsár Z, Hänggi D, Stummer W. Early fatal hemorrhage after endovascular cerebral aneurysm treatment with a flow diverter (SILK-Stent): do we need to rethink our concepts? Neuroradiology. 2011; 53 (1):37–41
[19] Arrese I, Sarabia R, Pintado R, Delgado-Rodriguez M. Flow-diverter devices for intracranial aneurysms: systematic review and meta-analysis. Neurosurgery. 2013; 73(2):193–199, discussion 199–200
[20] Brinjikji W, Murad MH, Lanzino G, Cloft HJ, Kallmes DF. Endovascular treatment of intracranial aneurysms with flow diverters: a meta-analysis. Stroke. 2013; 44(2):442–447
[21] Kallmes DF, Hanel R, Lopes D, et al. International retrospective study of the pipeline embolization device: a multicenter aneurysm treatment study. AJNR Am J Neuroradiol. 2015; 36(1):108–115
[22] Aneurysm Study of Pipeline in an Observational Registry (ASPIRE). Available at: https://clinicaltrials.gov/ct2/show/NCT01557036. Accessed December 28, 2016
[23] Kallmes DF, Brinjikji W, Cekirge S, et al. Safety and efficacy of the Pipeline embolization device for treatment of intracranial aneurysms: a pooled analysis of 3 large studies. J Neurosurg. 2016 Oct 28:1–6 [Epub ahead of print]
[24] Kallmes DF, Ding YH, Dai D, Kadirvel R, Lewis DA, Cloft HJ. A new endoluminal, flow-disrupting device for treatment of saccular aneurysms. Stroke. 2007; 38(8):2346–2352
[25] Brinjikji W, Lanzino G, Cloft HJ, et al. Risk factors for ischemic complications following Pipeline Embolization Device treatment of intracranial aneurysms: results from the IntrePED study. AJNR Am J Neuroradiol. 2016; 37(9):1673–1678
[26] Park MS, Albuquerque FC, Nanaszko M, et al. Critical assessment of complications associated with use of the Pipeline Embolization Device. J Neurointerv Surg. 2015; 7(9):652–659
[27] Delgado Almandoz JE, Kadkhodayan Y, Crandall BM, Scholz JM, Fease JL, Tubman DE. Variability in initial response to standard clopidogrel therapy, delayed conversion to clopidogrel hyper-response, and associated thromboembolic and hemorrhagic complications in patients undergoing endovascular treatment of unruptured cerebral aneurysms. J Neurointerv Surg. 2014; 6(10):767–773
[28] Jones GM, Twilla JD, Hoit DA, Arthur AS. Prevention of stent thrombosis with reduced dose of prasugrel in two patients undergoing treatment of cerebral aneurysms with pipeline embolisation devices. J Neurointerv Surg. 2013; 5 (5):e38
[29] Faught RW, Satti SR, Hurst RW, Pukenas BA, Smith MJ. Heterogeneous practice patterns regarding antiplatelet medications for neuroendovascular stenting in the USA: a multicenter survey. J Neurointerv Surg. 2014; 6(10):774–779
[30] Tan LA, Keigher KM, Munich SA, Moftakhar R, Lopes DK. Thromboembolic complications with Pipeline Embolization Device placement: impact of procedure time, number of stents and pre-procedure P2Y12 reaction unit (PRU) value. J Neurointerv Surg. 2015; 7(3):217–221
[31] Skukalek SL, Winkler AM, Kang J, et al. Effect of antiplatelet therapy and platelet function testing on hemorrhagic and thrombotic complications in patients with cerebral aneurysms treated with the pipeline embolization device: a review and meta-analysis. J Neurointerv Surg. 2016; 8(1):58–65
[32] Gawlitza M, Januel AC, Tall P, Bonneville F, Cognard C. Flow diversion treatment of complex bifurcation aneurysms beyond the circle of Willis: a single-center series with special emphasis on covered cortical branches and perforating arteries. J Neurointerv Surg. 2016; 8(5):481–487
[33] Peschillo S, Caporlingua A, Cannizzaro D, et al. Flow diverter stent treatment for ruptured basilar trunk perforator aneurysms. J Neurointerv Surg. 2016; 8 (2):190–196
[34] Siddiqui AH, Abla AA, Kan P, et al. Panacea or problem: flow diverters in the treatment of symptomatic large or giant fusiform vertebrobasilar aneurysms. J Neurosurg. 2012; 116(6):1258–1266
[35] Szikora I, Turányi E, Marosfoi M. Evolution of flow-diverter endothelialization and thrombus organization in giant fusiform aneurysms after flow diversion: a histopathologic study. AJNR Am J Neuroradiol. 2015; 36(9):1716–1720
[36] Brinjikji W, Kallmes DF, Cloft HJ, Lanzino G. Patency of the anterior choroidal artery after flow-diversion treatment of internal carotid artery aneurysms. AJNR Am J Neuroradiol. 2015; 36(3):537–541
[37] Vedantam A, Rao VY, Shaltoni HM, Mawad ME. Incidence and clinical implications of carotid branch occlusion following treatment of internal carotid artery aneurysms with the pipeline embolization device. Neurosurgery. 2015; 76(2):173–178, discussion 178
[38] Rangel-Castilla L, Munich SA, Jaleel N, et al. Patency of anterior circulation branch vessels after Pipeline embolization: longer-term results from 82 aneurysm cases. J Neurosurg. 2017 Apr; 126(4):1064–1069 Epub 2016 Jun 10
[39] Moon K, Albuquerque FC, Ducruet AF, Webster Crowley R, McDougall CG. Treatment of ophthalmic segment carotid aneurysms using the pipeline embolization device: clinical and angiographic follow-up. Neurol Res. 2014; 36(4):344–350
[40] Puffer RC, Kallmes DF, Cloft HJ, Lanzino G. Patency of the ophthalmic artery after flow diversion treatment of paraclinoid aneurysms. J Neurosurg. 2012; 116(4):892–896
[41] Szikora I, Berentei Z, Kulcsar Z, et al. Treatment of intracranial aneurysms by functional reconstruction of the parent artery: the Budapest experience with the pipeline embolization device. AJNR Am J Neuroradiol. 2010; 31(6):1139–1147
[42] Rouchaud A, Brinjikji W, Lanzino G, Cloft HJ, Kadirvel R, Kallmes DF. Delayed hemorrhagic complications after flow diversion for intracranial aneurysms: a literature overview. Neuroradiology. 2016; 58(2):171–177
[43] Berge J, Biondi A, Machi P, et al. Flow-diverter silk stent for the treatment of intracranial aneurysms: 1-year follow-up in a multicenter study. AJNR Am J Neuroradiol. 2012; 33(6):1150–1155
[44] Velioglu M, Kizilkilic O, Selcuk H, et al. Early and midterm results of complex cerebral aneurysms treated with Silk stent. Neuroradiology. 2012; 54 (12):1355–1365
[45] Park MS, Kilburg C, Taussky P, et al. Pipeline Embolization Device with or without adjunctive coil embolization: analysis of complications from the IntrePED Registry. AJNR Am J Neuroradiol. 2016; 37(6):1127–1131
[46] Adolph R, Vorp DA, Steed DL, Webster MW, Kameneva MV, Watkins SC. Cellular content and permeability of intraluminal thrombus in abdominal aortic aneurysm. J Vasc Surg. 1997; 25(5):916–926
[47] Carrell TW, Burnand KG, Booth NA, Humphries J, Smith A. Intraluminal thrombus enhances proteolysis in abdominal aortic aneurysms. Vascular. 2006; 14(1):9–16
[48] Fontaine V, Jacob MP, Houard X, et al. Involvement of the mural thrombus as a site of protease release and activation in human aortic aneurysms. Am J Pathol. 2002; 161(5):1701–1710
[49] Frösen J, Piippo A, Paetau A, et al. Remodeling of saccular cerebral artery aneurysm wall is associated with rupture: histological analysis of 24 unruptured and 42 ruptured cases. Stroke. 2004; 35(10):2287–2293
[50] Houard X, Rouzet F, Touat Z, et al. Topology of the fibrinolytic system within the mural thrombus of human abdominal aortic aneurysms. J Pathol. 2007; 212(1):20–28
[51] Michel JB, Rouer M, Alsac JM. Regarding "A multilayer stent in the aorta may not seal the aneurysm, thereby leading to rupture". J Vasc Surg. 2013; 57 (2):605
[52] Rossignol P, Fontaine V, Meilhac O, Anglés-Cano E, Jacob MP, Michel JB. Physiopathology of aortic aneurysm [in French]. Rev Prat. 2002; 52(10):1061–1065
[53] Tulamo R, Frösen J, Hernesniemi J, Niemelä M. Inflammatory changes in the aneurysm wall: a review. J Neurointerv Surg. 2010; 2(2):120–130
[54] Mitha AP, Mynard JP, Storwick JA, Shivji ZI, Wong JH, Morrish W. Can the Windkessel hypothesis explain delayed intraparenchymal haemorrhage after flow diversion? A case report and model-based analysis of possible mechanisms. Heart Lung Circ. 2015; 24(8):824–830
[55] Velat GJ, Fargen KM, Lawson MF, Hoh BL, Fiorella D, Mocco J. Delayed intraparenchymal hemorrhage following pipeline embolization device treatment for a giant recanalized ophthalmic aneurysm. J Neurointerv Surg. 2012; 4(5):e24
[56] Diener HC, Bogousslavsky J, Brass LM, et al. MATCH investigators. Aspirin and clopidogrel compared with clopidogrel alone after recent ischaemic stroke or transient ischaemic attack in high-risk patients (MATCH): randomised, double-blind, placebo-controlled trial. Lancet. 2004; 364(9431):331–337
[57] Chalouhi N, Zanaty M, Jabbour PM, et al. Intracerebral hemorrhage after pipeline embolization: management of antiplatelet agents and the case for point-of-care testing–case reports and review of literature. Clin Neurol Neurosurg.

2014; 124:21–24
[58] Delgado Almandoz JE, Crandall BM, Scholz JM, et al. Pre-procedure P2Y12 reaction units value predicts perioperative thromboembolic and hemorrhagic complications in patients with cerebral aneurysms treated with the Pipeline Embolization Device. J Neurointerv Surg. 2013; 5 Suppl 3:iii3–iii10
[59] Hu YC, Deshmukh VR, Albuquerque FC, et al. Histopathological assessment of fatal ipsilateral intraparenchymal hemorrhages after the treatment of supraclinoid aneurysms with the Pipeline Embolization Device. J Neurosurg. 2014; 120(2):365–374
[60] Iosif C, Camilleri Y, Saleme S, et al. Diffusion-weighted imaging-detected ischemic lesions associated with flow-diverting stents in intracranial aneurysms: safety, potential mechanisms, clinical outcome, and concerns. J Neurosurg. 2015; 122(3):627–636
[61] Tomas C, Benaissa A, Herbreteau D, Kadziolka K, Pierot L. Delayed ipsilateral parenchymal hemorrhage following treatment of intracranial aneurysms with flow diverter. Neuroradiology. 2014; 56(2):155–161
[62] Murakami H, Inaba M, Nakamura A, Ushioda T. Ipsilateral hyperperfusion after neck clipping of a giant internal carotid artery aneurysm. Case report. J Neurosurg. 2002; 97(5):1233–1236

第 17 章

# 血流导向装置治疗效果的分级评分

Min S. Park, Marcus Mazur, M. Yashar S. Kalani, Philipp Taussky

**摘要**

虽然血流导向装置治疗已经成为神经介入医生治疗方式的重要组成部分，但还没有统一的评分系统对治疗结果进行评估。最近出现的 4 种不同的分级评分系统[O'Kelly-Marotta(OKM)评分、Kamran-Byrne 评分、SMART 评分和血流导向装置评分]解决了这一难题。我们详细地回顾了这 4 种不同的评分系统，并对它们之间的特性进行了比较。虽然所有的量表都有一些优点，但目前没有一个评分系统被全世界神经介入医生广泛接受。

**关键词**：脑动脉瘤；血流导向；血流导向装置；分级评分系统

## 17.1 简介

随着 FD 在大型或巨大型脑动脉瘤中的治疗越来越普遍，越来越多的医生尝试使用 FD 进行适应证之外的疾病治疗，包括较小动脉瘤和后循环动脉及前循环远端动脉瘤[1-3]。随着使用越来越多，需要一种通用的评分来描述治疗结果，并为短期、中期和长期放射学结果提供统一的报告形式。

因为血流导向装置治疗脑动脉瘤代表一种比弹簧圈栓塞更加不同的选择，人们担心判断囊性动脉瘤治疗后效果的 Roy-Raymond 评分[4]不足以对这些动脉瘤进行分类。虽然弹簧圈栓塞治疗后的结果差异较大，理想的情况下，动脉瘤可完全或接近完全的闭塞，但对于血流导向装置治疗的动脉瘤来说，无法实现即刻闭塞。通常情况下，经过一段时间随访，动脉瘤囊内仍有可能出现造影剂显影[5]。使用 Roy-Raymond 评分，动脉瘤血流导向装置治疗几乎均有残留显影。

虽然 Roy-Raymond 三级评分标准作为弹簧圈栓塞后血管造影评估已被广泛接受，但上述 4 种分级系统却与之完全不同[6-9]。尽管这些量表的质量还没有达到神经介入医生临床使用需要，在撰写本文时，也没有被文献广泛使用。

## 17.2 分级评分

### 17.2.1 OKM 评分

在 2010 年，O'Kelly 等提出第一个评分系统，试图评估血流导向装置治疗后血管造影结果(图 17.1)[6]。OKM 评分包括 FD 放置后动脉瘤显影和造影剂停留程度。此评分需要评估静脉期的血管造影。O'Kelly 等描述了分类方案主要包括两个组成部分：动脉瘤的显影和动脉瘤内造影剂清除的时间(表 17.1)。

FD 放置后，动脉瘤的显影程度从 A~D 级。动脉瘤显影超过 95%为 A 级，5%~95%显影位 B 级，显影<5%

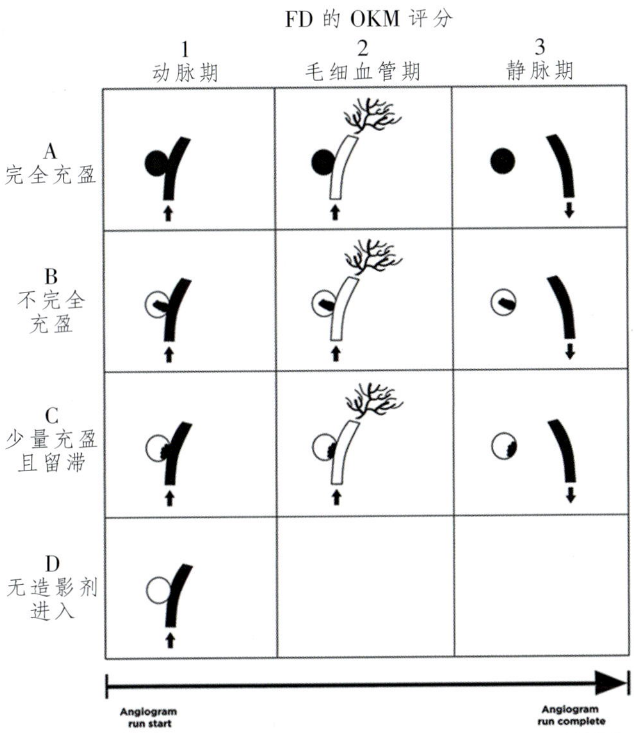


图 17.1 脑动脉瘤血流导向装置治疗 OKM 评分。(Reproduced with permission from O'Kelly et al.[6])

为 C 级;D 级没有显影。动脉瘤内造影剂清除时间以停滞等级表示,可用 3 级评分测量:动脉期内清除为 1 级,毛细血管期内清除为 2 级,静脉期内清除为 3 级。因此,动脉瘤 OKM 评分使用字母和数字表示(图 17.1 至图 17.3)。分数可以分为治疗前和治疗后动脉瘤造影评分。

### 17.2.2 Kamran-Byrne 评分

1 年后,Kamran 等在分析了 SILK(Balt Extrusion, Montmorency, France)注册研究之后,提出 FD 放置后的评分系统(图 17.4,表 17.1)。他们的评分由两部分分类系统组成,该系统可以评估动脉瘤闭塞程度(参数Ⅰ)和载瘤动脉通畅性(参数Ⅱ)。分类系统适合囊性和梭形动脉瘤。

参数Ⅰ测量囊性动脉瘤闭塞程度, 分为 5 级:动脉瘤无闭塞为 0 级,超过治疗前 50%为 1 级,少于治疗前 50%为 2 级,动脉瘤颈部残留为 3 级,动脉瘤完全闭塞为 4 级(图 17.2 和图 17.4a)。

虽然在囊性动脉瘤中,参数Ⅰ评价动脉瘤闭塞程度的分级方案较为直接,但梭形动脉瘤显影的测量比较复杂, 需要测量梭形动脉瘤显影的长度和宽度部分。0 和 4 级分别表示没有闭塞和完全闭塞,但对于梭形动脉瘤,1 级表示长度和宽度显影均超过 50%,2 级显示长度或宽度显影小于 50%,而等级 3 表示长度和宽度显影均小于 50%(图 17.3 和图 17.4 b)。

在他们的评分等级中,Kamran 等也强调 FD 放置后评估载瘤动脉通畅的重要性。参数Ⅱ测量分为 3 级(A 至 C):A 级表示载瘤动脉直径无变化;B 表示载瘤动脉直径缩小;C 级表示载瘤动脉闭塞。

### 17.2.3 SMART 评分

2011 年,有学者提出评估 FD 治疗脑动脉瘤的第 3 个评分系统(图 17.5,表 17.1)[8]。SMART 评分优先

表 17.1 4 种分级评分系统比较

| 评分 | 显影分级 | 停滞分级 | 血管通畅性 | 观察评估一致性 |
|---|---|---|---|---|
| OKM | A–D 4 级 | 1–3 级 | 无 | κ=0.74<br>κ=0.99 |
| Kamran–Byrne | 0~4 级,可测量囊性和梭形动脉瘤 | 无 | A~C | 动脉瘤闭塞<br>κ=0.89<br>载瘤动脉通畅<br>κ=0.90 |
| SMART | 0~4 级。可分别测量囊性和梭形动脉瘤 | 仅对于 0 级动脉瘤,A 至 C | 0~4 | – |
| 血流导向装置评分 | 1~3 级,基于 Raymond 评分 | 无 | 无 | Kendall W 0.61 |

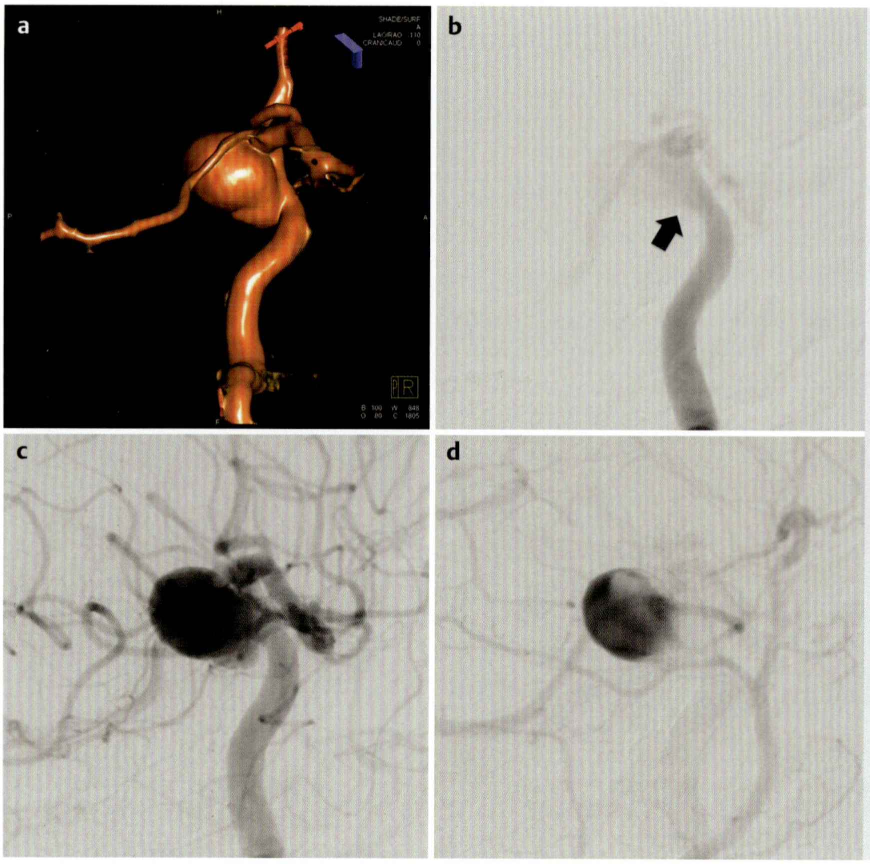


图17.2 (a)右侧颈内动脉海绵窦段动脉瘤，大小为16mm×13mm×9 mm。(b)早期动脉期血管造影，放置PED后，可见流入血流(黑色箭头所示)。(c)动脉期晚期血管造影显示，治疗后动脉瘤完全充盈滞留。载瘤动脉无狭窄。(d)晚期静脉血管造影显示造影剂停滞。根据OKM分级，此患者将被分级为A3动脉瘤。按Kamran Byrne分级，被分级为Ⅰ轴0级和Ⅱ轴A级动脉瘤。通过SMART分级，分级为0c和ISS 0级动脉瘤。

考虑治疗后动脉瘤内造影剂停滞程度和位置。此外，研究人员也考虑了载瘤动脉通畅性。这个评分与既往描述的 Kamran-Byrne 评分有一些相似之处，这并不奇怪，因为 Kamran-Byrne 评分的提出者，也是 SMART 评分的提出者[7,8]。

动脉瘤残余程度为 0~4 分的 5 级测量。0 级代表动脉期血流进入动脉瘤(无论有无残留显影)。如果没有显影，可评估静脉期血管造影。1 级表示动脉瘤完全显影，造影剂弥散；2 级动脉瘤残余显影至顶部或血管壁；3 级为动脉瘤显影局限于动脉瘤颈部 (囊性动脉瘤)或者是残余显影，而不是到达动脉瘤边界(梭形动脉瘤)；而 4 级表示动脉瘤完全闭塞。尽管 0 级动脉瘤为动脉早期阶段，但其他评分均处于静脉血管造影期(图 17.2，图 17.3 和图 17.5)。

Kamran-Byrne 量表的不足之处在于没有考虑造影剂停滞[10]。SMART 量表应用一个 3 级系统解决这一不足，用于评估 0 级动脉瘤血流动力学。A 级为无造影剂停滞，B 级为毛细血管期，C 级为静脉期停滞(图 17.2d)。

治疗后载瘤动脉通畅程度分为 5 级，评估支架内狭窄(ISS)：ISS0 级为无狭窄；ISS1 级为轻度，无血流动力学狭窄；ISS2 级为中度，狭窄 50%~70%；ISS 3 级为严重狭窄，狭窄超过 70%，产生血流动力学狭窄；ISS 4 级为载瘤动脉闭塞。

## 17.2.4 血流导向装置评分(FDSS)

最近，我们发布了血流导向装置治疗后长期随访结果的分级评分(表 17.1 和表 17.2)[9]。我们在两个机构对 171 例患者进行了回顾性研究，发现了动脉瘤闭塞有关的重要因素。初始治疗后 Raymond 评分为 2 或 3，年龄≥60 岁，大小>15mm，动脉瘤存在侧支血管等与治疗后 1 年内载瘤动脉通畅性之间有统计学意义。

FDSS 使用 Raymond 评分作为基础，1 分(完全闭塞)、2 分(动脉瘤颈部残留)，或 3 分(动脉瘤顶部残留)。对于任何 60 岁以上的患者来说，大小>15mm 的动脉瘤，动脉瘤颈部、侧壁或顶部的任何侧支血管都要增加 1 分。评分系统从 1 分(年轻患者，动脉瘤<15mm，血流导向装置治疗后没有侧支血管完全闭塞)到 6 分

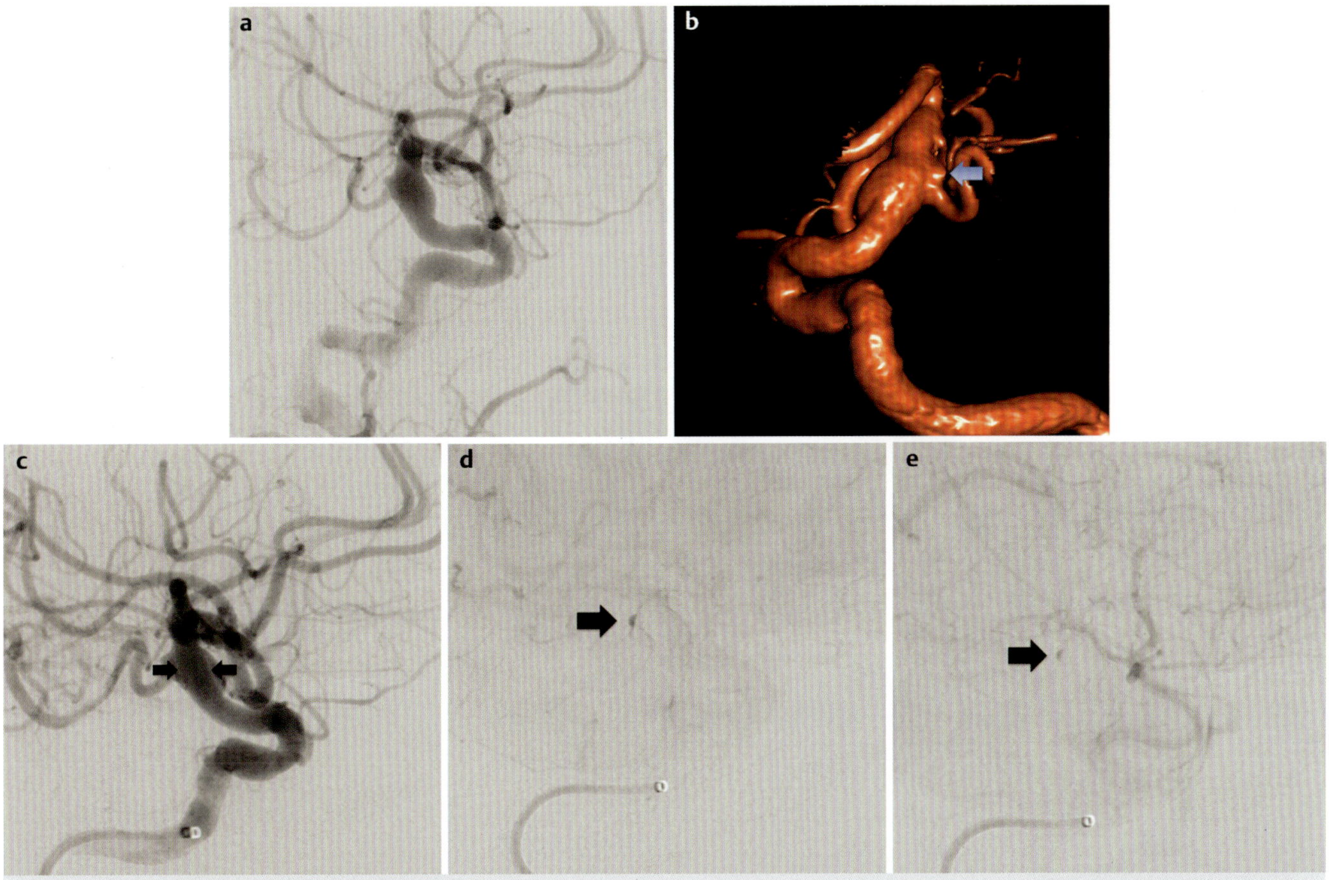


图 17.3 (a)右侧颈内动脉梭形动脉瘤伴背侧子囊。(b)右侧颈内动脉梭形动脉瘤三维旋转血管造影,其子囊(箭头所示)邻近后交通动脉起源。(c)动脉晚期血管造影显示,动脉瘤在放置 Pipeline 栓塞装置(由黑色箭头勾勒)后完全显影。(d)毛细血管期血管造影显示动脉瘤(黑箭头所示)子囊内造影剂停滞。(e)晚期静脉血管造影显示梭形动脉瘤(黑箭头所示)子囊内造影剂停滞。根据 OKM 分级,这将动脉瘤分级为 A3。按 Kamran-Byrne 分级,将被分级为Ⅰ轴 0 级和Ⅱ轴 A 级动脉瘤。通过 SMART 评分,将被分为 1 级和 ISS 0 级动脉瘤。

(老年患者,动脉瘤>15mm,血流导向装置治疗后侧支血管和动脉瘤顶部残余显影)不等。

## 17.3 验证

任何评分系统都必须具有高度的可重复性,才能作为一种有意义的评分系统。这需要有独立的、定义良好的分类系统,也需要方便使用。

在 OKM 评分系统的后续研究中,Joshi 等[10]对多个评分者的可靠性进行评估。来自于放射科和神经外科的 31 名神经介入医生对 14 例使用 FD 治疗的动脉瘤患者进行评估。他们发现:使用 OKM 评分的评估可靠性存在(κ=0.74),结论几乎完全一致(κ=0.99)。此外,对于专业医生(神经放射学与神经外科)或训练人员(住院医生和主治医生),评分系统之间没有统计学的显著差异。对评分者来说,评分最难的是 C 级,正确率只有 45%,而其他类别正确率至少为 80%。

Kamran 等[7]还测量了 2 个有经验的神经介入医生使用 Kamran-Byrne 评分系统的可靠性。他们回顾了 55 例动脉瘤的血管造影图像(39 枚囊性动脉瘤和 16 枚梭形动脉瘤)。Kamran 等认为,使用双参数评分系统存在高度一致性(参数Ⅰ,κ=0.89,参数Ⅱ,κ=0.90)。

FDSS 的可靠性由 3 名评分者完成:1 名血管神经外科医生和 2 名神经放射学专家[9]。评分系统(Kendall W)的可靠性为 0.61($P$=0.005)。此外,研究中发现两组患者(完全闭塞患者和动脉瘤残余的患者)中治疗后的评分在统计学上有显著的差异。闭塞动脉瘤患者平均得分为 3.6±1.0,而动脉瘤残余患者

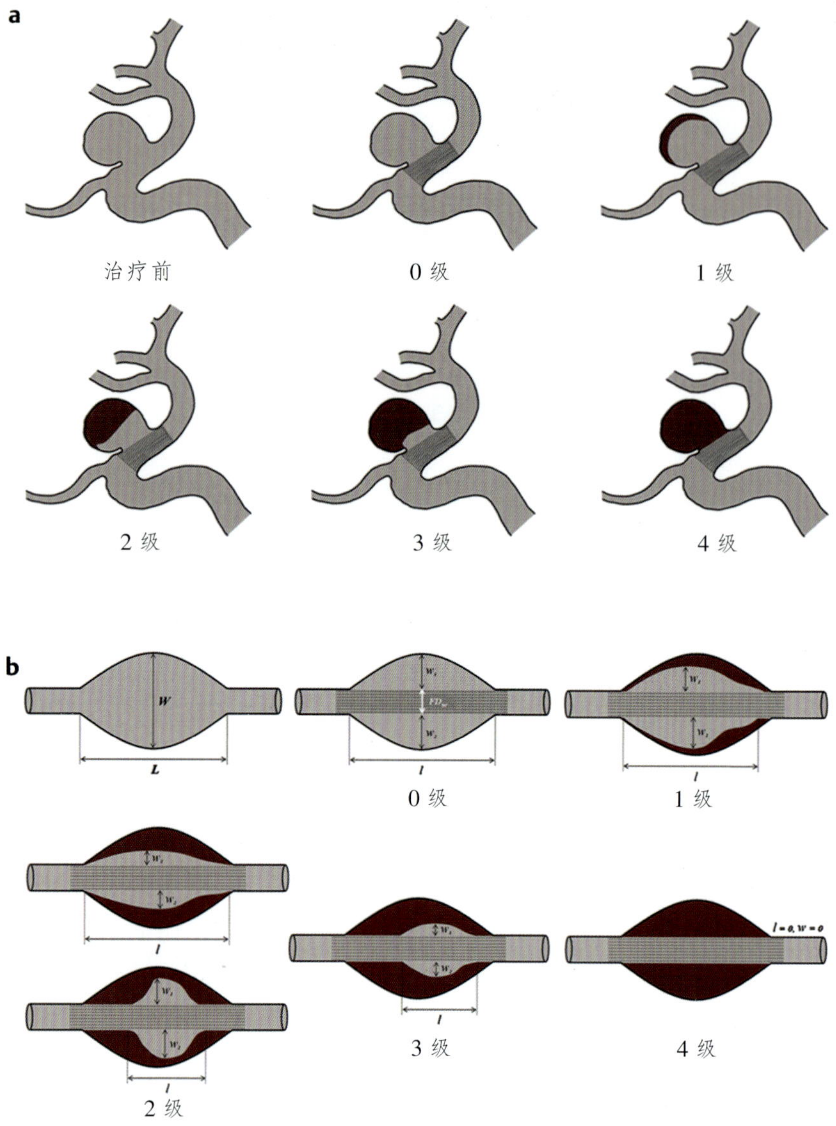


图17.4 (a)Kamran-Byrne分级评估囊性动脉瘤残余。(b)Kamran-Byrne评估梭形动脉瘤残余。(Reproduced with permission from Kamran et al.[7])

中平均得分为 4.4±0.7 ($P$<0.01)。血流导向装置治疗后,使用 FDSS 4 的特异性为 50.9%,阳性预测值为 40.5%。使用 bootstrapping 算法从残余动脉瘤中测试内部有效性,FDSS 的平均值为 4.44±0.10(95%CI,4.24~4.64)。

## 17.4 关于评分系统的讨论

任何分级评分系统的目标是创造一种共同的语言,确保医学文献的一致性,并创建一个标准化的结果报告模式,以便在发表的病例报告之间进行比较。有几个因素可能会影响到评分系统的使用。就像栓塞后动脉瘤的 Roy-Raymond 评分一样,首先和最重要的是,评分系统必须容易使用,越复杂则使用越少。此外,评分系统必须足够敏感对不同亚组进行区分,从而确保观察者高度一致(表 17.1)。最终,评分系统应该能够对确定的结果提供有意义的预测,从而验证分级系统的作用。

在 4 个评分系统之间有几个明显的区别。由于 FD 的低孔隙度金属密网支架可用来干扰动脉瘤的流入血流,OKM 和 SMART 评分认为,造影剂停滞是一个关键因素。OKM 评分更能描述造影剂停滞程度(动脉、毛细血管和静脉期),而 SMART 评分则严格测量静脉期动脉的残余程度。正如所描述的那样,SMART 评分出现一个有趣的情况,即没有早期的、连贯血流

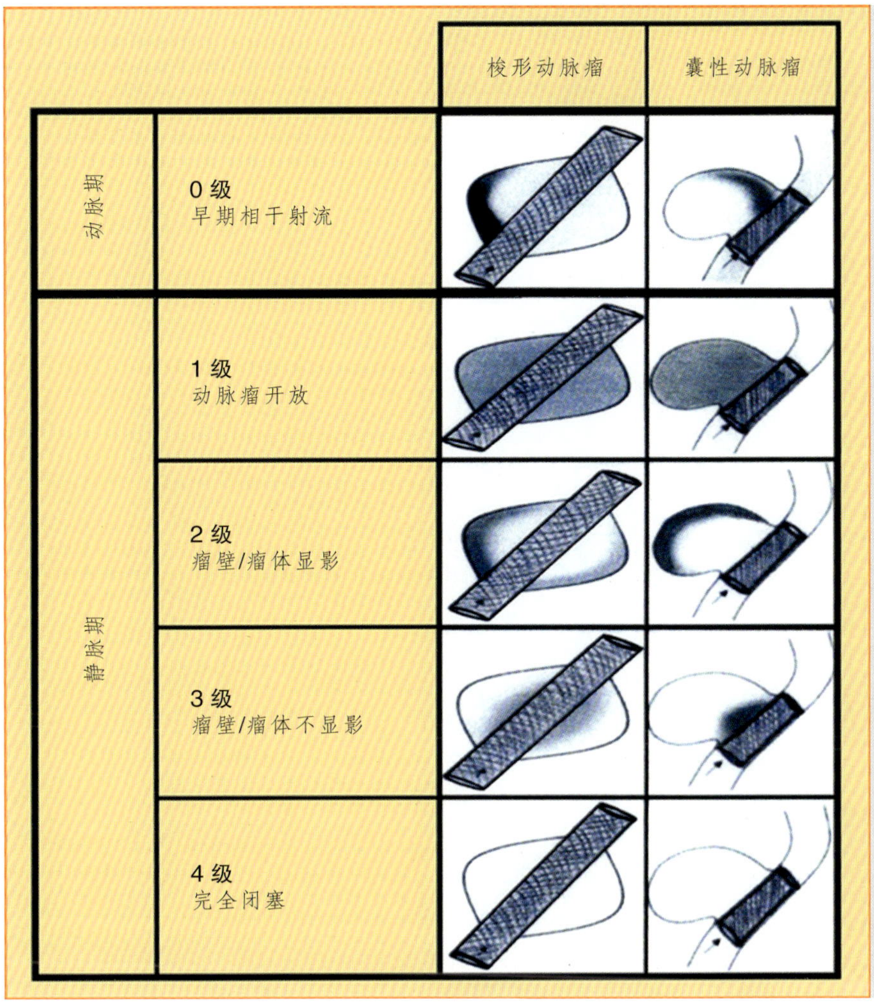


图 17.5　SMART评分评估囊状和梭形动脉瘤残留分级。(Reproduced with permission from Grunwald et al.[8])

表 17.2　血流导向装置评分

| Raymond 评分 | 年龄 | 动脉瘤大小 | 侧支血管 |
|---|---|---|---|
| 1-完全闭塞 | 0-<60 岁 | 0-大小<15mm | 0-无侧支血管 |
| 2-颈部残余 | 1->60 岁 | 1-大小>15mm | 1-有侧支血管 |
| 3-顶部残余 | - | - | - |

流入的动脉瘤，但是动脉期早期完全显影，静脉阶段前早期清除，此时评分为 4 分(闭塞的动脉瘤)。这似乎有悖常理，这与 OKM 评分（A3 级）形成对比。Kamran-Byrne 评分和 FDSS 没有考虑造影剂停滞；然而，当我们开发 FDSS 时，我们认为造影剂停滞对于预测动脉瘤闭塞时没有统计学显著差异($P$=0.33)。

Kamran-Byrne 和 SMART 评分的作者也强调了 ISS 的重要性。虽然 ISS 可测量支架的通畅性和潜在的并发症，但并没有很好地描述其与动脉瘤闭塞之间的关系。

就目前而言，还没有一个被广泛接受的分级评分系统，这已经引起了神经介入医生的注意，需要制订一套衡量血流导向的标准语言。

## 参考文献

[1] Becske T, Kallmes DF, Saatci I, et al. Pipeline for uncoilable or failed aneurysms: results from a multicenter clinical trial. Radiology. 2013; 267(3):858–868
[2] Nelson PK, Lylyk P, Szikora I, Wetzel SG, Wanke I, Fiorella D. The pipeline embolization device for the intracranial treatment of aneurysms trial. AJNR Am J Neuroradiol. 2011; 32(1):34–40
[3] Park MS, Albuquerque FC, Nanaszko M, et al. Critical assessment of complications associated with use of the Pipeline Embolization Device. J Neurointerv Surg. 2015; 7(9):652–659
[4] Roy D, Milot G, Raymond J. Endovascular treatment of unruptured aneurysms. Stroke. 2001; 32(9):1998–2004
[5] Fiorella D, Lylyk P, Szikora I, et al. Curative cerebrovascular reconstruction with the Pipeline embolization device: the emergence of definitive endovascular therapy for intracranial aneurysms. J Neurointerv Surg. 2009; 1(1):56–65
[6] O'Kelly CJ, Krings T, Fiorella D, Marotta TR. A novel grading scale for the

angiographic assessment of intracranial aneurysms treated using flow diverting stents. Interv Neuroradiol. 2010; 16(2):133–137

[7] Kamran M, Yarnold J, Grunwald IQ, Byrne JV. Assessment of angiographic outcomes after flow diversion treatment of intracranial aneurysms: a new grading schema. Neuroradiology. 2011; 53(7):501–508

[8] Grunwald IQ, Kamran M, Corkill RA, et al. Simple measurement of aneurysm residual after treatment: the SMART scale for evaluation of intracranial aneurysms treated with flow diverters. Acta Neurochir (Wien). 2012; 154(1):21–26, discussion 26

[9] Park MS, Mazur MD, Moon K, et al. An outcomes-based grading scale for the evaluation of cerebral aneurysms treated with flow diversion. J Neurointerv Surg. 2016 Oct 19. DOI: doi:10.1136/neurintsurg-2016-012688

[10] Joshi MD, O'Kelly CJ, Krings T, Fiorella D, Marotta TR. Observer variability of an angiographic grading scale used for the assessment of intracranial aneurysms treated with flow-diverting stents. AJNR Am J Neuroradiol. 2013; 34(8):1589–1592

第 18 章

# 血流导向装置治疗的放射学影像

Scott McNally

**摘要**

在治疗之前，可以通过多种放射学技术诊断动脉瘤，并决定进行血管内治疗或手术治疗。影像检查可以预测动脉瘤破裂风险，包括大小、位置、不规则性和有无血管增强。除了检测和指导未破裂和破裂的颅内动脉瘤治疗外，还可以在治疗后使用影像检查判断治疗的成功或失败。影像检查的主要目标包括：①急性蛛网膜下隙出血诊断；②发现颅内动脉瘤或其他出血来源；③确定动脉瘤类型（如囊性、血疱样）、位置和计算破裂风险或治疗计划；④随访以确定合适的治疗。利用血管内检查方式，如数字减影血管造影、计算机断层摄影和磁共振血管造影等，可以识别残余动脉瘤显影，并在血流导向装置治疗后监测治疗反应。描述血流动力学的新方法可以检测出血流成分发生的重要变化。此外，血管壁成像技术可能对监测治疗引起的动脉瘤壁炎症有帮助。

**关键词**：CTA；DSA；血流导向装置；颅内动脉瘤；MRA；MRI；血管壁成像

## 18.1 数字减影血管造影（DSA）

数字减影血管造影（DSA）通常经股动脉进行，具有旋转/三维（3D）的双平板造影。造影导管到达 4 条主要动脉之后，动脉内造影使用碘化造影剂。使用 X 线，采用 2D 视图，与旋转成像技术被用来规划 3D 术前方案。DSA 在所有成像检查中都有很高的空间识别能力，目前被认为是评估颅内动脉瘤的金标准。高空间分辨率可以识别动脉瘤颈部特征，选择血管内治疗或开放性手术治疗，识别相关侧支血管。此外，DSA 也有时间分辨率，可用于评估动脉、毛细血管和静脉期。除了常规的 DSA，3D 旋转血管造影（3DRA）还能进一步提高神经系统发现小动脉瘤的灵敏度，并能弥补计算机断层摄影术（CTA）/磁共振血管造影术（MRA）或二维 DSA 的缺失，这些是 DSA 在血流导向装置治疗后评估治疗反应的金标准。虽然早期研究结果显示 DSA 死亡率为 0.06%，脑卒中发生率为 4%[3]，然而最近的报道显示，DSA 并发症发生率低于 0.3%[4]。因为 DSA 是一种侵入性的检查，必须权衡相应的手术风险。当然，DSA 和 3DRA 可用于规划治疗（图 18.1）和血流导向装置治疗即刻评估（图 18.2）。

## 18.2 计算机断层摄影术（CTA）

在 CTA 上，动脉瘤内造影剂充盈显影，可很容易地检测治疗前后状态。对于诊疗计划，CTA 可以准确地确定动脉瘤腔位置和几何形状，测量其大小、形状、颈部大小、是否存在子囊以及其他特征，包括血管壁不规则或者罕见的动脉瘤破裂导致造影剂外渗（图

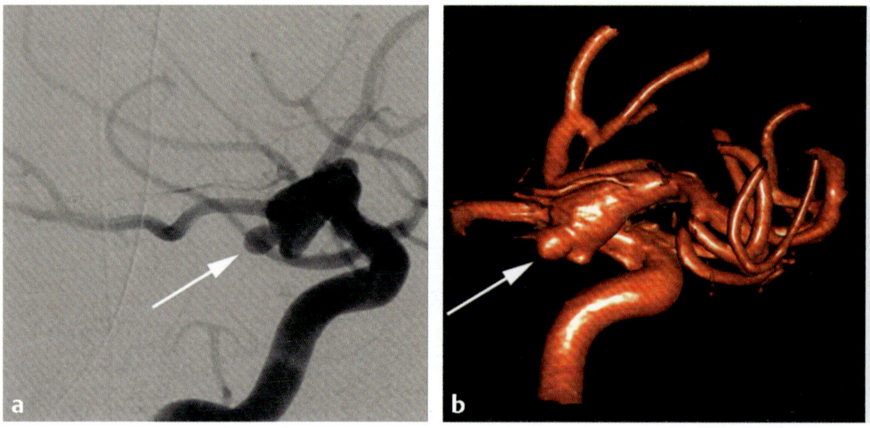


**图 18.1** 患者1(75岁,无症状女性)治疗前的DSA图片。DSA(a)和3DRA(b)显示,宽颈、形态不规则、7mm×8mm后交通动脉瘤,伴有子囊(箭头所示)。

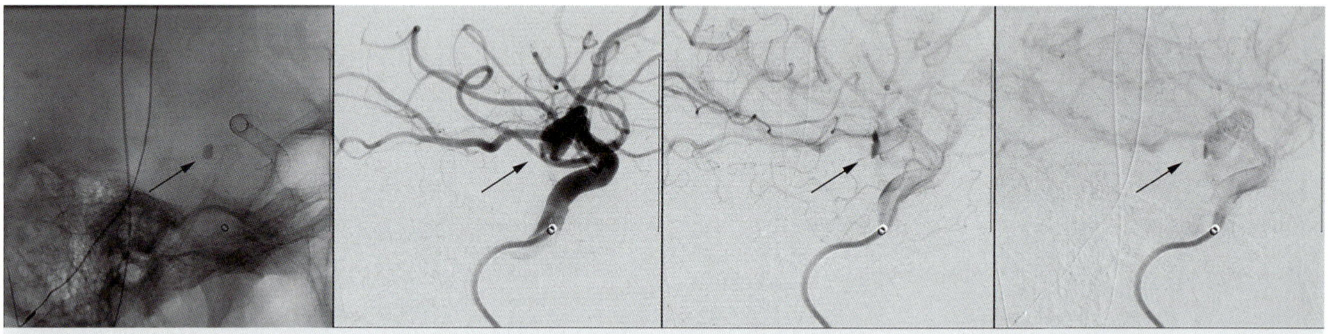

**图 18.2** 患者 1 治疗后的 DSA 造影。放置 Pipeline Flex 装置后,血流可顺利通过支架管腔,动脉瘤内可见血流停滞。与既往动脉瘤囊内造影剂形成对比,并进行减影(箭头所示)。

18.3)。CTA 在轴向平面进行多排螺旋探测器扫描形成,形成多平面和最大密度投影及三维重建(表 18.1 是作者所在单位的成像方案)。早期 CT 技术对于检测 3mm 和更小动脉瘤不敏感,使用四通道多层螺旋 CT 扫描的灵敏度低至 84%[5]。一些文献研究和最近的荟萃分析表明,与 DSA 相比,目前多层螺旋 CTA 扫描具有空间分辨率,可以有效地诊断动脉瘤,灵敏度接近 100%[6-10]。

CTA 也可以用来监测治疗后的动脉瘤,但必须注意到金属植入物相关的伪影,包括支架、弹簧圈和动脉瘤夹。这些可能导致金属发出大量光束。多是由于多束 X 线穿过任何高衰减材料能量衰减,只留下高能 X 线。虽然可以限制金属附近的动脉瘤评估,但是目前的血流导向装置可产生的光束硬化伪影很小(图 18.4)。在血流导向装置治疗之后,支架内部管腔可以通过适当的窗口和平面来评估,以最大限度地提高血管腔内和支架内造影剂之间的差异。此外,治疗后的 CTA 还可显示动脉瘤的进展性血栓形成,偶尔可在非对比 CT 检查中发现高密度新月征。然而,其在亚急性组血栓形成后 6 小时至 1 周检测血液成分的能力显著下降。

CTA 成像的一个缺点是辐射。由其他研究可推出,CTA 成像可导致较小但很显著的癌症增生风险。在过去 30 年中,医疗辐射源使美国人均辐射剂量从 20 世纪 80 年代的平均 3.6mSv 增加到 2006 年的 6.2mSv。据估计,在美国,1.5%~2.0%的癌症可归因于 CT 辐射[12]。两篇研究使用非增强头颅 CT 平扫和 CT-扫描期间的辐射剂量和剂量-长度乘积(DLP)来估计剂量效应[13,14],结果显示,非增强 CT 和头部 CTA 平均放射剂量分别为 3.6mSv 和 4.3mSv(非增强 CT 为 1.7mSv 对 2.7mSv;头部 CTA 为 1.9 和 1.6mSv)。这说明患者行非增强 CT 和 CTA 检查脑部罹患癌症的风险较低。作为对照,血流导向装置治疗后随访辐射剂量显著低于急性缺血性脑卒中患者使用 CTA 颈部和 CT 灌注

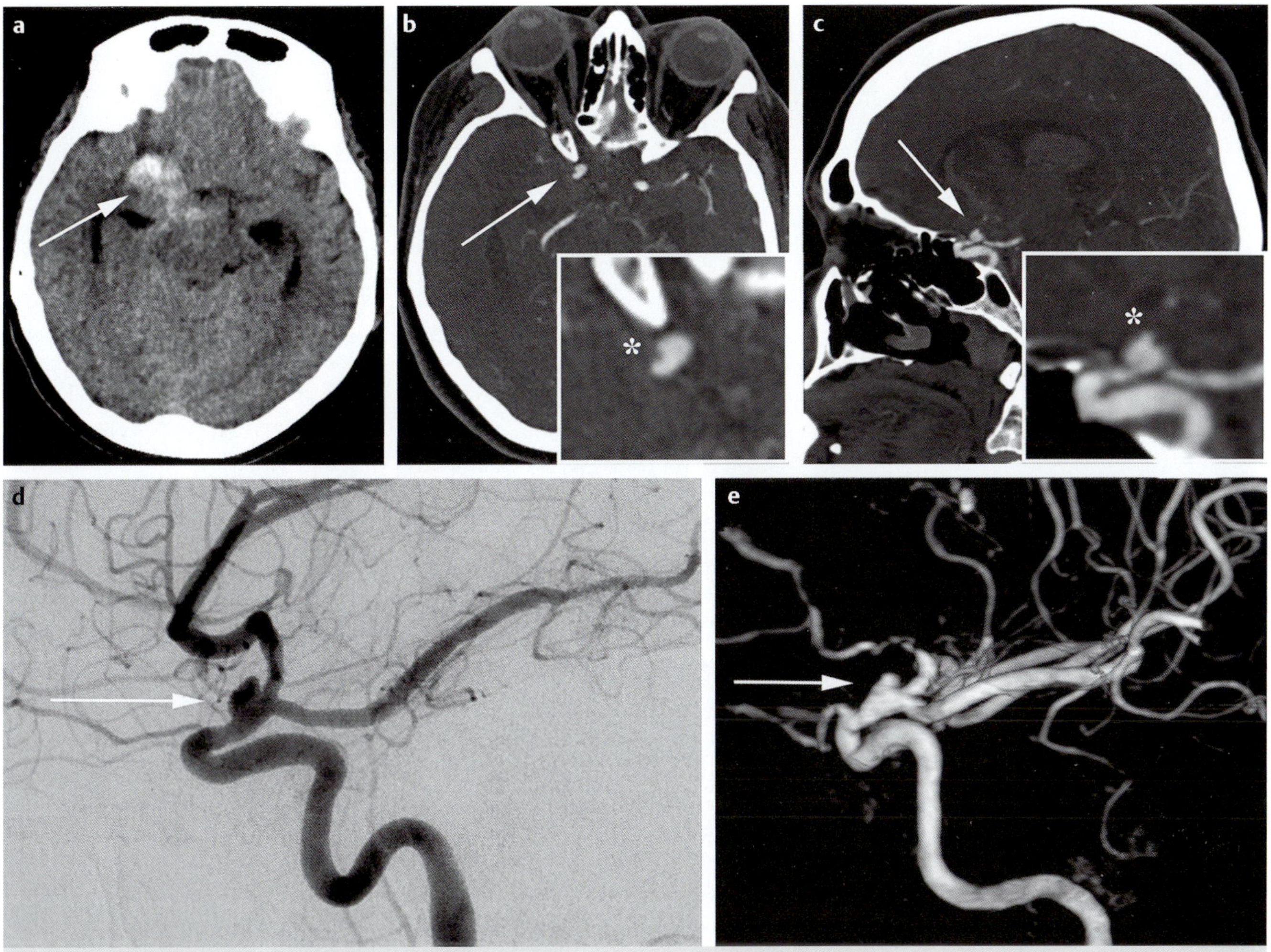


图 18.3　患者 2 进行 CTA 检查发现动脉瘤，患者为 45 岁女性，症状为最剧烈头痛。非对比头部 CT(a)显示蛛网膜下隙出血和脑实质内出血，局限于右侧外侧裂和右侧额叶(箭头)。轴位 CTA(b)和矢状位 CTA 重建(c)显示沿着右颈内动脉(ICA)不规则的渗出，背侧为形态不规则的血疱样动脉瘤(箭头，星号)。经右侧 ICA 造影，DSA(d)和 3DRA(e)证实背侧形态不规则的血疱样动脉瘤。

表 18.1　CTA 成像检查

| CTA 方案 [a] | 碘帕醇 | 注射速率 | 延迟注射 | 层厚 |
|---|---|---|---|---|
| CTA 脑部 | 100mL | 4mL/s | 10s | 0.625mm |

[a] 所有 CTA 图像用 64 排西门子扫描仪(定义或定义为 AS)，调整剂量 100~120kVp。通过使用 18 或 20 号成像导管，经肘前静脉穿刺进入静脉。在升动脉区域建立感兴趣区，设置 100 Hunsfield(HU)。由 PACS 工作站获得图像。首先检查 CTA 设置(窗口 96，窗位 150HU)图像，并根据需要修改以分隔支架与血管腔。

检查的辐射剂量(估计为1200 例患者中有 1 例)。

有效剂量可通过 DLP 计算获得 (MGY-CM)，但需考虑到成像器官的放射敏感性，其中 80%归因于甲状腺[15]。低风险的原因之一是大多数接受动脉瘤扫描的患者通常为 60~90 岁，而这个年龄组放射暴露发生癌症致死风险较低，原因是 DLP 转换因子降低。虽然 CT/CTA 动脉瘤治疗的个体癌症致死风险很小，但我们仍准备好了流行病学大数据用于处理未来潜在的 CT 辐射风险[16]。

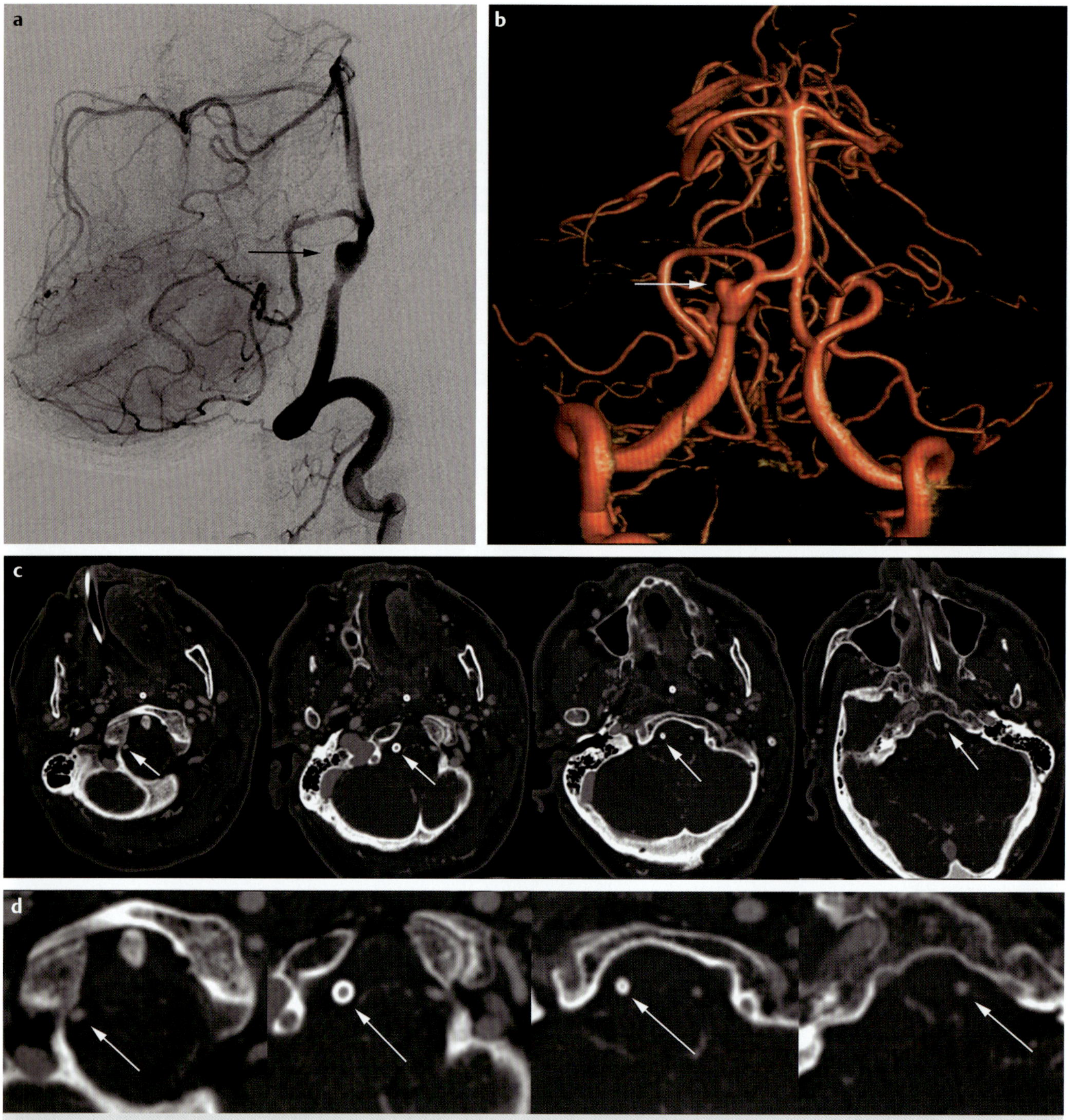


图 18.4 患者 3 使用血流导向装置治疗后 CTA 检查，患者为 57 岁女性，表现为急性 SAH 和夹层假性动脉瘤。经右侧椎动脉造影(a)和 3DRA(b)显示右侧 V4 段假性动脉瘤(箭头)正好位于右侧 PICA 起源处近端。CTA(c)显示治疗后右侧椎动脉(箭头)外观，保留下部(c,左)到上部(c,右)管腔，以及放大的 CTA 图像，显示治疗后的右侧椎动脉(箭头)(d)。CTA 窗口 2500，窗位 600。

## 18.3 磁共振成像和磁共振血管造影

对于术后的随访检查，磁共振成像/磁共振血管造影(MRI/MRA)相对于 DSA 和 CTA 有一定的优势。首先，MRI/MRA 并没有使用电离辐射，MRA 序列可以在不需要造影剂情况下进行动脉瘤成像，避免了 DSA 或 CTA 的反复电离辐射。此外，非增强的 MRA

序列避免了造影剂的潜在风险。

### 18.3.1 MRI/MRA 动脉瘤成像

3D 时间飞跃(TOF)序列的 MRA 检查无须使用对比增强剂，可在肾衰竭或造影剂过敏的患者中使用。这种技术可以不用或使用对比增强剂，并且可以显示动脉瘤治疗前(图 18.5)和治疗后(图 18.6)图像。使用 MRA 评估动脉瘤的荟萃研究显示，对比增强 MRA(CEMRA)和 TOF 在发现动脉瘤的方面具有相似的能力[17]。然而，由于能够消除血流相关的伪影和

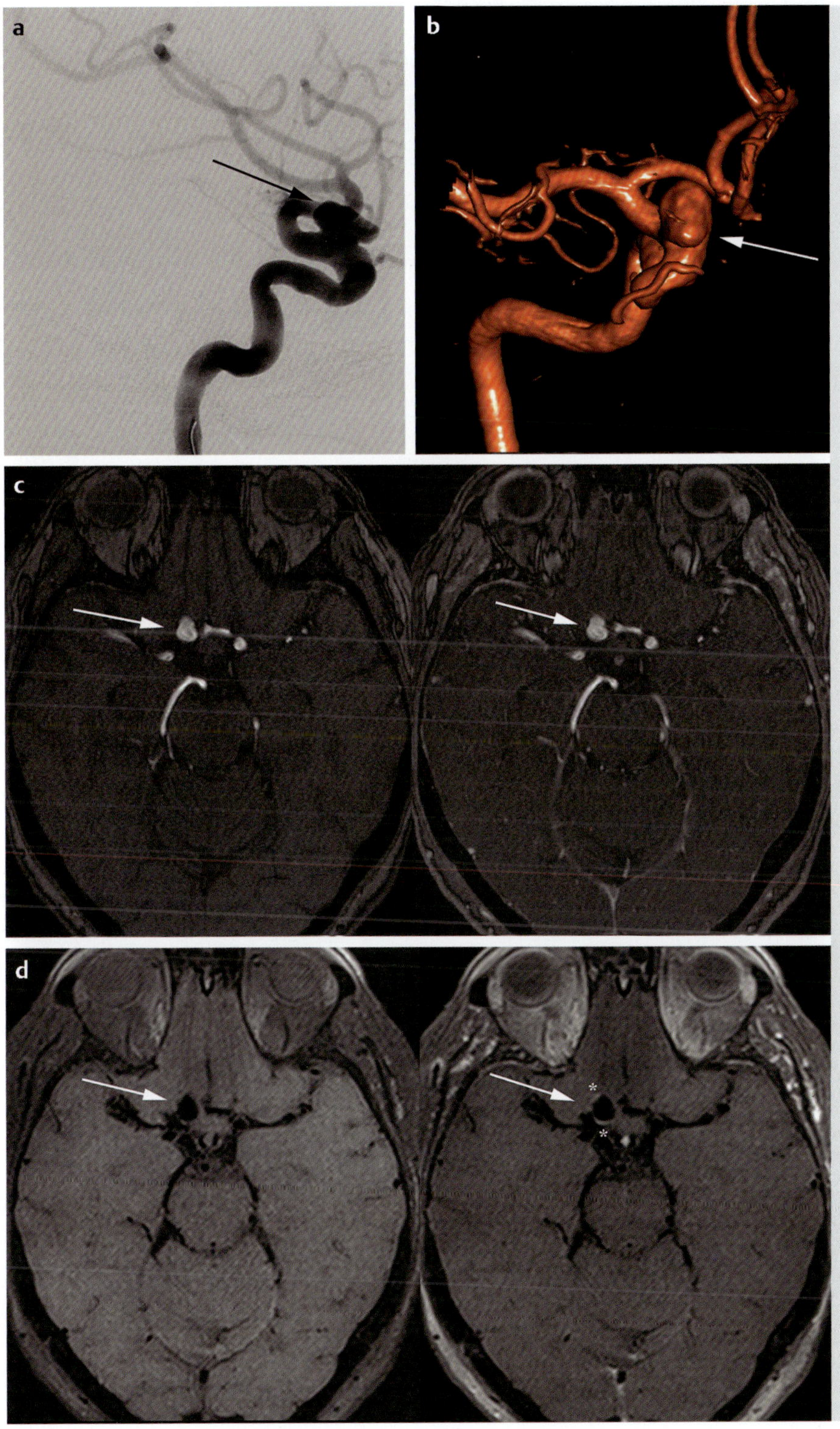


图18.5 患者4，70岁女性，右侧眼动脉瘤。术前DSA(a)、3DRA(b)和术前及术后MRA TOF序列(c，左侧和右侧)显示，宽颈、形态不规则、10mm×7mm右侧眼动脉瘤(箭头所示)。治疗前HRMRI和治疗后黑血成像(d，左和右)显示，动脉瘤(箭头所示)和血管壁增强区(星号)与血管壁炎症及动脉瘤破裂危险部位一致。

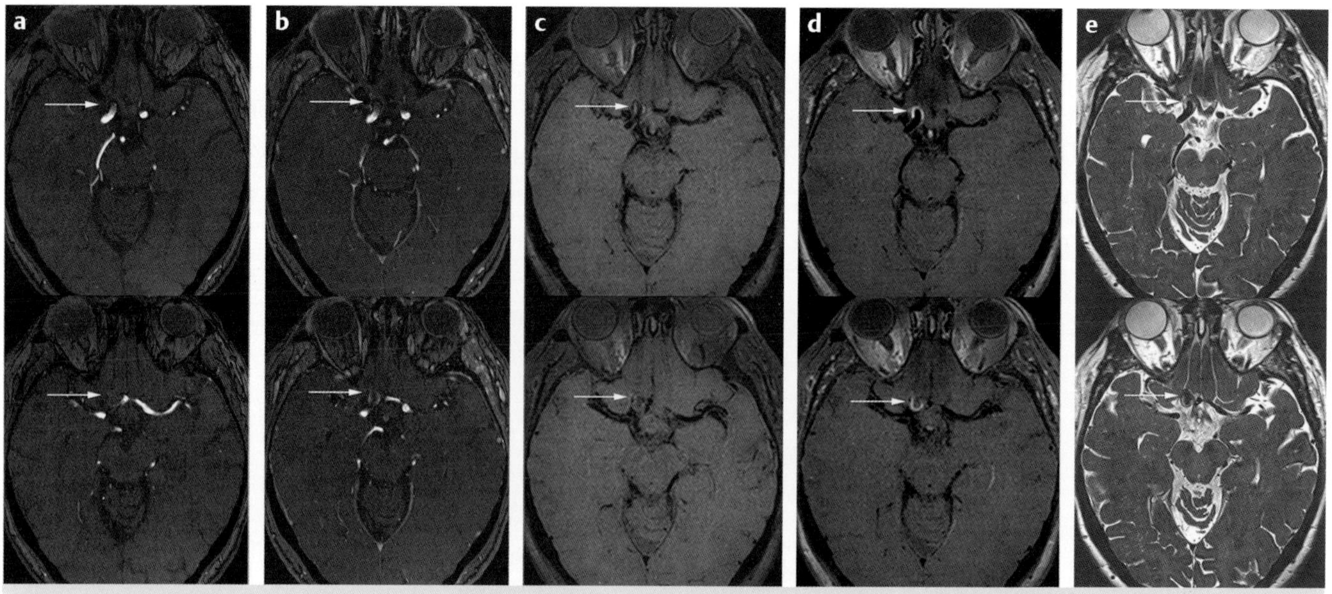


图 18.6 患者 4 动脉瘤治疗后用 MRI/MRA 评估。血流导向治疗状态，MRA 前（a，顶部=动脉瘤颈下方，底部=动脉瘤顶上方）和对比后 3D TOF 序列（b）显示动脉瘤囊没有对比增强剂（箭头所示）。HRMRI 治疗前（c）和治疗后对比（d），T1 加权黑血成像显示动脉瘤颈部（顶部）和动脉瘤囊（底部），可见其内与血栓一致的血管壁增厚和增强（箭头）。血栓在 T2 加权像（e）上在动脉瘤颈部（顶部）动脉瘤囊（底部）为高信号。

自旋饱和能力，CEMRA 优于 TOF，尽管 CEMRA 与 DSA 相比，其空间分辨率较低，但是图片质量分级相似[19]。尽管空间分辨率较低，但由于无静脉造影剂污染，且小分支血管在 3 T MRA 显示就优于 CTA[20]。

随着 MRA 技术不断改进，小动脉瘤的空间分辨率和灵敏度也得到改善。在目前的序列中，1.5T 的空间分辨率通常低至 1mm[21]，而在 3T MRI 的空间分辨率可以低至 0.6mm，同时保持信噪比不变[22]，影像学医师可在 3T MRI 检查中发现动脉瘤。一项荟萃分析研究了 MRA 检测脑动脉瘤的能力，Sailer 发现 3T 磁共振比 1.5T 磁共振更容易发现动脉瘤 （$P$=0.054）[17]，1.5T 磁共振和 3.0T 磁共振检测动脉瘤的平均敏感性为 95%。这些结果表明，MRA 特别是 3 TMRI 可以用来随访血流导向装置治疗的动脉瘤。

## 18.3.2 磁共振成像安全

由于非增强三维 TOF 对于肾衰竭患者具有潜在优势且无辐射，MRI/MRA 可用于随访血流导向装置治疗。随着磁共振成像技术的不断进步，未来其使用可能会越来越便捷。因此，重要的是要考虑造影剂和 MRI 使用时与磁场相关潜在风险。所有磁共振成像研究都应遵循美国放射学会（ACR）指导原则，以最大限度地减少任何内在风险，并考虑患者的安全性。

最近的研究表明，特别是在肾功能受损的患者身上，可静脉注射磁共振造影剂，如钆静脉造影剂（GBCA）。这很少与肾源性系统纤维化（NSF）有关。NSF 是一种潜在的致命疾病，其特征是进行性皮肤和软组织增厚。患者应该进行急性肾脏病变和慢性肾病相关检查，如果肾小球滤过率<30mL/(cm·1.73m$^2$)，则不应该使用钆造影剂。在可用的造影剂中，钆喷酸葡胺（MultiHance，0.1mmol/kg）与其他 GBCA 相比，其 NSF 发生率要低得多（4/10 万比 36.5/10 万）[24,25]。此外，新的造影剂，如钆磷维塞三钠（Ablavar，0.03mmol/kg），超过 9000 次研究没有报道出现 NSF 并发症。

GBCA 的另一个风险是造影剂过敏。据估计，1%~2%的患者有轻微短暂的反应，包括恶心、局部变暖、头痛和眩晕。严重的过敏反应非常罕见（<0.005%）。由于这些潜在的风险，钆应该在放射科医生的监督下使用。

另一个主要风险是存在 MRI 不相容的硬件。患者进行磁共振检查，不相容的硬件，包括心脏起搏器、眼眶弹片，或在过去 8 周内放置的血管支架。如果出现成像不清(如 CTA、DSA),MRI 可能是唯一的选择。心脏起搏器的存在并不一定是 MRI 扫描的绝对禁忌证。如果患者不依赖起搏器而且患者签署了知情同意书,MRI 可以在放射科医生及心脏医生严密监测下进行。从理论上来说,患者也应该检查有无怀孕。虽然磁共振在孕妇中是安全的,但 GBCA 使用仍然存在许多问题。

## 18.4 血管腔外成像

虽然动脉瘤治疗前后可以通过血管腔扫描成像方法进行评估,但动脉瘤的破裂风险并不仅仅取决于影像学发现。血管腔内成像检查通常无法发现动脉瘤壁的结构变化。进一步影像学研究表明,识别血流动力学或炎症因子可能有助于更好地预测动脉瘤破裂。血流量也会影响内皮功能,对动脉瘤的稳定性有好处或有害。此外,动脉瘤壁炎症在其不稳定性方面起着至关重要的作用。研究表明,在动脉瘤的形成过程中,动脉瘤的几何形态、血流和动脉瘤壁的病理生理学之间存在着微妙的平衡,而最近的文献研究则强调了测量:①血流动力学预测因子;②动脉瘤易损炎性标志物的能力。随着成像技术的发展,我们可以收集更详细的信息,可以让我们更好地预测血流导向装置治疗前后动脉瘤的情况。然而,在做出任何具体预测之前,还需要进一步的研究。

### 18.4.1 血流动力学预测因子

众所周知,血流动力学因素在动脉瘤形成、生长和破裂中起着重要的作用,并且可能有助于确定血流流入区,指导血管内治疗。计算流体力学(CFD)已经应用于血管腔成像(DSA、CTA 和 MRA)来模拟真实的血流情况。利用这些模型可以计算出这些血流动力学模型(拉伸应力、压缩应力、剪切应力/振荡剪切指数 OSI)。血管壁剪切力、OSI、流入血流和冲击域在动脉瘤破裂风险的预处理中至关重要[29]。OSI 可衡量舒张和收缩过程中血管壁剪切应力变化,可以作为预测破裂风险的替代标记物[32]。CFD 可识别血流导向装置治疗前、后血管壁剪切力,OSI 可衡量动脉瘤潜在的破裂风险[26,30,33]。另外,4D-CTA 特征,如动脉瘤搏动,可能预示动脉瘤生长和破裂风险较高,并可以进行术前和术后模拟[34]。新的 MRI 序列也可以定义动脉瘤壁运动异常与较高的破裂风险相关[35]。

### 18.4.2 磁共振血管壁成像

动脉瘤生长、血管壁变薄和破裂的病理生理学涉及组织学上多种变化,包括内皮破坏、胶原蛋白丧失和炎症细胞迁移。虽然既往的血管腔内成像检查不能检测这些病理变化,但新开发的 3T 的黑血 T1 加权磁共振序列能够检测造影剂渗漏,并确定不稳定的动脉瘤和蛛网膜下隙出血患者的动脉瘤破裂部位 (图 18.5,表 18.2)。这些技术可以识别多发动脉瘤(多发比例为 5%~20%)患者中破裂的责任动脉瘤,允许更准确和及时的治疗[36]。动脉瘤壁增强与破裂病史相关。动脉瘤壁增强可见于 98.4%破裂动脉瘤,而 81.9%的未破裂动脉瘤的动脉瘤壁无增强[37]。使用动态对比度增强 (DCE)MRI 和灌注参数 Ktrans 量化动脉瘤壁渗透性,这是动脉瘤破裂的独立预测因子[38]。

尽管动脉瘤壁增强和炎症提示动脉瘤不稳定,这

表 18.2 MRI 序列

| MRI 序列 [a] | TR/TE(ms) | FOV($mm^2$) | 矩阵 | 层厚(mm) | 时间(分:秒) |
|---|---|---|---|---|---|
| 3D TOF | 22/3.6 | 200mm×181mm | 382×331 | 0.5 | 6:50 |
| 3D DANTE T1W1 BB SPACE | 800/21 | 162mm×162mm | 196×192 | 0.8 | 5:47 |
| 3D T2W BB SPACE | 1000/118 | 200mm×200mm | 384×380 | 0.5 | 4:18 |

缩略语:FOV:视野;TOF,飞行时间;TR/TE,重复时间/回声时间。

[a] 所有 MRI 影像在 3T 时在 Siemens Verio,Trio 或 Prisma Platforms 平台上获取,使用标准头部弹簧圈和标准造影剂,剂量为 0.1mmol/kg。通过以下步骤获得影像:TOF 前、T1w BB 前、造影剂注射、TOF 后,T2w BB 后和 T1w BB 后。TOF 使用一个饱和平板来显示流入血流。

种增强也可以在血管内治疗后消失的动脉瘤内观察到。在这种情况下，治疗后动脉瘤颈部和瘤囊增强可能会进一步预测治疗反应。这一发现可在血流导向装置治疗后使用 HR-MRI 检测(图 18.6)。

## 18.5 结论

多种成像工具不仅可用于诊断颅内动脉瘤，还可用于指导治疗和评估治疗后效果。这些技术可用于评估残存的动脉瘤腔并监测其生长情况。未来的成像技术，包括血管壁成像技术，可以在治疗前对血管壁的脆弱性进行准确描述，并可评估血流导向装置治疗后动脉瘤愈合和降低的破裂风险。

## 参考文献


[1] van Rooij WJ, Sprengers ME, de Gast AN, Peluso JP, Sluzewski M. 3D rotational angiography: the new gold standard in the detection of additional intracranial aneurysms. AJNR Am J Neuroradiol. 2008; 29(5):976–979

[2] Bechan RS, van Rooij SB, Sprengers ME, et al. CT angiography versus 3D rotational angiography in patients with subarachnoid hemorrhage. Neuroradiology. 2015; 57(12):1239–1246

[3] Hankey GJ, Warlow CP, Molyneux AJ. Complications of cerebral angiography for patients with mild carotid territory ischaemia being considered for carotid endarterectomy. J Neurol Neurosurg Psychiatry. 1990; 53(7):542–548

[4] Fifi JT, Meyers PM, Lavine SD, et al. Complications of modern diagnostic cerebral angiography in an academic medical center. J Vasc Interv Radiol. 2009; 20(4):442–447

[5] Teksam M, McKinney A, Casey S, Asis M, Kieffer S, Truwit CL. Multi-section CT angiography for detection of cerebral aneurysms. AJNR Am J Neuroradiol. 2004; 25(9):1485–1492

[6] Uysal E, Yanbuloğlu B, Ertürk M, Kilinç BM, Başak M. Spiral CT angiography in diagnosis of cerebral aneurysms of cases with acute subarachnoid hemorrhage. Diagn Interv Radiol. 2005; 11(2):77–82

[7] McKinney AM, Palmer CS, Truwit CL, Karagulle A, Teksam M. Detection of aneurysms by 64-section multidetector CT angiography in patients acutely suspected of having an intracranial aneurysm and comparison with digital subtraction and 3D rotational angiography. AJNR Am J Neuroradiol. 2008; 29(3):594–602

[8] Prestigiacomo CJ, Sabit A, He W, Jethwa P, Gandhi C, Russin J. Three dimensional CT angiography versus digital subtraction angiography in the detection of intracranial aneurysms in subarachnoid hemorrhage. J Neurointerv Surg. 2010; 2(4):385–389

[9] Xing W, Chen W, Sheng J, et al. Sixty-four-row multislice computed tomographic angiography in the diagnosis and characterization of intracranial aneurysms: comparison with 3D rotational angiography. World Neurosurg. 2011; 76(1–2):105–113

[10] Guo W, He XY, Li XF, et al. Meta-analysis of diagnostic significance of sixty-four-row multi-section computed tomography angiography and three-dimensional digital subtraction angiography in patients with cerebral artery aneurysm. J Neurol Sci. 2014; 346(1–2):197–203

[11] Smith-Bindman R, Lipson J, Marcus R, et al. Radiation dose associated with common computed tomography examinations and the associated lifetime attributable risk of cancer. Arch Intern Med. 2009; 169(22):2078–2086

[12] Brenner DJ, Hall EJ. Computed tomography–an increasing source of radiation exposure. N Engl J Med. 2007; 357(22):2277–2284

[13] Cohnen M, Wittsack HJ, Assadi S, et al. Radiation exposure of patients in comprehensive computed tomography of the head in acute stroke. AJNR Am J Neuroradiol. 2006; 27(8):1741–1745

[14] Mnyusiwalla A, Aviv RI, Symons SP. Radiation dose from multidetector row CT imaging for acute stroke. Neuroradiology. 2009; 51(10):635–640

[15] Jessen KA, Shrimpton PC, Geleijns J, Panzer W, Tosi G. Dosimetry for optimisation of patient protection in computed tomography. Appl Radiat Isot. 1999; 50(1):165–172

[16] Kim KP, Berrington de González A, Pearce MS, et al. Development of a database of organ doses for paediatric and young adult CT scans in the United Kingdom. Radiat Prot Dosimetry. 2012; 150(4):415–426

[17] Sailer AM, Wagemans BA, Nelemans PJ, de Graaf R, van Zwam WH. Diagnosing intracranial aneurysms with MR angiography: systematic review and meta-analysis. Stroke. 2014; 45(1):119–126

[18] Nael K, Michaely HJ, Villablanca P, Salamon N, Laub G, Finn JP. Time-resolved contrast enhanced magnetic resonance angiography of the head and neck at 3.0 tesla: initial results. Invest Radiol. 2006; 41(2):116–124

[19] Nael K, Krishnam M, Nael A, Ton A, Ruehm SG, Finn JP. Peripheral contrast-enhanced MR angiography at 3.0 T, improved spatial resolution and low dose contrast: initial clinical experience. Eur Radiol. 2008; 18(12):2893–2900

[20] Goto M, Kunimatsu A, Shojima M, et al. Depiction of branch vessels arising from intracranial aneurysm sacs: time-of-flight MR angiography versus CT angiography. Clin Neurol Neurosurg. 2014; 126:177–184

[21] Schellinger PD, Richter G, Kohrmann M, Dorfler A. Noninvasive angiography (magnetic resonance and computed tomography) in the diagnosis of ischemic cerebrovascular disease. Techniques and clinical applications. Cerebrovasc Dis. 2007; 24 Suppl 1:16–23

[22] Bernstein MA, Huston J, III, Lin C, Gibbs GF, Felmlee JP. High-resolution intracranial and cervical MRA at 3.0T: technical considerations and initial experience. Magn Reson Med. 2001; 46(5):955–962

[23] Kanal E, Barkovich AJ, Bell C, et al. ACR Blue Ribbon Panel on MR Safety. ACR guidance document for safe MR practices: 2007. AJR Am J Roentgenol. 2007; 188(6):1447–1474

[24] Kaewlai R, Abujudeh H. Nephrogenic systemic fibrosis. AJR Am J Roentgenol. 2012; 199(1):W17–23

[25] Prince MR, Zhang H, Morris M, et al. Incidence of nephrogenic systemic fibrosis at two large medical centers. Radiology. 2008; 248(3):807–816

[26] Meng H, Tutino VM, Xiang J, Siddiqui A. High WSS or low WSS? Complex interactions of hemodynamics with intracranial aneurysm initiation, growth, and rupture: toward a unifying hypothesis. AJNR Am J Neuroradiol. 2014; 35(7):1254–1262

[27] Futami K, Sano H, Misaki K, Nakada M, Ueda F, Hamada J. Identification of the inflow zone of unruptured cerebral aneurysms: comparison of 4D flow MRI and 3D TOF MRA data. AJNR Am J Neuroradiol. 2014; 35(7):1363–1370

[28] Schneiders JJ, Marquering HA, van Ooij P, et al. Additional value of intra-aneurysmal hemodynamics in discriminating ruptured versus unruptured intracranial aneurysms. AJNR Am J Neuroradiol. 2015; 36(10):1920–1926

[29] Wong GK, Lau JC, Poon WS. Flow diverting stents for cerebral aneurysm treatment: time to replace coiling? J Clin Neurosci. 2011; 18(8):1143

[30] Can A, Du R. Association of hemodynamic factors with intracranial aneurysm formation and rupture: systematic review and meta-analysis. Neurosurgery. 2016; 78(4):510–520

[31] Xiang J, Natarajan SK, Tremmel M, et al. Hemodynamic-morphologic discriminants for intracranial aneurysm rupture. Stroke. 2011; 42(1):144–152

[32] Cebral JR, Castro MA, Burgess JE, Pergolizzi RS, Sheridan MJ, Putman CM. Characterization of cerebral aneurysms for assessing risk of rupture by using patient-specific computational hemodynamics models. AJNR Am J Neuroradiol. 2005; 26(10):2550–2559

[33] Munarriz PM, Gómez PA, Paredes I, Castaño-Leon AM, Cepeda S, Lagares A. Basic principles of hemodynamics and cerebral aneurysms. World Neurosurg. 2016; 88:311–319

[34] Hayakawa M, Tanaka T, Sadato A, et al. Detection of pulsation in unruptured cerebral aneurysms by ECG-gated 3D-CT angiography (4D-CTA) with 320-row area detector CT (ADCT) and follow-up evaluation results: assessment based on heart rate at the time of scanning. Clin Neuroradiol. 2014; 24(2):145–150

[35] Vanrossomme AE, Eker OF, Thiran JP, Courbebaisse GP, Zouaoui Boudjeltia K. Intracranial aneurysms: wall motion analysis for prediction of rupture. AJNR Am J Neuroradiol. 2015; 36(10):1796–1802

[36] Matouk CC, Mandell DM, Günel M, et al. Vessel wall magnetic resonance imaging identifies the site of rupture in patients with multiple intracranial aneurysms: proof of principle. Neurosurgery. 2013; 72(3):492–496, discussion 496

[37] Nagahata S, Nagahata M, Obara M, et al. Wall enhancement of the intracranial aneurysms revealed by magnetic resonance vessel wall imaging using three-dimensional turbo spin-echo sequence with motion-sensitized driven-equilibrium: a sign of ruptured aneurysm? Clin Neuroradiol. 2016; 26(3):277–283

[38] Vakil P, Ansari SA, Cantrell CG, et al. Quantifying intracranial aneurysm wall permeability for risk assessment using dynamic contrast-enhanced MRI: a pilot study. AJNR Am J Neuroradiol. 2015; 36(5):953–959

第 19 章

# 血流导向装置治疗后动脉瘤残余的治疗

*R. Webster Crowley, Robert M. Starke*

**摘要**

与既往接受其他血管内治疗甚至是外科手术治疗动脉瘤相比，接受血流导向装置治疗的患者，当动脉瘤持续存在时，可供选择的余地非常有限。本章首先讨论血流导向装置治疗不能完全闭塞动脉瘤的许多种原因。治疗失败主要是由于血流导向装置位置不当、血流导向装置故障或累及重要的穿支血管等。本章的后半部分讨论使用血流导向装置后的处理残余动脉瘤的方案。血管内治疗选择包括放置额外的血流导向装置，其他可能的选择包括动脉瘤载瘤动脉闭塞，甚至栓塞动脉瘤。此外，显微外科手术可能对某些动脉瘤有效。显微外科手术包括夹闭重建，有或无搭桥的载瘤动脉闭塞/孤立。

**关键词：**脑动脉瘤；血管内治疗技术；血流导向；Pipeline 栓塞装置；治疗失败

## 19.1 简介

不管初始治疗手段是哪种，治疗残余动脉瘤仍然较为困难。无论既往动脉瘤选择血管内治疗或手术治疗，动脉瘤治疗失败或复发的患者与未经治疗的患者相比，再次治疗的复杂性增加。尤其是既往使用血流导向装置治疗的动脉瘤患者，病情变得更加复杂。不同于标准的弹簧圈栓塞、支架辅助弹簧圈栓塞甚至是手术夹闭，放置血流导向装置会阻碍进入动脉瘤的通道。因此，一旦使用血流导向装置治疗动脉瘤，那么神经介入医生的很多治疗工具就变得毫无用处。不幸的是，对于那些既往使用血流导向装置治疗但仍有残余动脉瘤的患者来说，治疗方案不仅更加有限，而且还可能增加致残率和死亡率。

很明显，动脉瘤复发和动脉瘤残留之间有很大的区别。残留是动脉瘤治疗结束时的典型表现，并且可以观察或根据一些因素决定是否再次治疗，包括残留动脉瘤大小，残留生长或进行性闭塞，动脉瘤的位置，破裂状态和医生的偏好。相反，复发动脉瘤是那些既往闭塞又再次显影的动脉瘤。由于其本身的特性，血流导向装置作为独立治疗手段时，在手术结束时会导致大量的动脉瘤残留。然而，一旦血流导向装置治疗后造影显示动脉瘤闭塞，其复发概率非常低[1]。换句话说，除了极少数的病例外[2]，血流导向装置治疗失败不会导致动脉瘤复发，而是永远不会消失的残留。

## 19.2 治疗失败的原因

当评估血流导向装置治疗后的动脉瘤残留时，确定下一步如何治疗的最重要的因素是寻找初始治疗后动脉瘤没有完全闭塞的原因。这一信息不仅决定了未来治疗的方式，而且还有助于决定是否需要进一步治疗。血流导向装置导致动脉瘤残留有很多原因，包括：累及侧支血管、贴壁不良、装置移位或收缩、整个动脉瘤大小和形态以及既往的动脉瘤治疗方式。一般来说，动脉瘤持续显影的原因可以分为三类：由于血流导向装置位置不合适导致动脉瘤残余；由于导流装置故障导致的动脉瘤残余；为维持必要血流导致的动脉瘤残余。虽然这些分类的目的是确定动脉瘤残留持续存在的潜在原因，但这也提示了未来不同的治疗方向。因此，介入医生准确地确定治疗失败的原因至关重要。

## 19.2.1 装置位置不适当导致的动脉瘤残余

血流导向装置位置不适当是一个相当宽泛的术语，可以包括装置的许多实际问题。然而，重要的是要认识到血流导向装置治疗失败后的所有病因，由于位置不适当导致的动脉瘤残留理论上应最容易治疗。主要原因很简单：如果不充分了解血流导向装置的最佳性能，那么既往使用血流导向装置则不可能成功。

如果既往血流导向装置与血管直径相比较小，特别是近端结构，血流导向装置贴壁不良会导致内漏，造影剂在动脉瘤内继续显影。贴壁不良的其他原因包括装置的近端形成弯曲，可见于颈内动脉海绵窦段前膝部，以及在形态不规则的动脉粥样硬化血管中放置的导流支架。最后，大小适当的血流导向装置打开不完全也可能会导致内漏。不幸的是，血流导向装置打开不完全也会导致载瘤动脉血管腔内形成急性血栓。很大程度上由于这一风险，最初使用球囊血管成形或其他操作时，必须尽力识别导流装置的开口是否完整并妥善处理。因此，连续血管造影不太可能确定动脉瘤残余的原因。然而，神经介入医生偶尔也不清楚导流装置是否因为装置本身的问题而没完全打开，或者是由于载瘤动脉形态不规则造成。因此，如果关于血流导流装置的贴壁有疑问，我们通常会进行 CT 血管造影检查，如 Dyna CT（西门子，Malvern，PA）。这可能有助于鉴别血管成形的支架结构区域及因动脉狭窄而没有完全扩张的区域。

然而，理论上来说，贴壁不良可在初始治疗时发现，有时血流导向装置形态或位置可在手术完成后的某个时间发生改变。如果血流导向装置尺寸较小，血流导向装置可完全移动，整个装置向远处整体移动是一种罕见的并发症。幸运的是，目前我们对血流导向装置了解很多，这种并发症发生概率不大。然而，如果血流导向装置移动超过动脉瘤颈部，这种并发症还是可能发生，导致动脉瘤治疗不完全，并且可能移动闭塞穿支血管。

另一个更常见的原因是血流导向装置收缩，或者装置部分移动[3,4]。不像完整血流导流装置移动，血流导向装置收缩只是部分收缩或短缩，而血流导流装置的其余部分则保持在一个相对稳定的位置。当一个矢向力将装置推向动脉瘤时，上述情况在特别迂曲动脉中尤其常见，一般来说，多由于动脉瘤两侧放置的血流导向装置长度不足和贴壁不良所造成。不幸的是，因为存在个体差别，我们难以确定在动脉瘤的近端和远端动脉中放置血流导流装置的准确数量以确保其不会收缩。然而，在特别迂曲的动脉或需要较大张力的动脉寻找合适的放置位置时，血流导流装置更有可能发生收缩。出于这个原因，对于可能出现血流导流装置收缩的患者，通常选择较长的血流导向装置。

可伸缩的血流导向装置也可见到装置收缩，通常确保装置的大部分（30%~50%）重叠时可避免，可选择的内部支架直径至少和外部支架一样大。换句话说，在较大的支架内放置较小的支架可能会增加支架结构收缩和分离的可能。

## 19.2.2 装置故障导致的动脉瘤残余

与装置位置不适当导致的残余动脉瘤不同，许多动脉瘤选择的装置大小及位置均较适当，但仍然会导致动脉瘤不完全闭塞。这些动脉瘤治疗失败不是因为治疗的技术问题，而是因为动脉瘤本身固有的一些原因，由于某种原因，使用血流导向装置可能会减少治疗效果。

动脉瘤的大小和形态在动脉瘤完全闭塞过程中发挥很大的作用。梭形动脉瘤和夹层动脉瘤完全闭塞发生率降低[5-7]。走行弯曲的载瘤动脉在动脉瘤内可形成喷射状血流，此时使用血流导向装置治疗可能不正确。另一组使用血流导向装置治疗不成功的病例多是既往治疗过的动脉瘤，特别是那些有支架植入史的动脉瘤患者[6-11]。关于此可能有很多原因。微导管通过既往存在支架可能会有问题，因为如果微导管在未知情况下通过现有支架的网孔，那么放置血流导向装置时会出现受限。假设微导管是顺利进入支架的真正管腔，在放置过程中，血流导向支架远端也可能会被既往支架限制，导致血流导向装置拉伸和放置位置不理想[12]。此外，在另一个支架内放置血流导向装置可能会增加支架内或支架邻近部位狭窄风险[13]。

关于既往支架治疗后对血流导向装置治疗的效果有较多的文献研究。Heiferman 等报道了 25 例支架辅助栓塞治疗失败的动脉瘤[11]。在随后的血流导向治疗中，完全闭塞率为 38%。Nelson 等报道了一组 31 个治疗的动脉瘤，有 2 个动脉瘤使用血流导向装置治疗后最初没有闭塞，其中一个动脉瘤采用了另外的支架进行治疗。在这项研究中，作者指出，既往的支架植入史使血流导向支架放置的位置更具挑战性，并且可能会减少动脉瘤闭塞所需的新生内膜和内皮化过程[14]。回顾 63 例血流导向装置治疗的动脉瘤病例，Lylyk 等发现，在 12 个月的随访时，只有 1 例动脉瘤未治愈是既往使用支架辅助弹簧圈栓塞治疗后复发的病例[15]。作者总结认为，既往存在的支架可能减少血流导向装置贴合载瘤动脉血管壁的可能性，导致内漏，减少内皮化。

在一项配对队列分析中，21 例患者使用 Pipeline 栓塞装置治疗既往支架治疗的复发性动脉瘤（第 1组）与 63 例患者使用 Pipeline 栓塞装置治疗既往未进行支架治疗的复发性动脉瘤（第 2 组）[16]。Pipeline 栓塞装置治疗导致动脉瘤闭塞的发生率第 1 组（55.6%）少于第 2 组（80.4%）。第 1 组随访时，患者临床结果较好的发生率为 81.0%，第 2 组为 93.2%（$P$=0.1）；第 1 组的并发症发生率为 14.3%，第 2 组为 9.5%（$P$=0.684）。与既往未进行支架治疗的动脉瘤患者相比，Pipeline 栓塞装置治疗既往行支架治疗的动脉瘤效果不明显。既往支架植入病史也可能减少放置血流导向装置的安全性和可靠性。当然，我们有理由认为，需要进一步支架植入的动脉瘤多较复杂，致残率、致死率均较高，但闭塞率较低。尽管如此，既往支架植入的动脉瘤再次进行支架植入时更加具有挑战性，而且必须谨慎小心。

### 19.2.3 必要的动脉瘤残余

虽然大多数动脉瘤治疗的主要的目的是完全闭塞动脉瘤，但也有一定数量的动脉瘤患者，保留一部分动脉瘤可能对患者更有益。基于这样一个前提，目前对于一些动脉瘤来说，完全闭塞可能对动脉瘤患者有伤害。使用血流导向装置可见于眼段动脉瘤治疗，也可见于动脉瘤发出重要分支血管的患者（图 19.1）。对于这些动脉瘤，血管造影显示侧支血管消失，下游的大脑区域发生缺血性损伤可能性较高。当这些动脉瘤通过外科手术治疗时，夹闭重建可能会对血管进行保护，同时尽可能多地夹闭动脉瘤。然而，即使通过手术夹闭的动脉瘤，当侧支血管从动脉瘤发出时，如果保留侧支血管血流，则必须要残留部分动脉瘤。

在血管内治疗这些动脉瘤时，通常有两种潜在的结果。要么是动脉瘤完全闭塞，要么是动脉瘤闭塞不完全，但是相关侧支血管一定要保持通畅。幸运的是，血流导向装置治疗的经验表明，动脉瘤及侧支血管完全闭塞的患者大多数毫无症状，多是由于受影响的区域出现较好的侧支循环代偿，无临床后遗症[17,18]。对于动脉瘤的侧支血管仍然存在血流，动脉瘤通常会近完全闭塞，通过动脉瘤供血侧支血管（图 19.2）。准确地预测动脉瘤完全闭塞和侧支血管较为困难。然而，这些分支动脉闭塞一般无后遗症，表明完全闭塞的动脉瘤患者多可保持侧支血流循环，而动脉瘤内存在持续血流时则没有。换句话说，在很多情况下，残留部分动脉瘤是预防缺血性事件发生的必要条件。这是一个非常重要的区别，对于合并分支血管的小型、稳定残留动脉瘤进行额外治疗可能没有什么用处，甚至可能是有害的。因此，对于重要分支血管所在的残留动脉瘤，一般不需要再次进行治疗，除非残留动脉瘤仍然存在较大的破裂风险。

## 19.3 既往治疗过的动脉瘤重新治疗

当医生决定治疗动脉瘤时，应该考虑到动脉瘤未来可能是否还需要治疗。在这个决策过程中，最重要的是理解前面提到的动脉瘤的残留病因，因此并不是所有的动脉瘤残留都需要治疗。除了载瘤动脉闭塞，可能没有一种血管内治疗动脉瘤方式像血流导向装置治疗一样限制了未来的治疗选择。一旦使用血流导向装置治疗，未来的治疗选择一般局限于放置额外的支架或手术治疗。虽然对于每一例动脉瘤残留来说不是很准确，但对于脑血管外科医生来说，一旦患者的治疗方案中加入了 1 个血流导向装置，大多数可用工具就都没有效果。

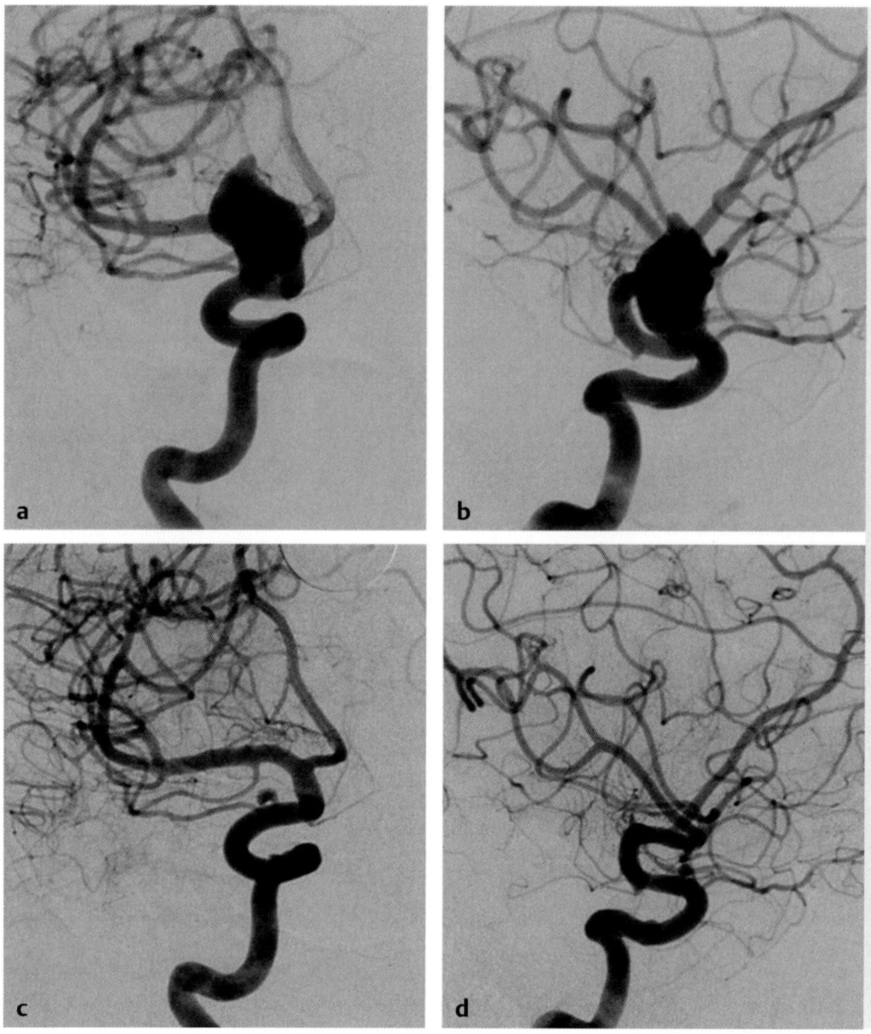


**图19.1** 未破裂右侧大型眼动脉瘤血管造影图像。治疗前的前后位(a)和侧位(b)图像显示眼动脉起源于动脉瘤颈。患者使用单一Surpass血流导向装置治疗(Sryker-Navias-Veor,Fremont,CA)。治疗1年后,血管造影(c,d)显示动脉瘤几乎完全闭塞(>99%),存在少量动脉瘤残余,眼动脉通畅。

### 19.3.1 额外装置

对于那些需要再次治疗的残余动脉瘤,血流导向装置治疗患者的最佳选择还是再次放置血流导向支架。由于装置位置不当而导致的初始治疗失败动脉瘤,一般多需要再次进行治疗。然而,对于血流导向装置治疗患者,这也是目前的一线治疗方式。

根据这些初始治疗失败的原因,可能需要放置额外装置。通过套叠 FD 的方式放置额外支架治疗内漏。这些故障通常由于导流装置的近端与血管壁位置贴合较差,再治疗植入支架选择直径时,应根据存在内漏的位置近端血管直径测量,以保证支架能够在内漏近端血管良好的贴壁。额外的支架不应该比已经放置的支架内径小。

当由于装置移动或收缩导致治疗失败时,应放置额外导流装置重建已经放置的支架结构。有必要考虑既往支架结构变化的原因,通过放置更长的血流导向装置并在动脉瘤颈两侧更大范围覆盖来解决。

对于那些装置功能良好但仍然未愈合的动脉瘤,多在既往已有的支架内放置额外支架,这增加了动脉瘤颈部的覆盖,降低了装置结构的孔隙率,从而增加血流导向装置治疗效果(图 19.3)。

### 19.3.2 弹簧圈栓塞

血流导向装置治疗后,进行弹簧圈栓塞所适用的病例非常有限,通常认为不可行。如果残留动脉瘤存在较大内漏,为残余的动脉瘤提供血液,则可以在支架外放置一个微导管进入动脉瘤。在动脉瘤成功地置管和弹簧圈栓塞后,可能需要放置额外的血流导向装置。此外,对于动脉瘤周围存在适当侧支血管,如后交通动脉,血流导向装置治疗后,可通过跨循环进行动脉瘤置管。

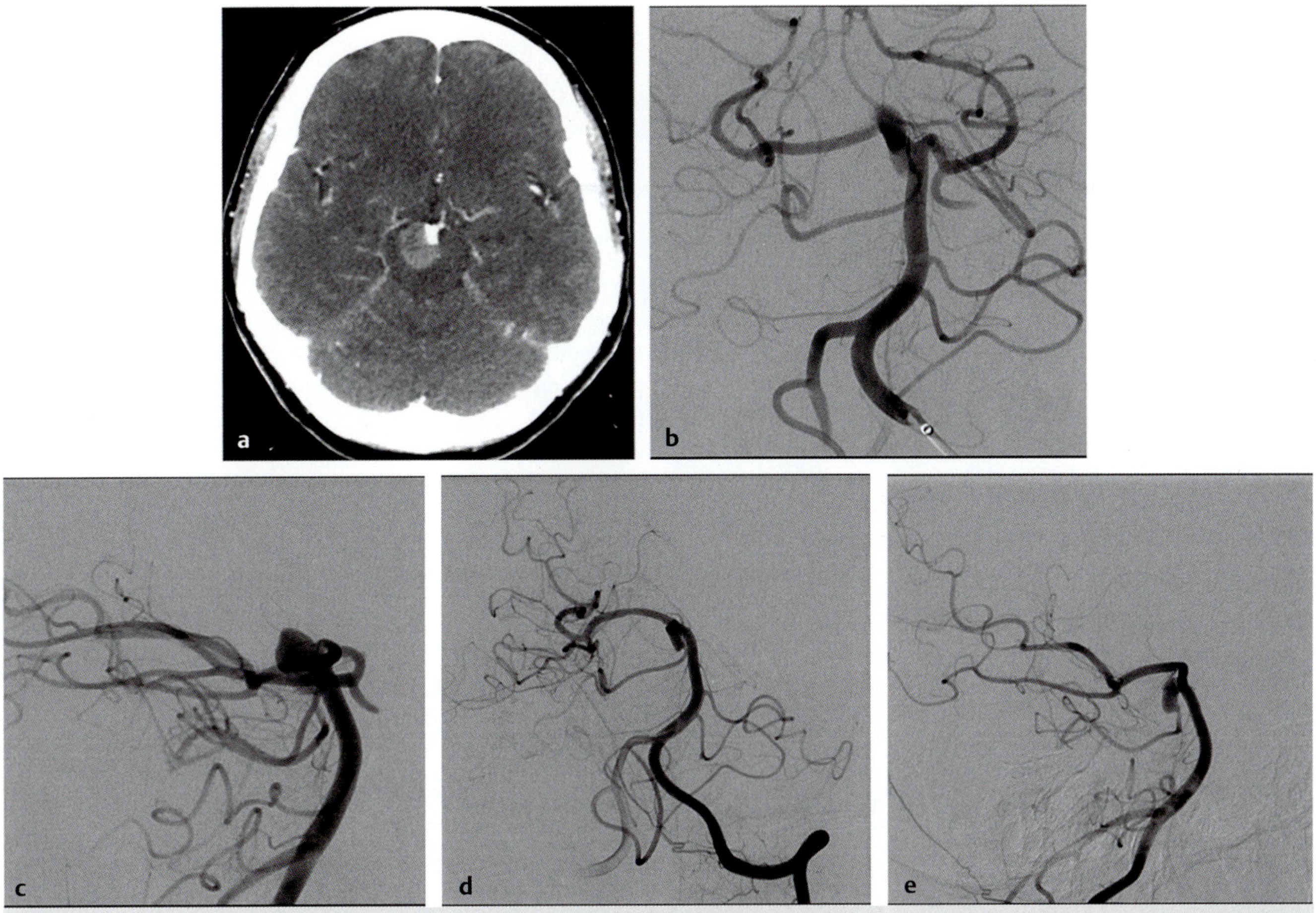


图 19.2　右侧大脑后动脉和小脑上动脉动脉瘤，其内大部分形成血栓。CT 扫描(a)显示动脉瘤部分血栓形成。治疗前，血管造影图像(b,c)显示动脉瘤部分显影。还可见小脑上动脉起源的动脉瘤。患者使用单一 Pipeline 栓塞装置进行治疗。治疗后，随访的血管造影图像(d,e)显示大部分动脉瘤上部完全闭塞，动脉瘤少量残留，而小脑上动脉通畅。值得注意的是，左侧大脑后动脉不再从椎动脉显影充盈，而是从左侧后交通动脉显影，但没有出现神经症状。

### 19.3.3 闭塞载瘤动脉

对于既往血流导向装置治疗但动脉瘤持续显影患者，闭塞载瘤动脉可能较为合理。事实上，从历史上看，在血流导向装置出现之前，很多动脉瘤都是通过载瘤动脉闭塞进行治疗。载瘤动脉闭塞出现血栓栓塞并发症的发生率为 20%，尽管通过球囊闭塞试验，患者的致残率和死亡率明显降低[19-24]。载瘤动脉闭塞后的长期风险必须和动脉瘤治疗失败及其他替代治疗的风险相权衡。虽然我们更倾向于血管内闭塞载瘤动脉，但其可以行手术治疗或血管内治疗。

### 19.3.4 显微手术治疗

对于血流导向装置治疗后残留的动脉瘤，显微外科手术治疗效果有限。血流导向装置目前取得如此重要的技术进步，很大程度上是因为其可治疗既往手术风险较大的大型或巨大型动脉瘤，包括手术致死致残性较大的动脉瘤。使用血流导向装置治疗失败并不会突然使复杂的病例变得容易，从而使得开放手术成为最好的治疗方法，并且此时手术的风险一般较大，特别是当考虑到抗血小板治疗需要时。夹闭重建可能可行，但是残留的动脉瘤通常较脆弱，动脉瘤颈部不允许放置更多的动脉瘤夹。随着血流导向装置的使用，特别是 Pipeline 栓塞装置(ev3)，适应证已经扩大许多，包括既往适合手术的动脉瘤患者。如果血流导向装置治疗失败，显微外科手术仍然是一个选择。当然，考虑到可能在抗血小板治疗中进行显微外科手术，也需考虑潜在的风险。

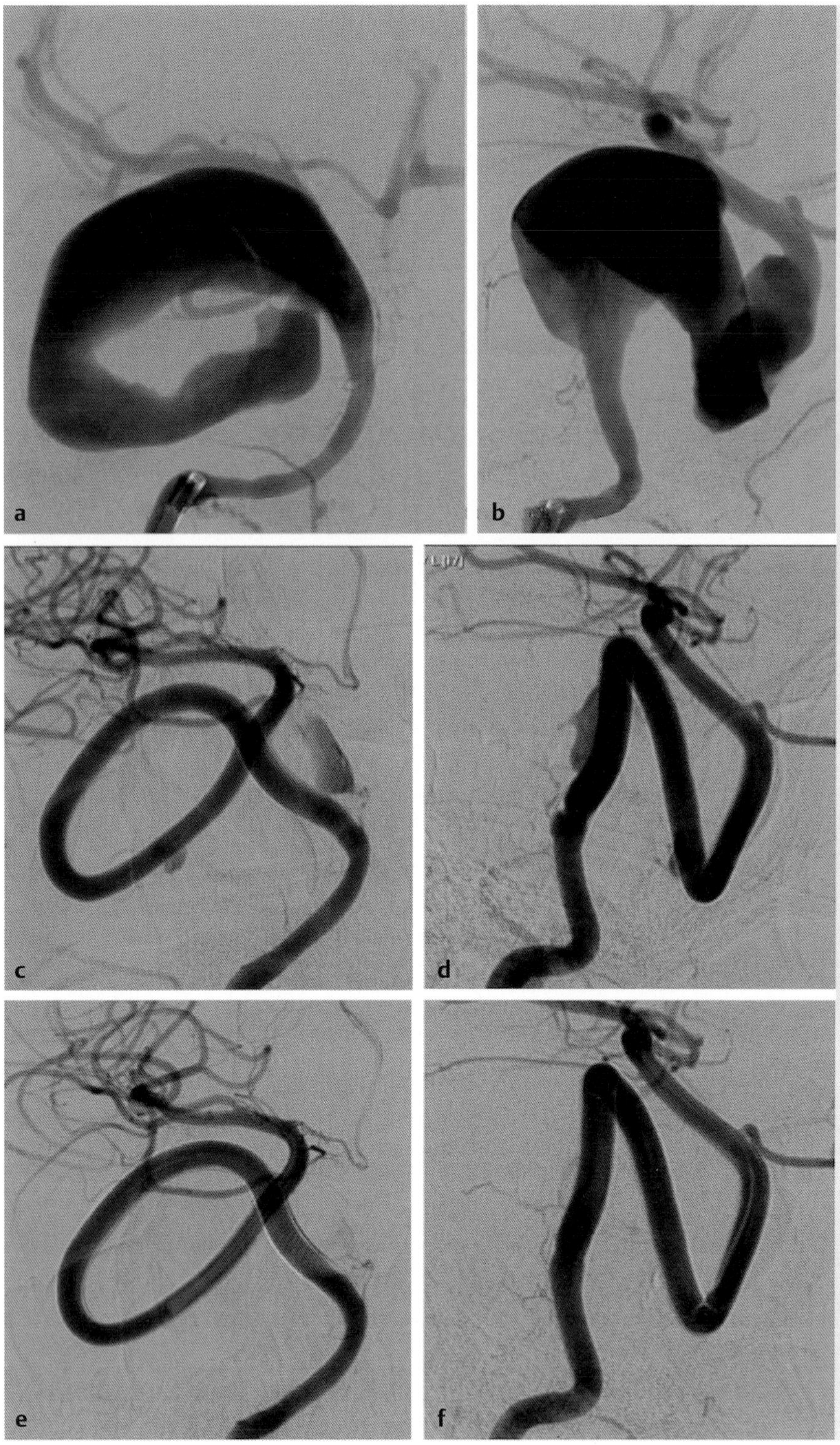


**图19.3** 右侧颈内动脉海绵窦段巨大型动脉瘤血管造影图像，其内形成血栓。治疗前，图像(a,b)显示动脉瘤显影，在动脉瘤内形成通道。动脉瘤采用可伸缩Pipeline栓塞装置治疗。随访图像(c,d)显示动脉瘤大部分血栓形成，但两个不同部位持续显影。在动脉瘤持续显影的两个区域放置额外的Pipeline栓塞装置，随后的随访图像(e,f)显示动脉瘤完全闭塞。（Credit：Cameron G. McDougall，MD.）

另一个考虑是，使用血流导向装置治疗后无动脉瘤残留或载瘤动脉闭塞的患者，仍然可能出现动脉瘤继续扩大[2,25–27]。最常见的病因包括渐进性炎症和生长性的血栓，或者小型穿支血管导致血液集聚动脉瘤顶部，从而导致血栓的形成。血管壁出血和血栓形成，两者连续循环可能导致闭塞的巨大型动脉瘤不断扩大。在这个阶段，动脉瘤开始变得像肿瘤，而不是血管病变，而且通常无法治疗或血管内治疗有限。在特定病例中，如果有严重占位效应、持续性水肿或载瘤动脉闭塞，可能需要进行显微外科切除或减压[2,16,26]。在这些病例中，有或无血管搭桥，采用显微外科手术孤立或切除动脉瘤是为数不多的治疗选择之一。动脉瘤在有或无搭桥手术时进行显微外科手术时，在绝对必要的情况下，需要移除血流导向装置[26,28]。然而，这样的手术都有重大风险，因此我们只有在所有其他治疗方案（包括保守治疗）都不可行时，才考虑进行。

## 19.4 未来方向

目前动脉瘤治疗已经出现许多新的血管内技术。如何安全治疗既往使用过血流导向装置治疗的动脉瘤患者，进一步选择很有必要。这些选择必须具有侵袭性较低或者与较低的，病死率和病残率风险相关。由于血流导向装置治疗后少数患者存在残留动脉瘤，未来多中心合作会为这些患者确定最佳的治疗方法。

## 参考文献


[1] Becske T, Potts MB, Shapiro M, et al. Pipeline for uncoilable or failed aneurysms: 3-year follow-up results. J Neurosurg. 2016 Oct 14:1-8 –[Epub ahead of print]

[2] Abla AA, Zaidi HA, Crowley RW, et al. Optic chiasm compression from mass effect and thrombus formation following unsuccessful treatment of a giant supraclinoid ICA aneurysm with the Pipeline device: open surgical bailout with STA-MCA bypass and parent vessel occlusion. J Neurosurg Pediatr. 2014; 14(1):31–37

[3] Chalouhi N, Satti SR, Tjoumakaris S, et al. Delayed migration of a pipeline embolization device. Neurosurgery. 2013; 72(2) Suppl Operative:ons229–ons234, discussion ons234

[4] Chalouhi N, Tjoumakaris SI, Gonzalez LF, et al. Spontaneous delayed migration/shortening of the pipeline embolization device: report of 5 cases. AJNR Am J Neuroradiol. 2013; 34(12):2326–2330

[5] Fischer S, Perez MA, Kurre W, Albes G, Bäzner H, Henkes H. Pipeline embolization device for the treatment of intra- and extracranial fusiform and dissecting aneurysms: initial experience and long-term follow-up. Neurosurgery. 2014; 75(4):364–374, discussion 374

[6] Jabbour P, Chalouhi N, Tjoumakaris S, et al. The Pipeline Embolization Device: learning curve and predictors of complications and aneurysm obliteration. Neurosurgery. 2013; 73(1):113–120, discussion 120

[7] Kerolus M, Kasliwal MK, Lopes DK. Persistent aneurysm growth following pipeline embolization device assisted coiling of a fusiform vertebral artery aneurysm: a word of caution! Neurointervention. 2015; 10(1):28–33

[8] Chalouhi N, Starke RM, Yang S, et al. Extending the indications of flow diversion to small, unruptured, saccular aneurysms of the anterior circulation. Stroke. 2014; 45(1):54–58

[9] Chalouhi N, Tjoumakaris S, Phillips JL, et al. A single pipeline embolization device is sufficient for treatment of intracranial aneurysms. AJNR Am J Neuroradiol. 2014; 35(8):1562–1566

[10] Chalouhi N, Tjoumakaris S, Starke RM, et al. Comparison of flow diversion and coiling in large unruptured intracranial saccular aneurysms. Stroke. 2013; 44(8):2150–2154

[11] Heiferman DM, Billingsley JT, Kasliwal MK, et al. Use of flow-diverting stents as salvage treatment following failed stent-assisted embolization of intracranial aneurysms. J Neurointerv Surg. 2016; 8(7):692–695

[12] Chalouhi N, Chitale R, Starke RM, et al. Treatment of recurrent intracranial aneurysms with the Pipeline Embolization Device. J Neurointerv Surg. 2014; 6(1):19–23

[13] Chalouhi N, Polifka A, Daou B, et al. In-Pipeline stenosis: incidence, predictors, and clinical outcomes. Neurosurgery. 2015; 77(6):875–879, discussion 879

[14] Nelson PK, Lylyk P, Szikora I, Wetzel SG, Wanke I, Fiorella D. The pipeline embolization device for the intracranial treatment of aneurysms trial. AJNR Am J Neuroradiol. 2011; 32(1):34–40

[15] Lylyk P, Miranda C, Ceratto R, et al. Curative endovascular reconstruction of cerebral aneurysms with the pipeline embolization device: the Buenos Aires experience. Neurosurgery. 2009; 64(4):632–642, discussion 642–643, quiz N6

[16] Daou B, Starke RM, Chalouhi N, et al. The use of the Pipeline Embolization Device in the management of recurrent previously coiled cerebral aneurysms. Neurosurgery. 2015; 77(5):692–697, discission 697

[17] Burrows AM, Brinjikji W, Puffer RC, Cloft H, Kallmes DF, Lanzino G. Flow diversion for ophthalmic artery aneurysms. AJNR Am J Neuroradiol. 2016 [Epub ahead of print]

[18] Moon K, Albuquerque FC, Ducruet AF, Webster Crowley R, McDougall CG. Treatment of ophthalmic segment carotid aneurysms using the pipeline embolization device: clinical and angiographic follow-up. Neurol Res. 2014; 36(4):344–350

[19] Barr JD, Lemley TJ. Endovascular arterial occlusion accomplished using microcoils deployed with and without proximal flow arrest: results in 19 patients. AJNR Am J Neuroradiol. 1999; 20(8):1452–1456

[20] Chalouhi N, Starke RM, Tjoumakaris SI, et al. Carotid and vertebral artery sacrifice with a combination of Onyx and coils: technical note and case series. Neuroradiology. 2013; 55(8):993–998

[21] Graves VB, Perl J, II, Strother CM, Wallace RC, Kesava PP, Masaryk TJ. Endovascular occlusion of the carotid or vertebral artery with temporary proximal flow arrest and microcoils: clinical results. AJNR Am J Neuroradiol. 1997; 18(7):1201–1206

[22] Sorteberg A, Bakke SJ, Boysen M, Sorteberg W. Angiographic balloon test occlusion and therapeutic sacrifice of major arteries to the brain. Neurosurgery. 2008; 63(4):651–660, discussion 660–661

[23] Tjoumakaris SI, Dumont AS, Gonzalez LF, Rosenwasser RH, Jabbour PM. A novel endovascular technique for temporary balloon occlusion and permanent vessel deconstruction with a single microcatheter. World Neurosurg. 2013; 79(5 6):798.E13:798.E1 6

[24] Zussman B, Gonzalez LF, Dumont A, et al. Endovascular management of carotid blowout. World Neurosurg. 2012; 78(1–2):109–114

[25] Dehdashti AR, Thines L, Willinsky RA, Tymianski M. Symptomatic enlargement of an occluded giant carotido-ophthalmic aneurysm after endovascular treatment: the vasa vasorum theory. Acta Neurochir (Wien). 2009; 151(9):1153–1158

[26] Ding D, Starke RM, Liu KC. Microsurgical strategies following failed endovascular treatment with the pipeline embolization device: case of a giant posterior cerebral artery aneurysm. J Cerebrovasc Endovasc Neurosurg. 2014; 16(1):26–31

[27] Wajnberg E, Silva TS, Johnson AK, Lopes DK. Progressive deconstruction: a novel aneurysm treatment using the pipeline embolization device for competitive flow diversion: case report. Neurosurgery. 2014; 10 Suppl 1:E161–E166, discussion E166

[28] Ding D, Liu KC. Microsurgical extraction of a malfunctioned pipeline embolization device following complete deployment. J Cerebrovasc Endovasc Neurosurg. 2013; 15(3):241–245

第 20 章

# 血流导向装置的血流动力学改变

*Shervin Rahimpour, Priya Nair, David Frakes, L. Fernando Gonzalez*

**摘要**

最近,脑动脉瘤的血管内治疗模式已经从囊内治疗(利用液体栓塞材料或弹簧圈进行栓塞),转化为血管内治疗,即血流导向装置(FD)。这些装置通过改变动脉瘤的特征,如壁面剪切力,来促进动脉瘤闭塞,从而将血流导离动脉瘤。最终的结果是装置内促进内皮生长,修复血管,最终闭塞动脉瘤。本章分析这些因素在体内如何发挥作用,并使用临床和实验计算方法来分析血流动力学变化,并回顾这项技术目前所面临的挑战。

**关键词**:脑动脉瘤;计算机流体动力学;血流导向装置;血流动力学改变

## 20.1 简介

血流动力学变化在脑动脉瘤形成、生长和破裂中起着重要的作用。脑动脉瘤发生率较高见于以下患者:①主动脉缩窄;②近端血管狭窄;③动静脉畸形的供血动脉;④颈内动脉闭塞的对侧,以上因素是血流动力学变化的主要案例。然而,脑动脉瘤形成的确切原因尚不清楚。血管壁和血流动力学之间的复杂相互作用是促成这一过程的重要因素[1]。血管内治疗可改变血流动力学,从而形成一种强有力的治疗方式,促进血栓形成和最终动脉瘤闭塞。

在过去的 20 年里,弹簧圈栓塞是最流行的血管内治疗方式。最近,血管内治疗模式已经从动脉瘤囊内治疗(弹簧圈或液体栓塞材料输送至动脉瘤囊)到血管内治疗(装置沿着血管放置,跨越动脉瘤颈部)。这个装置,叫作血流导向装置(FD),其可改变动脉瘤和载瘤动脉之间的血流,促进瘤内血流停滞。动脉瘤内血流淤滞促进了血栓形成,最终导致动脉瘤闭塞。随着时间的推移,装置内的内皮生长促进了载瘤动脉血管重建,最终治疗动脉瘤。本章探讨了 FD 治疗脑动脉瘤血流动力学影响,以及用于分析这些变化的方法。

## 20.2 体外技术

各种体外技术已经证明了 FD 对脑动脉瘤血流动力学的影响[2-4]。相比较于体内试验研究,体外技术的主要优势之一是实验过程的可重复性,包括不同血流导向装置和配置、血管模型和血流情况。此外,理想化的脑动脉瘤模型可在特定条件下研究诸如动脉瘤几何形状和支架参数等因素影响,以理解不同因素对动脉瘤治疗成功的影响。一般来说,体外实验在特定条件下包括:①重建或设计脑动脉瘤的几何学特征;②将计算模型转换为物理模型;③将物理模型与血液模拟连接,作为循环整体连接起来;④使用光学技术测量血流动力学；⑤将 FD 放置在物理模型来测量对脑动脉瘤的影响。

粒子成像测速(PIV)是一种流行的血流可视和分析技术，在脑动脉瘤研究中经常使用[2,5-7]。构建用于实验的动脉瘤物理模型方法之一是去芯制造技术(图 20.1)。光学透明模型可用于检测血流回路，其方案是反射粒子被激光照射，然后由一个或多个摄像机进行成像。血流动力学信息，如流速，根据不同图像之间的粒子运动来计算。PIV 的详细信息可以在 Adrian 和 Westerweel 的研究中找到[8]。实验过程可以重复进行，可研究不同 FD 对脑动脉瘤血流动力学的影响(图 20.2)。

## 20.3 计算技术

建模和仿真技术进步促进了脑动脉瘤研究中计算机流体动力学(CFD)的使用，这可能是研究血管内治疗脑动脉瘤血流动力学最受欢迎的技术。CFD 血流通过计算 Navier-Stokes 方程(血流流动方程)，利用数字化方式和算法，由连续性和动力方程组成，从而对血流动力学进行建模。适用于不可压缩流体的 Navier-Stroke 方程，其可以写成如下：

$$\nabla \bullet \vec{v} = 0 \tag{20.1}$$

$$\frac{\partial \vec{v}}{\partial t} + \vec{v} \bullet \nabla \vec{v} = -\frac{1}{\rho} \nabla P + \nu \nabla^2 \vec{v} + \vec{g} \tag{20.2}$$

$\vec{v}$、$\rho$、P 和 ν 分别是流速、密度、压强和黏度，g 是重力。在体内和(或)体外研究中，CFD 的主要优势之一是能够灵活地研究大型群体患者，而不需要冗长而昂贵的物理模型构建过程。CFD 还可使用血管内技术进行虚拟治疗，并可有用作制订手术计划工具。然而，为了简化血液流动建模的复杂性，我们必须做出各种假设。血液通常被认为是一种不可压缩的牛顿液体，而血管壁则较僵硬。有一些技术可以用来克服这个问题，但是代价是需要计算时间。

使用 CFD 的血流动力学分析通常需要：①三维(3D)计算模型构建；②将计算模型转换成网状结构；③确定流入血流(s)，流出血流(s)和血管壁边界；④血流量模拟(图 20.3)。

## 20.4 血流导向装置的血流动力学作用

在 FD 中起重要作用的主要因素之一是装置的

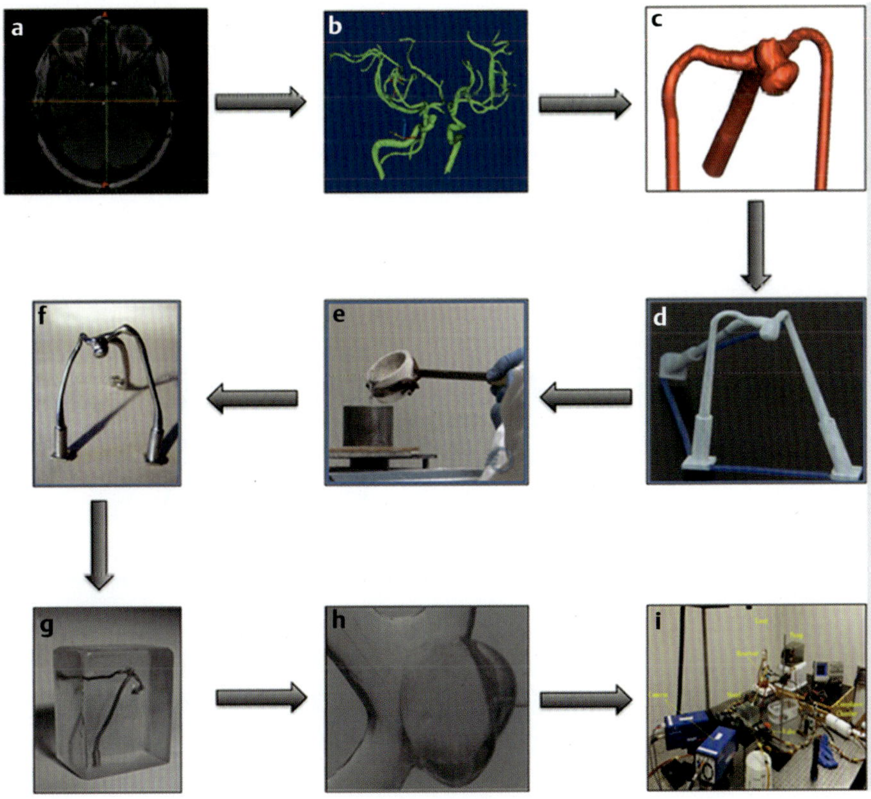


**图20.1**　构建粒子图像测速(PIV)的物理模型。(a)医学图像采集。(b)几何分割和重建。(c)计算模型。(d)蜡质3D模型。(e)蜡模型转化为金属模型。(f)抛光的金属模型。(g)透明聚氨酯包覆金属模型。(h)失去了核心的动脉瘤模型。(i)PIV 实验。(Reproduced with permission from Nair.[39])

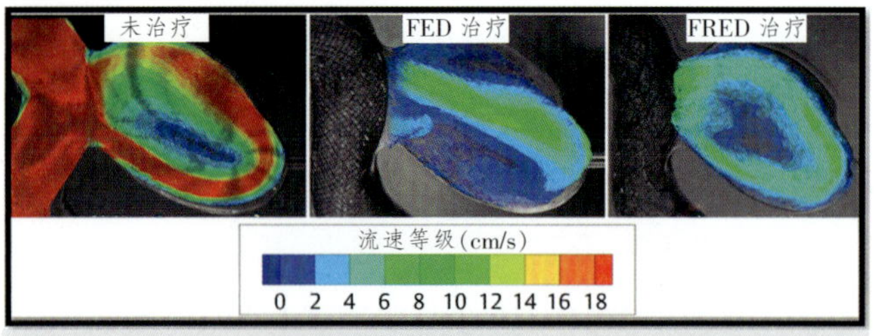


图 20.2 使用 PED(中)和 FRED(右)治疗前和治疗后的治疗前速度矢量图(左)。治疗后(中)和 FRED 治疗(右)。

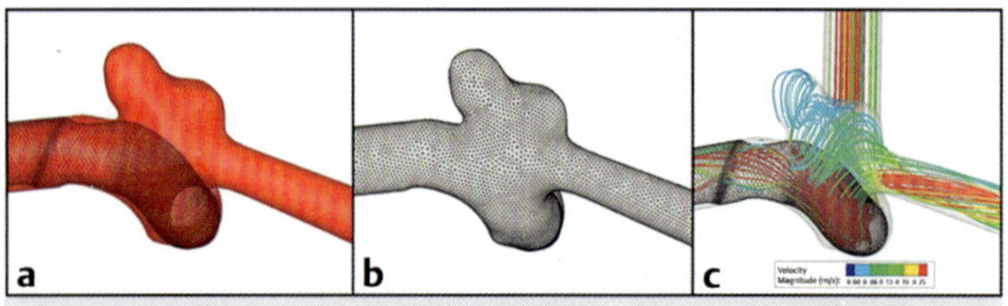


图 20.3 (a)3D 计算模型。(b)网格形态。(c)计算机模拟的血流曲线。

孔隙率[9]。特殊的是,动脉瘤闭塞率和支架的孔隙率之间存在相关性[10]。孔隙率被定义为无金属表面面积与总体的比值(与术前情况相同)。因此,减少 FD 的孔隙率可以提高血流降低和血流导向可能性。反过来又会导致动脉瘤囊内血流停滞, 从而导致血栓形成,最终导致动脉瘤闭塞。然而,装置的孔隙率低于 65%可以闭塞邻近的穿支血管,从而影响大脑的灌注[11]。较高的金属覆盖率(即较低的孔隙率)可导致支架内狭窄,其次是内膜增生[12]。此外,低孔隙率装置在大脑血管系统中缺乏使用的灵活性。放置 FD 时,另一个需要着重考虑的是,在弯曲曲度较大的血管中往往容易形成动脉瘤,而在弯曲曲度较大的血管中放置 FD 时需要在动脉瘤颈部"打开"支架孔来增加孔隙度。幸运的是,随着 CFD 和建模技术的发展,我们可以在临床放置 FD 之前评估治疗的有效性:①支架血流导向作用;②邻近血管系统;③载瘤动脉血管形态等,以及不同支架植入策略的影像, 包括使用多个可伸缩支架等。

定量的血流动力学反应包括:动脉瘤瘤内速度、动脉瘤内流入血流、动脉瘤内压力、血管壁剪应力(WSS)、WSS 梯度、涡度和周转时间。定性反应包括血流的复杂性和冲击区。之后的其余部分将详细说明了 FD 对血流动力学影响。

## 20.4.1 动脉瘤内速度和动脉瘤流入血流

动脉瘤颈部每秒钟血流量或动脉瘤流入血流,以及穿过动脉瘤内速度可以作为 FD 治疗效果的指标。一般来说,FD 在降低动脉瘤血流流速方面优于其他支架并与良好的临床结果相关[10,13-15]。在一个未经治疗的脑动脉瘤中,心动周期末,动脉瘤内血流速度为载瘤动脉流速的 70%[9]。各种实验和计算研究证明了 FD 在脑动脉瘤中的治疗作用。在我们的小组先前进行的一项基于 PIV 的研究中, 比较 PED 和 FRED 治疗动脉瘤的血流动力学作用,我们观察到动脉瘤治疗后动脉瘤内血流速度减少。PED 和 FRED 治疗后,在平稳、搏动的血流条件下,动脉瘤内血流速度减少超过 55%和 65%(图 20.4)。另一项基于 CFD 的研究中,Kulcsalr 等分析了 8 例使用 SILK 治疗 ICA 眼段动脉瘤患者(在美国不可用)。动脉瘤使用 SILK 治疗后,血流速度减少 44%。Roszelle 等还比较了"PED"和"可伸缩"的高孔隙率支架效果,表明 PED 治疗可显著减少动脉瘤内血流[2]。

## 20.4.2 动脉瘤内压力

动脉瘤内压力是血液施加在动脉瘤壁上的外向力。FD 对动脉瘤内压力的影响仍然是一个有争议的

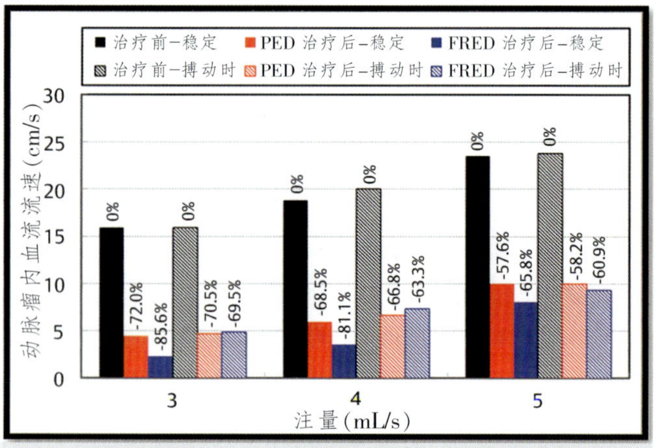


图 20.4 使用粒子图像测速法测量患者侧壁动脉瘤模型中的动脉瘤内血流速度。黑色、红色和蓝色框分别对应于未经治疗、Pipeline 栓塞装置(PED)和 FRED 情况。实线和虚线区域分别对应于稳定和搏动时的流入血流。

话题。此外,与正常血压相比,在装置植入后,动脉瘤内压力变化较小[17-20]。Larrabide 等的研究表明,FD 不会改变动脉瘤内压力。他们的结果表明,不管动脉瘤的大小和形状,血流导向作用仅受动态压力影响(即脉压<3%或<2mmHg)[18]。然而,由 Cebral 等的回顾性研究纳入 3 枚破裂动脉瘤和 4 枚成功治疗动脉瘤(共 7 枚动脉瘤),发现动脉瘤内压增高仅见于 FD 治疗后的动脉瘤[17]。他们认为,由于近端血管狭窄治疗后压力升高(3 例破裂病例中可见 2 例)或由于局部动脉瘤血流减少,大脑自动调节以维持灌注压力,才导致动脉瘤内压力增加。Schneiders 等的另一项研究,使用双传感器导丝进行血流动力学测量(通过计算研究证实)表明,血流导向装置并不能保护动脉瘤免受压力变化的影响[21]。作者认为,压力持续增加导致晚期出现动脉瘤破裂。因此,FD 治疗后动脉瘤内压力改变可作为动脉瘤晚期破裂的原因。

在模拟患者特定 CFD 模型后,CFD 可作为术前识别潜在危险病例的重要检查工具。这些研究可以帮助术者选择放置血流导向装置后所需要的配项,如使用弹簧圈栓塞优化治疗后的血流动力学环境。

## 20.4.3 血管壁剪切力和剪切力梯度

血管壁剪切力被定义为流经内皮表面的血流所产生的切向力[22,23]。如同动脉瘤内压力一样,无论高或低的 WSS 是否影响动脉瘤仍是一个争论的话题。WSS 水平升高与动脉瘤的发生密切相关,WSS 水平升高可触发血管壁重塑,WSS 水平低可削弱血管壁完整性,导致动脉瘤生长并导致最终破裂[24,25]。微观研究显示,WSS 升高导致内弹性层断裂导致用下重塑,升高的重塑,从而减少 WSS;低 WSS 可触发炎症和动脉粥样硬化改变 [22,26]。Meng 等提出了以低 WSS 和高 WSS 作为动脉瘤形成因素的双峰理论[27]。低 WSS 和振荡剪切指数可诱导炎症细胞介导的反应,可能与动脉粥样硬化性动脉瘤有关。高 WSS 结合正向 WSS 梯度可触发血管壁细胞介导的反应,与血疱样动脉瘤生长和破裂有关。

此外, 支架放置可以减少 WSS。Levitt 等的研究表明, 虚拟支架植入后,WSS 和 WSS 梯度降低[28]。Meng 等利用体外染色模型和 CFD 分析血管壁植入支架后对血管曲率的影响[29]。支架植入导致囊性动脉瘤的 WSS 和 WSS 梯度分别下降了 56%、61%、96%和 98%。载瘤动脉侧壁曲率(0mm)增加分别为 0.03mm、0.07mm 和 0.11mm。

## 20.4.4 涡度

体外实验 CFD 模拟表明,在收缩早期,侧壁动脉瘤近端颈部附近有涡旋结构[30]。收缩早期形成不稳定的三维涡流,在舒张期向颈部远端传播,并在舒张期末涡流消散[30]。涡流形成与血流搏动、动脉瘤形成和生长有关[31,32]。Cantn 等使用数字化 PIV 系统比较了放置 1~3 个 Neuroform 支架后的涡流和剪切应力[33]。作者测量发现, 每放置一个支架均可导致血流速度减少。特别是放置第一个支架之后的涡度减少最为显著,而第 2 个和第 3 个支架放置导致的涡度减少不太显著。无论如何,研究表明,血流导向装置降低涡度,而涡度可促进动脉瘤生长和破裂。Meng 等的研究表明,除了支架放置之外,涡度的降低还取决于载瘤动脉的几何形状。

## 20.4.5 周转时间

周转时间定义为:动脉瘤的体积和瘤颈平面的流入率之比,并且可以描述为血液进入和离开动脉瘤所花费的时间。FD 放置后,导致动脉瘤内造影剂停滞。Vircow 三联症表明,血液停滞有利于血栓形成。Xiang 等利用 CFD 研究了 3 枚复杂动脉瘤[34]。结果表明,在 3 个月时,动脉瘤流入血流减少最多,周转时间增加最多。周转时间也受载瘤动脉的形态影响,特别是血管曲率, 他们发现小血管曲率与高周转时间相关。Kim 等的研究表明, 两个不同的支架 (即 Tristar 和 Wallstent)在曲率为 0.07mm 或更大的血管中无效[35]。Tremmel 等也用 Enterprise 支架和 Vision 支架分析了周转时间[20]。在该研究中,单个支架动脉瘤模型没有显著改变周转时间。然而,双支架和 3 个支架周转时间分别增加了 1.1~1.2 倍和 1.27~1.28 倍。停滞指数类似于周转时间。计算值为时间-密度曲线的半峰宽度,或者染料停留在感兴趣区域的持续时间。Meng 等报道,在低曲率载瘤动脉的侧壁动脉瘤中发现预后最好和停滞指数最大[29]。Struert 等进行了类似的计算,证明在放置 Neuroform 支架或 PED 后,弹性蛋白酶诱导的动脉瘤中,不透明度增加最大[36]。此外,PED 组这种现象最明显，表明 PED 在动脉瘤内出现最大程度地造影剂停滞。

## 20.5 血流动力学定性反应

血流模式在脑动脉瘤破裂中起作用[37]。在一项回顾性研究中使用 CFD 研究了 210 例脑动脉瘤模型，83%破裂动脉瘤与流入血流密集、冲击区域较小和复杂的血流模型有关，而具有简单模式的动脉瘤不易破裂[25]。简单模式包括单一流入血流和单个涡流结构，而复杂血流模型包括多个血流流入区和多个动脉瘤内涡流[38]。复杂的模式也与炎性细胞浸润有关，通常在破裂的动脉瘤壁中发现。

## 20.6 结论

随着血流导向装置在脑动脉瘤治疗中日益普及，人们显然需要更好地了解血流导向装置治疗对动脉瘤血流动力学影响及其与未来闭塞的关系。随着更多的信息收集，临床医生将有希望更好地利用这个新的工具，同时工程师们继续改进它的产品设计，最终通过对种治疗方式更好的理解来更全面、更好地为患者服务。

## 参考文献

[1] Lasheras JC. The biomechanics of arterial aneurysms. Annu Rev Fluid Mech. 2007; 39(1):293–319

[2] Roszelle BN, Gonzalez LF, Babiker MH, Ryan J, Albuquerque FC, Frakes DH. Flow diverter effect on cerebral aneurysm hemodynamics: an in vitro comparison of telescoping stents and the Pipeline. Neuroradiology. 2013; 55(6):751–758

[3] Roszelle BN, Babiker MH, Hafner W, Gonzalez LF, Albuquerque FC, Frakes DH. In vitro and in silico study of intracranial stent treatments for cerebral aneurysms: effects on perforating vessel flows. J Neurointerv Surg. 2013; 5(4):354–360

[4] Dorn F, Niedermeyer F, Balasso A, Liepsch D, Liebig T. The effect of stents on intra-aneurysmal hemodynamics: in vitro evaluation of a pulsatile sidewall aneurysm using laser Doppler anemometry. Neuroradiology. 2011; 53(4):267–272

[5] Lieber BB, Livescu V, Hopkins LN, Wakhloo AK. Particle image velocimetry assessment of stent design influence on intra-aneurysmal flow. Ann Biomed Eng. 2002; 30(6):768–777

[6] Ford MD, Nikolov HN, Milner JS, et al. PIV-measured versus CFD-predicted flow dynamics in anatomically realistic cerebral aneurysm models. J Biomech Eng. 2008; 130(2):021015

[7] Bouillot P, Brina O, Ouared R, Lovblad KO, Farhat M, Pereira VM. Particle imaging velocimetry evaluation of intracranial stents in sidewall aneurysm: hemodynamic transition related to the stent design. PLoS One. 2014; 9(12):e113762

[8] Adrian RJ, Westerweel J. Particle Image Velocimetry. Cambridge University Press; 2011

[9] Tang A, Chan H, Tsang A, et al. The effects of stent porosity on the endovascular treatment of intracranial aneurysms located near a bifurcation. J Biomed Sci Eng. 2013; 6:812–822

[10] Darsaut TE, Bing F, Salazkin I, Gevry G, Raymond J. Flow diverters can occlude aneurysms and preserve arterial branches: a new experimental model. AJNR Am J Neuroradiol. 2012; 33(10):2004–2009

[11] Trager AL, Sadasivan C, Lieber BB. Comparison of the in vitro hemodynamic performance of new flow diverters for bypass of brain aneurysms. J Biomech Eng. 2012; 134(8):084505–084505

[12] Tominaga R, Harasaki H, Sutton C, Emoto H, Kambic H, Hollman J. Effects of stent design and serum cholesterol level on the restenosis rate in atherosclerotic rabbits. Am Heart J. 1993; 126(5):1049–1058

[13] Chong W, Zhang Y, Qian Y, Lai L, Parker G, Mitchell K. Computational hemodynamics analysis of intracranial aneurysms treated with flow diverters: correlation with clinical outcomes. AJNR Am J Neuroradiol. 2014; 35(1):136–142

[14] Kojima M, Irie K, Fukuda T, Arai F, Hirose Y, Negoro M. The study of flow diversion effects on aneurysm using multiple enterprise stents and two flow diverters. Asian J Neurosurg. 2012; 7(4):159–165

[15] Ouared R, Larrabide I, Brina O, et al. Computational fluid dynamics analysis of flow reduction induced by flow-diverting stents in intracranial aneurysms: a patient-unspecific hemodynamics change perspective. J Neurointerv Surg. 2016:pii: neurintsurg-2015-012154. [Epub ahead of print]

[16] Kulcsár Z, Augsburger L, Reymond P, et al. Flow diversion treatment: intra-aneurismal blood flow velocity and WSS reduction are parameters to predict aneurysm thrombosis. Acta Neurochir (Wien). 2012; 154(10):1827–1834

[17] Cebral JR, Mut F, Raschi M, et al. Aneurysm rupture following treatment with flow-diverting stents: computational hemodynamics analysis of treatment. AJNR Am J Neuroradiol. 2011; 32(1):27–33

[18] Larrabide I, Aguilar ML, Morales HG, et al. Intra-aneurysmal pressure and flow changes induced by flow diverters: relation to aneurysm size and shape. AJNR Am J Neuroradiol. 2013; 34(4):816–822

[19] Shobayashi Y, Tateshima S, Kakizaki R, Sudo R, Tanishita K, Viñuela F. Intra-aneurysmal hemodynamic alterations by a self-expandable intracranial stent and flow diversion stent: high intra-aneurysmal pressure remains regardless of flow velocity reduction. J Neurointerv Surg. 2013; 5 Suppl 3:iii38–iii42

[20] Tremmel M, Xiang J, Natarajan SK, et al. Alteration of intra-aneurysmal hemodynamics for flow diversion using enterprise and vision stents. World Neurosurg. 2010; 74(2-3):306–315

[21] Schneiders JJ, Vanbavel E, Majoie CB, Ferns SP, van den Berg R. A flow-diverting stent is not a pressure-diverting stent. AJNR Am J Neuroradiol. 2013; 34(1):E1–E4

[22] Hashimoto T, Meng H, Young WL. Intracranial aneurysms: links among inflammation, hemodynamics and vascular remodeling. Neurol Res. 2006; 28(4):372–380

[23] Jou L-D, Lee DH, Morsi H, Mawad ME. Wall shear stress on ruptured and unruptured intracranial aneurysms at the internal carotid artery. AJNR Am J Neuroradiol. 2008; 29(9):1761–1767

[24] Shojima M, Oshima M, Takagi K, et al. Magnitude and role of wall shear stress on cerebral aneurysm: computational fluid dynamic study of 20 middle cerebral artery aneurysms. Stroke. 2004; 35(11):2500–2505

[25] Cebral JR, Mut F, Weir J, Putman CM. Association of hemodynamic characteristics and cerebral aneurysm rupture. AJNR Am J Neuroradiol. 2011; 32(2):264–270

[26] Masuda H, Zhuang YJ, Singh TM, et al. Adaptive remodeling of internal elastic lamina and endothelial lining during flow-induced arterial enlargement. Arterioscler Thromb Vasc Biol. 1999; 19(10):2298–2307

[27] Meng H, Tutino VM, Xiang J, Siddiqui A. High WSS or low WSS? Complex interactions of hemodynamics with intracranial aneurysm initiation, growth, and rupture: toward a unifying hypothesis. AJNR Am J Neuroradiol. 2014; 35(7):1254–1262

[28] Levitt MR, McGah PM, Aliseda A, et al. Cerebral aneurysms treated with flow-diverting stents: computational models with intravascular blood flow measurements. AJNR Am J Neuroradiol. 2014; 35(1):143–148

[29] Meng H, Wang Z, Kim M, Ecker RD, Hopkins LN. Saccular aneurysms on straight and curved vessels are subject to different hemodynamics: implications of intravascular stenting. AJNR Am J Neuroradiol. 2006; 27(9):1861–1865

[30] Le TB, Troolin DR, Amatya D, Longmire EK, Sotiropoulos F. Vortex phenomena in sidewall aneurysm hemodynamics: experiment and numerical simulation. Ann Biomed Eng. 2013; 41(10):2157–2170

[31] Aenis M, Stancampiano AP, Wakhloo AK, Lieber BB. Modeling of flow in a straight stented and nonstented side wall aneurysm model. J Biomech Eng. 1997; 119(2):206–212

[32] Lieber BB, Stancampiano AP, Wakhloo AK. Alteration of hemodynamics in aneurysm models by stenting: influence of stent porosity. Ann Biomed Eng. 1997; 25(3):460–469

[33] Cantón G, Levy DI, Lasheras JC, Nelson PK. Flow changes caused by the sequential placement of stents across the neck of sidewall cerebral aneurysms. J Neurosurg. 2005; 103(5):891–902
[34] Xiang J, Damiano RJ, Lin N, et al. High-fidelity virtual stenting: modeling of flow diverter deployment for hemodynamic characterization of complex intracranial aneurysms. J Neurosurg. 2015; 123(4):832–840
[35] Kim M, Taulbee DB, Tremmel M, Meng H. Comparison of two stents in modifying cerebral aneurysm hemodynamics. Ann Biomed Eng. 2008; 36 (5):726–741
[36] Struffert T, Ott S, Kowarschik M, et al. Measurement of quantifiable parameters by time-density curves in the elastase-induced aneurysm model: first results in the comparison of a flow diverter and a conventional aneurysm stent. Eur Radiol. 2013; 23(2):521–527
[37] Cebral JR, Castro MA, Burgess JE, Pergolizzi RS, Sheridan MJ, Putman CM. Characterization of cerebral aneurysms for assessing risk of rupture by using patient-specific computational hemodynamics models. AJNR Am J Neuroradiol. 2005; 26(10):2550–2559
[38] Chiu J-J, Chen CN, Lee PL, et al. Analysis of the effect of disturbed flow on monocytic adhesion to endothelial cells. J Biomech. 2003; 36(12):1883–1895
[39] Nair P. Characterization of the Effects of Cerebral Aneurysm Geometry on Hemodynamics and Endovascular Treatment Outcomes. Arizona State University; 2016

状记忆合金金属丝的编织角决定了纵向柔性，因为16根丝和 32 根丝结构在角度>45°时硬度增加[15]。纵向可变形性也可通过改变血流导向装置的纵向柔性实现。因此,为成功设计血流导向装置,必须在柔韧性、孔隙率和径向张力之间找到平衡。

## 21.4 减少血栓形成

血流导向装置治疗时,出现血栓栓塞现象是不受欢迎的结果。对抗内皮细胞损伤的血栓形成反应的生物工程修饰需要与前述类似的涂层机制。随着新技术不断发展,文献中已经描述了多种其他减少血栓形成的方法。因此,先进的表面修饰技术可减少新一代血流导向装置上血栓形成的可能。

自 21 世纪开始，植入血管内装置的电解抛光技术得到了人们青睐。在没有双抗血小板治疗的情况下与不锈钢材料相比,将上述方法应用于镍钛合金显示出纤维蛋白和血栓沉积的减少得到了改善[6]。现代黏合技术包括表面磷脂或糖胺聚糖的化学共价键结合,以改善生物相容性和减少血栓形成。与替代涂层方法相比,血流导向装置的共价键结合可在其表面形成新的轮廓。这已经应用于新的 Pipeline Flex(Medtronic, Irvine,CA)技术之中[17]。磷酸胆碱是一种在红细胞和许多其他细胞表面识别的磷脂，共价结合到 Pipeline Flex 血流导向装置表面，减少血小板黏附和血栓形成。肝素是一种具有显著负电荷密度的胺聚糖,也有类似的使用过程,可保持侧支血管通畅。

## 21.5 结论

血流导向装置和输送技术研究有望改善患者预后。最终,一种生物可吸收的血流导向装置似乎在未来是可行的。该装置可快速促进新生上皮和血管重塑,并且具有最小的血栓形成并发症。随着进一步的实验和临床试验,脑血管疾病的血管内治疗新时代可能导致针对特定患者的血管内治疗方案的定制。

## 参考文献


[1] Tan HQ, Li MH, Zhang PL, et al. Reconstructive endovascular treatment of intracranial aneurysms with the Willis covered stent: medium-term clinical and angiographic follow-up. J Neurosurg. 2011; 114(4):1014–1020

[2] Zhu YQ, Li MH, Lin F, et al. Frequency and predictors of endoleaks and long-term patency after covered stent placement for the treatment of intracranial aneurysms: a prospective, non-randomised multicentre experience. Eur Radiol. 2013; 23(1):287–297

[3] Parkinson RJ, Demers CP, Adel JG, et al. Use of heparin-coated stents in neurovascular interventional procedures: preliminary experience with 10 patients. Neurosurgery. 2006; 59(4):812–821, discussion 821

[4] Komatsu R, Ueda M, Naruko T, Kojima A, Becker AE. Neointimal tissue response at sites of coronary stenting in humans: macroscopic, histological, and immunohistochemical analyses. Circulation. 1998; 98(3):224–233

[5] Jamshidi P, Mahmoody K, Erne P. Covered stents: a review. Int J Cardiol. 2008; 130(3):310–318

[6] Thierry B, Merhi Y, Bilodeau L, Trépanier C, Tabrizian M. Nitinol versus stainless steel stents: acute thrombogenicity study in an ex vivo porcine model. Biomaterials. 2002; 23(14):2997–3005

[7] Mauri L, Kereiakes DJ, Yeh RW, et al. DAPT Study Investigators. Twelve or 30 months of dual antiplatelet therapy after drug-eluting stents. N Engl J Med. 2014; 371(23):2155–2166

[8] Ormiston JA, Serruys PW, Onuma Y, et al. First serial assessment at 6 months and 2 years of the second generation of absorb everolimus-eluting bioresorbable vascular scaffold: a multi-imaging modality study. Circ Cardiovasc Interv. 2012; 5(5):620–632

[9] Ellis SG, Kereiakes DJ, Metzger DC, et al. ABSORB III Investigators. Everolimus-eluting bioresorbable scaffolds for coronary artery disease. N Engl J Med. 2015; 373(20):1905–1915

[10] Thottappillil N, Nair PD. Scaffolds in vascular regeneration: current status. Vasc Health Risk Manag. 2015; 11:79–91

[11] Deutsch M, Meinhart J, Zilla P, et al. Long-term experience in autologous in vitro endothelialization of infrainguinal ePTFE grafts. J Vasc Surg. 2009; 49(2):352–362, discussion 362

[12] Sill TJ, von Recum HA. Electrospinning: applications in drug delivery and tissue engineering. Biomaterials. 2008; 29(13):1989–2006

[13] Niemczyk A, El Fray M, Franklin SE. Friction behaviour of hydrophilic lubricious coatings for medical device applications. Tribol Int. 2015; 89:54–61

[14] Hu YC, Deshmukh VR, Albuquerque FC, et al. Histopathological assessment of fatal ipsilateral intraparenchymal hemorrhages after the treatment of supraclinoid aneurysms with the Pipeline Embolization Device. J Neurosurg. 2014; 120(2):365–374

[15] Kim JH, Kang TJ, Yu WR. Mechanical modeling of self-expandable stent fabricated using braiding technology. J Biomech. 2008; 41(15):3202–3212

[16] Ma J, You Z, Peach T, Byrne J, Rizkallah RR. A new flow diverter stent for direct treatment of intracranial aneurysm. J Biomech. 2015; 48(16):4206–4213

[17] Girdhar G, Li J, Kostousov L, Wainwright J, Chandler WL. In-vitro thrombogenicity assessment of flow diversion and aneurysm bridging devices. J Thromb Thrombolysis. 2015; 40(4):4:37–443

# 索 引

# 好书推荐

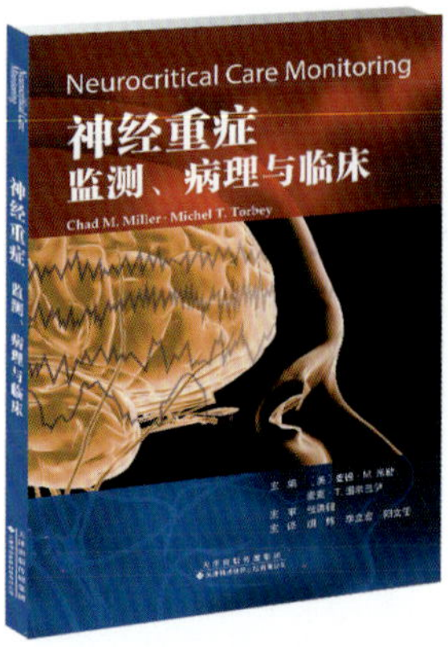


## 《神经重症:监测、病理与临床》

[美]查德·M.米勒、麦克·T.图尔巴伊主编;胡炜、李立宏、阳文任主译
ISBN 978-7-5433-3932-3;平装;88.00 元

本书将神经重症与监测、病理和临床相结合,共有 12 章,涵盖神经重症监测所涉及的颅内压监测、经普多普勒监测、长程脑电图监测、脑组织灌注监测、多模态监测等,内容全面详尽,深入浅出,图文并茂。

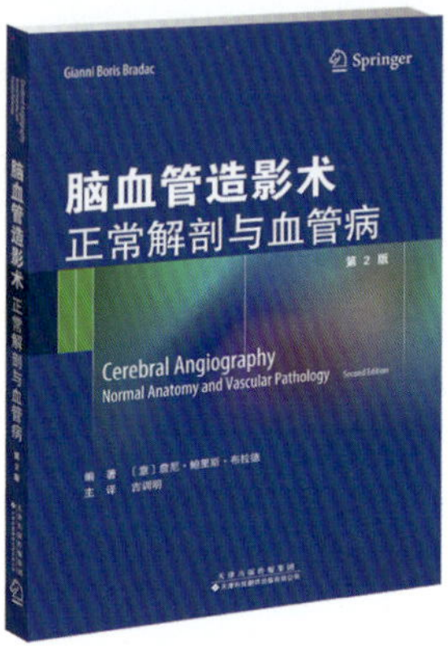


## 《脑血管造影术:正常解剖与血管病》

[意]鲁尼·鲍里斯·布拉德主编;吉训明主译
ISBN 978-7-5433-3888-3;平装;120.00 元

本书全面介绍了脑部血管造影在诊断中的应用。第一部分详细描述了血管造影中脑部血管的正常表现。第二部分介绍了正常脑部血管解剖和临床功能对于正确判读临床病理改变的重要性。第三部分介绍血管的病变,包括血管瘤、瘘管和动脉瘤,动脉硬化性和非动脉硬化性脑血管硬化和栓塞,静脉血栓等。

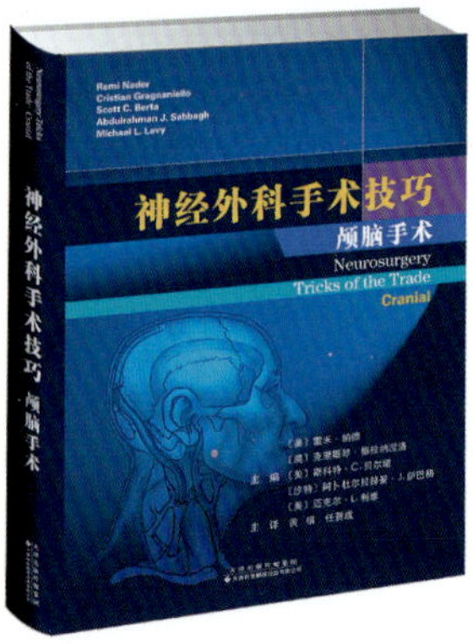


## 《神经外科手术技巧:颅脑手术》

[美]雷米·纳德尔、克里斯汀·格拉纳涅洛等主编;黄楹、任贺成主译
ISBN 978-7-5433-3975-0;精装;298.00 元

全书共分为 9 部分,包括:颅脑外科的入路方式、颅内肿瘤神经外科、神经内镜手术、脑血管手术、脑创伤手术、脑感染、立体定向神经外科、功能性神经外科、儿童颅脑外科等。每部分又分为若干章节,如脑血管手术涉及动脉瘤、脑血管病和畸形、颅外以及血管内的手术技巧。对于不同神经科疾病,书中给出了病理学及方法学专题论述。

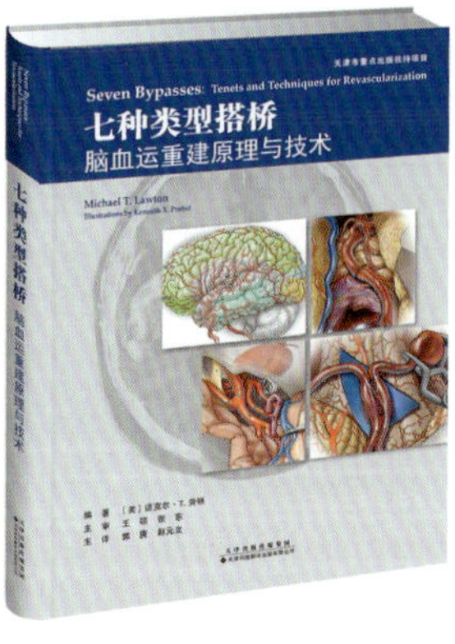


## 《七种类型搭桥:脑血运重建原理与技术》

[英]詹姆斯·文森特·伯恩编著;郭庚、赵元立主译
ISBN 978-7-5433-3948-9;精装;398.00 元

全书共 5 篇,包括 24 章内容,涵盖了脑血运重建的各个方面。内容全面,图文并茂,包含 1500 余幅影像图片、手术图片和精美插图,既适合高年资医师了解脑血管搭桥领域的最新研究进展,也为临床经验较少的医师系统地学习脑血管搭桥和构建完整的知识体系与必备技能要点提供了一站式权威指导,具有极高的学术价值。

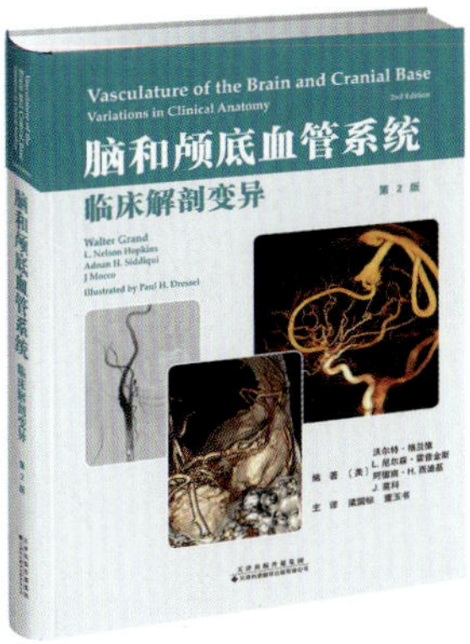


## 《脑和颅底血管系统:临床解剖变异》

[美]沃尔特·格兰德等编著;梁国标、董玉书主译
ISBN 978-7-5433-4030-5;精装;218.00 元

本书共分为 10 个章节,分别介绍了基础解剖、颈外动脉、颈内动脉、颈动脉-视三角、后交通动脉和脉络膜前动脉、大脑中动脉、大脑前动脉及前交通动脉、基底动脉分叉和大脑后动脉、椎基底动脉,以及静脉解剖方面的内容。

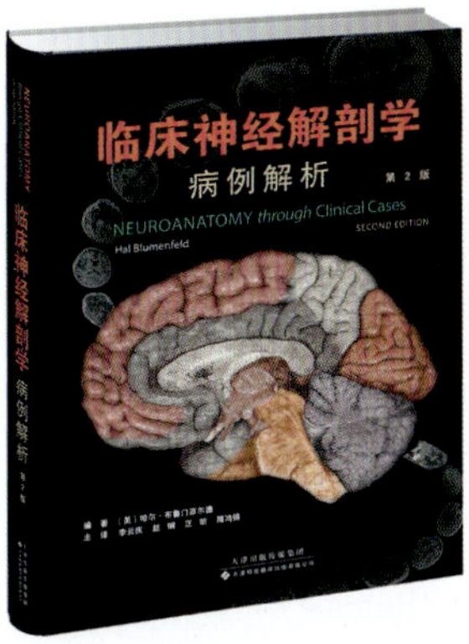


## 《临床神经解剖学:病例解析》

[美]卡尔·布鲁门菲尔德编著;李云庆、赵钢、汪昕、隋鸿锦主译
ISBN 978-7-5433-4031-2;精装;398.00 元

本书通过百余例临床病例和高质量的影像学图片向读者讲解神经解剖学。全书共分为 19 章,内容包括:临床病例综述,神经解剖概念及基本定义,运用神经解剖学进行神经检查,临床神经影像学综述,大脑和周围结构,皮质脊髓束及其他运动传导通路,体感通路,脊神经根,脉络丛和周围神经,大脑半球及血供,视神经系统,脑干,小脑,基底核,垂体和下丘脑,边缘系统,高位脑功能等。

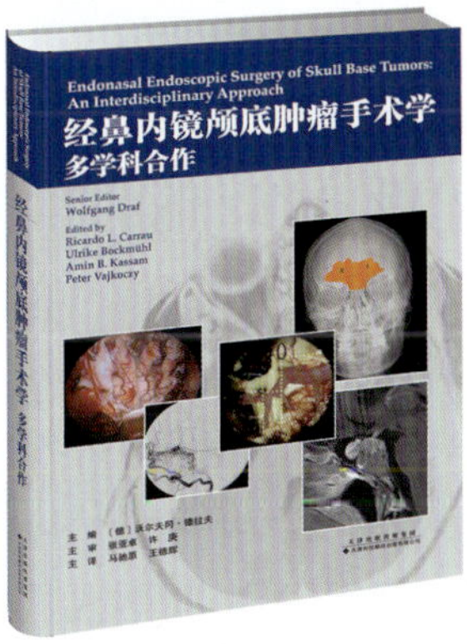


## 《经鼻内镜颅底肿瘤手术学:多学科合作》

[德]沃尔夫冈·德拉夫主编;马驰原、王德辉主译
ISBN 978-7-5433-3921-7;精装;198.00 元

本书将颅底解剖学和病理学基础与当前的诊断和介入成像技术相结合,为有志于在这一具有挑战性且不断发展的学科中奋斗的医师提供了坚实的临床技术指导。本书包含了 500 张全彩照片、解剖图、流程图和表格,提供了实用的颅底手术管理策略,并在该领域树立了新的标准。

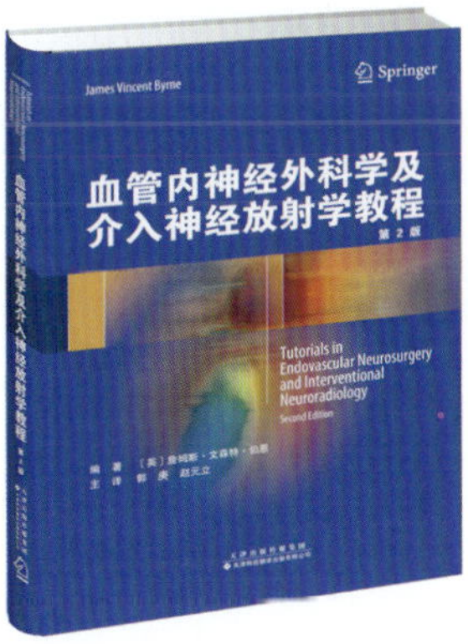


## 《血管内神经外科学及介入神经放射学教程》

[美]詹姆斯·文森特·伯恩编著;郭庚、赵元立主译
ISBN 978-7-5433-3943-9;精装;168.00 元

本书的内容基于牛津大学血管内神经外科硕士学位课程及其教学体系,对血管内神经外科和介入神经放射学进行了全面介绍和内容更新。其从胚胎学的基础知识开始叙述,分章介绍了颅脑动静脉系统解剖、脊髓血管解剖、血管内栓塞的控制、头颅血管吻合与危险血管连接、动脉瘤、肿瘤的栓塞、颅血管狭窄的血管成形术和支架植入术等内容。

扫描二维码购买